W0255721

GRUNDRISS DER RÖNTGENTHERAPIE

GRUNDRISS DER RÖNTGENTHERAPIE

VON

DR. MED. ROBERT JANKER

PROFESSOR AN DER UNIVERSITÄT BONN

UND

DR. MED. KARL ROSSMANN

BAD KREUZNACH

MIT 162 ZUM TEIL ZWEIFARBIGEN ABBILDUNGEN

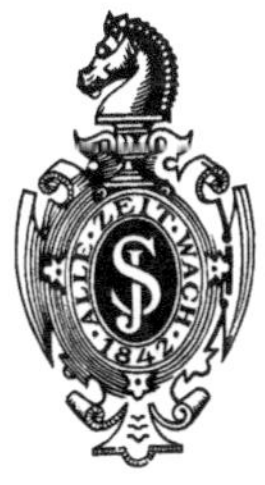

SPRINGER-VERLAG

BERLIN · GÖTTINGEN · HEIDELBERG

1958

ISBN-13: 978-3-642-92732-4   e-ISBN-13: 978-3-642-92731-7
DOI: 10.1007/978-3-642-92731-7

Vorwort

Die Verfasser haben sich die Aufgabe gestellt, möglichst kurz und einfach, etwa als Gegenstück zu der Röntgenaufnahmetechnik des einen von ihnen, in dem vorliegenden Buch einen *Grundriß* der *Röntgentherapie* als Einführung für den *Studenten* und den *Arzt* und als Unterrichtsbuch für die *Röntgenassistentin* zu schaffen.

Das vorliegende Buch soll dabei das Studium größerer Lehrbücher nicht etwa ersetzen, sondern das Verständnis für diese vorbereiten und erleichtern. Die Darstellung wurde daher bewußt möglichst einfach gehalten, so wie sich dies aus der Unterrichtserfahrung bei Studenten und technischen Assistentinnen seit Jahren als zweckmäßig erwiesen hat.

Möge sich das Buch Freunde erwerben.

Bonn und Bad Kreuznach   Die Verfasser
 November 1957

Inhaltsverzeichnis

Einleitung

Schon bald nach der Entdeckung der Röntgenstrahlen wurde auch der erste Versuch zu ihrer therapeutischen Anwendung von L. FREUND (1896) zur Epilation bei einem Naevus pilosus unternommen. In den nächsten Jahren waren es vor allem die Dermatologen, die diesen neuen therapeutischen Weg beschritten.

1903 bewies dann ALBERS-SCHÖNBERG am Kaninchenhoden die *Tiefenwirkung* der Röntgenstrahlen ohne Veränderungen der darüberliegenden Haut. Zur gleichen Zeit begannen auch die Versuche, planmäßig *Carcinome* und *Sarkome* mit Röntgenstrahlen zu behandeln. Gleichzeitig damit bemühten sich Ärzte, Techniker und Physiker, die Leistungsfähigkeit der Apparate hinsichtlich der Tiefenwirkung durch Spannungserhöhung und Filterung zu steigern und Meßmethoden zu schaffen, die schließlich auf dem Boden der Ionisation zur Röntgeneinheit führten.

Schon früh (WERNER 1907, MEYER 1911) erkannte man die Möglichkeit, die Tiefenwirkung im Verhältnis zur Oberflächenwirkung durch *Bewegungsbestrahlung* zu vergrößern. Doch dauerte es noch Jahrzehnte, bis praktisch verwendbare Apparaturen dafür eingesetzt werden konnten.

1928 begann dann CHAOUL die Methode der *Kontakt-* oder *Nahbestrahlung* auszuarbeiten.

Im letzten Jahrzehnt kam es dann vor allem durch die Arbeit von GUND zur Entwicklung der *Elektronenschleuder* (Betatron) und im Zuge der Herstellungsmöglichkeit für künstliche Radio-Isotopen zur Entwicklung der *Tele-Therapie* mit Co^{60} („Kobalt-Bombe" oder „Kobalt-Kanone").

Jahrzehntelang war es das Hauptproblem, Strahlen in entsprechenden Mengen an den jeweiligen Herd zu bringen und dabei Schädigungen der Umgebung und der deckenden Haut zu vermeiden.

Heute gilt die Arbeit vor allem strahlenbiologischen Fragen; damit wird in Zukunft die Röntgentiefentherapie, nachdem sie lange mehr ein technisches und physikalisches Problem war, wieder zu einem in erster Linie klinisch interessierenden Gebiet.

A. Eigenschaften und Wirkungen von Röntgenstrahlen

Röntgenstrahlen sind ihrer Natur nach elektromagnetische Schwingungen. Sie pflanzen sich deshalb mit Lichtgeschwindigkeit fort, besitzen keine Masse und sind im elektromagnetischen Feld auch nicht ablenkbar. Damit sind sie mit den Gammastrahlen des Radiums oder der radioaktiven Isotopen, z. B. des Co^{60}, wesensgleich.

Bekanntlich entstehen Röntgenstrahlen durch plötzliche Abbremsung von *Elektronen*, das sind kleinste negativ geladene Elektrizitätsteilchen, beim Auftreffen auf Materie. Sie unterliegen bestimmten Gesetzmäßigkeiten, besitzen charakteristische Eigenschaften und verursachen verschiedene Wirkungen.

I. Strahlenqualität

Physikalisch sind Röntgenstrahlen charakterisiert durch ihre Wellenlänge. Während Radium und die anderen radioaktiven Stoffe immer Strahlen mit einem einzigen, gleichen Energiewert (monochromatische Strahlen) aussenden, also Strahlen einer gegebenen, unveränderlichen Wellenlänge, hat man es in der Hand, Röntgenstrahlen *beliebiger* Wellenlänge zu erzeugen. Dies erfolgt durch Regelung der *Röhrenspannung*, die an der Kathode, von der die Elektronen ausgehen, einerseits und an der Anode, auf der sie abgebremst werden, andererseits angelegt wird. Je höher diese Spannung ist, um so mehr werden die Elektronen auf ihrem Weg von der Kathode zur Anode *beschleunigt*, um so *größer* ist ihre Auftreffenergie und um so *kürzer* die Wellenlänge der entstehenden Röntgenstrahlen. Bei *niedriger* Spannung und dadurch bedingter *geringer* Auftreffgeschwindigkeit entstehen *langwellige*, bei *hoher* Spannung und infolgedessen *großer* Auftreffgeschwindigkeit *kurzwellige* Röntgenstrahlen. Langwellige Strahlen vermögen nur oberflächlich in Materie einzudringen, sie werden als „*weiche*" Strahlen bezeichnet, während man bei kurzwelligen Röntgenstrahlen, die tief in Materie eindringen bzw. sie ganz durchdringen, von „*harten*" Strahlen spricht.

Die an der Röntgenröhre angelegte Spannung wird in *Volt* gemessen. Da es sich aber bei der Erzeugung von Röntgenstrahlen um sehr große Spannungen handelt, wird die Spannung in *Kilovolt* (kV) angegeben, wobei 1 kV 1000 V entsprechen.

Die geringste Spannung, bei der überhaupt Röntgenstrahlen entstehen, liegt bei etwa 6 kV. Die dabei zustande kommenden weichsten Röntgenstrahlen heißen *Grenzstrahlen*. Sie sind so langwellig und weich, daß sie die Röhrenwandung nur durchdringen und austreten können, wenn das Strahlenaustrittsfenster aus besonderem Material, z. B. Lindemannglas bzw. Beryllium, besteht. Nach oben ist die Grenze durch den apparativen Aufwand gegeben, der zur Erzeugung von Spannungen von mehreren hundert kV erforderlich ist. Da Röntgenstrahlen, die mit Spannungen zwischen 250 und 1000 kV erzeugt werden, hinsichtlich ihrer Eindringtiefe biologisch keine so großen Unterschiede aufweisen, daß der mit Erhöhung der Spannung über 250 kV gewaltig ansteigende technische Aufwand gerechtfertigt wäre, beschränkt sich die normale Röntgentherapie auf Strahlenqualitäten im Spannungsbereich zwischen 6 und 250 kV.

Wesentlich härtere, sog. „*ultraharte*" Röntgenstrahlen werden im *Betatron* erzeugt. Sie erfordern Spannungen in einer Größenordnung von mehreren Millionen Volt. Da solch hohe Spannungen in der üblichen Weise mit Hilfe von Transformatoren praktisch nicht ohne riesigen Aufwand hergestellt werden können, werden die Elektronen nicht wie in einer Röntgenröhre geradlinig zwischen Kathode und Anode, sondern in einer Entladungsröhre durch sinnvolle Kombination ständig wechselnder Magnetfelder auf einer Kreisbahn beschleunigt. Auf diese Weise können Elektronen auf so hohe Geschwindigkeiten gebracht werden, daß ihre Energie so groß wird, als ob die Beschleunigung der Elektronen zwischen 2 Elektroden von vielen Millionen Volt Spannung erfolgt wäre.

Es ist üblich, Röntgenstrahlen, die durch Abbremsung solch schneller Elektronen auf einer Anode erzeugt werden, nicht durch ihre Erzeugerspannung zu charakterisieren, sondern durch Angabe der Energie der Erzeugerelektronen. Als

Maßeinheit dafür dient das *Elektronenvolt* = eV. Darunter versteht man diejenige Energie, die ein Elektron gewinnt, wenn es zwischen 2 Elektroden von 1 V Spannung beschleunigt wird. Wenn eine Apparatur also ultraharte Röntgenstrahlen von z. B. 15 Millionen Elektronen-Volt = 15 MeV erzeugt, so besagt dies, daß die Elektronen im Augenblick ihrer Abbremsung auf der Anode die gleiche Energie besitzen, als ob sie in einer normalen Röntgenröhre erzeugt worden wären, die mit 15 Millionen Volt = 15 MV betrieben wird.

II. Strahlenquantität

Während die Strahlen*qualität* von der Erzeugerspannung, also von der Energie oder Beschleunigung der Elektronen, abhängt, ist die Strahlen*quantität*, also die Ausbeute an wirksamer Strahlung bei gleicher Spannung durch die Anzahl der Elektronen bedingt, die auf der Anode zur Abbremsung gelangen. Die Regelung erfolgt in der Praxis durch Veränderung des Röhren*stromes*, gemessen in Milliampère (mA), wodurch der Heizfaden der Kathode verschieden stark geheizt wird und dementsprechend mehr oder weniger Elektronen aussendet. Im Bereich der für die Therapie in Frage kommenden Strahlungen geht dabei die Strahlenausbeute der Röhrenheizung proportional, d. h. doppelt so viele mA ergeben eine doppelt so hohe Strahlendosis. Die in der heutigen Therapie üblichen Höchststromstärken für den Betrieb von Röntgenröhren liegen bei 20—30 mA.

An der Charakteristik der Strahlen, also der Strahlenqualität, die ausschließlich durch die Wellenlänge bedingt ist, ändert sich nichts.

III. Verhalten beim Auftreffen auf Materie

Durchdringt ein Röntgenstrahl Materie wie Luft, Wasser, Metall oder Körpergewebe, können verschiedene Vorgänge eintreten, die nur bei Kenntnis des atomaren Aufbaus der Materie verständlich sind. Dieser soll daher kurz erläutert werden.

Seit dem Altertum bis vor wenigen Jahrzehnten galt als kleinster Bestandteil der Materie das Atom. Wie wir heute wissen, ist das Atom, „Das Unteilbare“, jedoch nicht unteilbar; es stellt ein kleines Planetensystem dar, in dem ein positiv geladener Kern von *negativ* geladenen Teilchen, den *Elektronen*, umkreist wird wie die Sonne von ihren Planeten. Dabei setzt sich der Kern aus ebensoviel *positiv* geladenen Bestandteilen, den *Protonen*, zusammen. Die Elektronen sind etwa 1800mal leichter als die Protonen. Die auf der Erde vorkommenden Elemente unterscheiden sich voneinander dadurch, daß sie verschieden viel ganzzahlige Vielfache solcher kleinster Elektrizitätsteilchen in Kern und Hülle besitzen. Nach dieser Zahl lassen sich alle bekannten Elemente in einer Reihe ordnen, wobei z. B. das Wasserstoffatom jeweils 1 Proton im Kern und 1 Elektron in der Hülle besitzt und das Uran jeweils 92. Da Protonen und Elektronen Masse und damit Gewicht besitzen, haben die Atome und damit die Elemente verschiedene Gewichte, man spricht von leichtatomigen und schweratomigen Elementen. Die Ordnung der Elemente nach der Zahl ihrer positiven Kernbestandteile heißt *Periodisches System* der Elemente.

Um eine Vorstellung über die Größenverhältnisse innerhalb eines Atoms zu vermitteln, sei folgender Vergleich aufgeführt: Stellt man sich den Raum, der von einem Atom mit den um den Kern kreisenden Elektronen eingenommen wird. so groß wie eine Apfelsine vor, dann besitzt der Kern die Größe eines Stecknadelkopfes, und die um ihn kreisenden Elektronen sind entsprechend kleiner. Ein Atomverband stellt daher keine kompakte Masse, sondern in Wirklichkeit ein sehr weitmaschiges Netz dar.

Die Vorgänge, die sich beim Auftreffen von Röntgenstrahlen auf einen solchen Atomverband abspielen können, sind folgende:

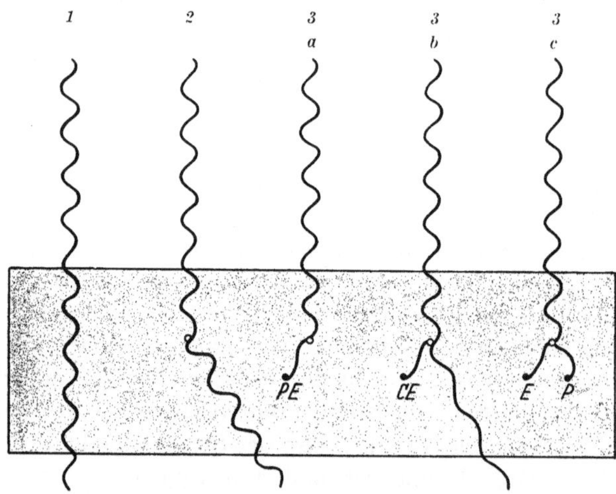

Abb. 1. Schematische Darstellung der Vorgänge beim Auftreffen von Röntgenstrahlen auf Materie. *1* Unveränderter Durchgang; *2* Klassische Streuung; *3* Absorption: *a*) Photoabsorption, *b*) Compton—Absorption, *c*) Paarbildung. *PE* Photoelektron; *CE* Compton-Elektron; *E* Elektron; *P* Positron

1. Unveränderter Durchgang

Infolge der oben beschriebenen Weitmaschigkeit eines Atomverbandes besteht theoretisch die Möglichkeit, daß ein Röntgenstrahl Materie durchsetzt, ohne auf einen Atombestandteil zu treffen, er verliert dabei weder Energie noch ändert er seine Richtung (Abb. 1, *1*).

2. Klassische Streuung

Von „Klassischer Streuung" spricht man, wenn ein Röntgenstrahl beim Durchgang durch Materie aus seiner Richtung abgelenkt wird, dabei aber keinen Energieverlust erleidet, also seine Wellenlänge beibehält (Abb. 1, *2*).

3. Absorption

Als Absorption wird jeder Vorgang bezeichnet, bei dem der Röntgenstrahl beim Auftreffen auf Atombestandteile Energie abgibt. Dies kann im ganzen oder in mehreren Teilbeträgen erfolgen, weswegen verschiedene Arten von Absorption unterschieden werden:

a) Photoabsorption

Reißt ein Röntgenstrahl beim Auftreffen auf ein Elektron eines Atoms dieses aus seinem Atomverband heraus und gibt seine *volle* Energie mit einem Schlage an dieses ab, spricht man von *Photoabsorption* (Abb. 1, *3a*). Der Name rührt daher, daß dieser Effekt erstmalig bei den Strahlen des sichtbaren Lichtes beobachtet wurde, die ebenfalls elektromagnetische Schwingungen, jedoch größerer Wellenlänge, darstellen. Durch die von dem absorbierten Röntgenstrahl mitgeteilte Energie, die um den Betrag der bei der Abtrennung aus seinem Atomverband verbrauchten Energie verringert ist, erhält das auf diese Weise frei gewordene Elektron, genannt *Photoelektron*, eine bestimmte Geschwindigkeit; es löst auf seiner neuen Bahn weitere ähnliche Vorgänge aus. Diese Art der Absorption überwiegt bei Röntgenstrahlen, die mit Spannungen von 6 bis etwa 30 kV erzeugt werden.

b) Compton-Absorption

Ein Röntgenstrahl muß beim Abtrennen eines Elektrons aus einem Atomverband nicht seine ganze Energie an diesen abgeben, sondern nur so viel, wie zur Abtrennung nötig ist, und zusätzlich einen weiteren Energiebetrag für die Beschleunigung dieses Elektrons. Durch diese Abgabe von Energie wird der Röntgenstrahl „weicher" und pflanzt sich als langwelligerer Strahl, eventuell mit geänderter Richtung, fort, bis er auf das nächste Elektron auftrifft. Der Vorgang der Abtrennung von Elektronen aus Atomverbänden unter entsprechendem Energieverlust wiederholt sich dann so lange, bis der Röntgenstrahl schließlich seine ganze Energie verbraucht hat, also absorbiert ist. Die bei diesem Vorgang frei gewordenen Elektronen werden nach ihrem Entdecker „*Compton-Elektronen*" genannt und lösen ihrerseits auf ihrer neuen Bahn weitere Vorgänge aus, bis ihre ganze Energie erschöpft ist. Man nennt diese Art der Absorption „*Comptoneffekt*". Er herrscht vor bei Röntgenstrahlen, die mit Spannungen von etwa 50—200 kV erzeugt werden.

c) Paarbildung

Bei Röntgenstrahlen von über 1 Million Volt Erzeugerspannung, also bei ultraharten Strahlen, beginnt die sog. „*Paarbildung*" aufzutreten (Abb. 1, *3c*). Der masselose Röntgenstrahl verwandelt sich in *Masseteilchen*, wovon jeweils eines eine negative Ladung (Elektron) und eines eine positive Ladung (Positron) trägt. Da bei diesem Vorgang aus Energie Masse wird, spricht man auch von „*Materialisation*".

4. Chemische Wirkungen

a) Filmschwärzung

Die Schwärzung von photographischen Schichten ist eine der am längsten bekannten Wirkungen von Röntgenstrahlen. Sie stellt ein sehr feines Reagens für das Vorhandensein von Röntgenstrahlen dar, da bereits wenige Tausendstel einer Röntgenstrahleneinheit „r" (S. 9) auf einem Film als Schwärzung nachweisbar sind. Deshalb war es auch möglich, eine Strahlenschutzüberwachung auf der Filmschwärzungsmethode aufzubauen. Für die Dosimetrie jedoch konnten sich diese Methoden nicht einbürgern, weil höhere Strahlendosen nicht mehr unterscheidbar sind und außerdem der Schwärzungsgrad zu vielen Imponderabilien wie starke Abhängigkeit von der oft nicht bekannten Strahlenqualität, Zusammensetzung der Filmemulsion, Gradation, Temperatur und Alter des Entwicklers, Entwicklungszeit und anderen unterliegt.

b) Verfärbung chemischer Substanzen

Es gibt Substanzen, die unter dem Einfluß von Röntgenstrahlen ihre Farben ändern. Diese Eigenschaft wurde früher zur Dosismessung herangezogen. So

verwendeten SABOURAUD und NOIRÉ Bariumplatincyanürtabletten, die sich unter
der Bestrahlung von gelbgrün nach gelbbraun verfärbten. Beim *Radiometer* von
HOLZKNECHT wurde die erreichte Farbnuance mit einer Farbskala verglichen und
so ein Maß für die verabfolgte Strahlenmenge gewonnen.

5. Physikalische Wirkungen

a) Wärmeentwicklung

Ein Teil des Energieinhalts von Röntgenstrahlen wird in Wärme umgesetzt,
die im *Calorimeter* gemessen werden kann. Das an sich genaue Verfahren ist
aber nur für subtile Labormessungen geeignet.

b) Widerstandsänderung

Es gibt Halbleiter wie z. B. Selen oder Cadmium-Sulfid-Kristalle, die unter
Einwirkung von Röntgenstrahlen die Fähigkeit erlangen, elektrischen Strom
besser zu leiten. Die Größe der Leitfähigkeits-Änderung gibt ein Maß für die auf
den Kristall einwirkende Strahlenmenge.

c) Ionisation

Wie bereits beschrieben, besitzen Röntgenstrahlen die Fähigkeit, Elektronen
aus ihrem Atomverband herauszulösen, wodurch das elektrische Gleichgewicht
des Atoms gestört wird. Dieser Vorgang wird als *Ionisation* bezeichnet. Da alle
biologischen Wirkungen von Röntgenstrahlen auf der Ionisation beruhen (s. S. 163)
und auch die meisten Meßverfahren auf der Ionisation aufgebaut sind, soll dieser
Vorgang näher erläutert werden.

Das Atom besitzt bekanntlich in der Hülle ebenso viele negative Elektrizitätsteilchen, wie der Kern positive enthält, es wirkt daher elektrisch neutral, d. h. es
reagiert in einem elektrischen Feld nicht. Wird nun aber durch irgendwelche
Kräfte und Vorgänge, z. B. durch einen Röntgenstrahl, aus der Hülle eines Atoms
ein Elektron herausgerissen, so überwiegt die positive Kernladung im Atomrest,
der dann elektrisch positiv reagiert. Zwischen zwei Elektroden in ein elektrisches
Feld gebracht, wandert dieser positive Atomrest zur negativen Elektrode, genannt Kathode. Wird umgekehrt ein freies Elektron von einem neutralen Atom
eingefangen und in seine Hülle aufgenommen, so überwiegt die negative Ladung
der Hülle die positive Kernladung; das Atom reagiert elektrisch negativ. Es
wandert im elektrischen Feld zur positiven Elektrode, genannt Anode, und gibt
dort seine freie Ladung ab. Solche durch Absprengung eines Elektrons positiv
gewordenen Atome und Atomverbände sowie die durch Einfangen eines Elektrons
negativ gewordenen Atome und Atomverbände nennt man wegen ihrer Eigenschaft, im elektrischen Feld zu *wandern, Ionen*, d. h. die Gehenden; der Vorgang
heißt *Ionisation*.

6. Biologische Wirkungen

Biologisch gesehen sind Röntgenstrahlen in erster Linie ein *Zellgift*. Im Gegensatz zu anderen Medikamenten, die im Körper abgebaut und wieder ausgeschieden
werden, wird jedoch jeder Röntgenstrahl vom biologischen Objekt registriert und
kann nie im Leben des betroffenen Individuums rückgängig gemacht werden.
Diese *latenten* Wirkungen, die zunächst keine greifbaren Veränderungen hervorrufen, summieren sich über das ganze Leben hinweg und führen nach Erreichen

eines bestimmten Schwellenwertes unweigerlich und unwiderruflich zum Röntgenschaden. Der Umgang mit Röntgenstrahlen erfordert daher ein besonders hohes Maß an Umsicht und Verantwortungsbewußtsein. Im einzelnen werden die biologischen Wirkungen von Röntgenstrahlen, die die Grundlage der Röntgentherapie bilden, weiter unten in einem eigenen Kapitel besprochen.

B. Grundbegriffe der Strahlentherapie

Wie im täglichen Leben jeder Betätigungsbereich seine Fachsprache besitzt, kennt auch die Strahlentherapie Fachausdrücke und Begriffe, die mit einem Wort bestimmte Tatbestände und Vorgänge umreißen und so eine prägnante, unmißverständliche und kurze Verständigung ermöglichen. Die für den Bereich der Röntgentherapie üblichen Begriffe sind nachfolgend definiert und erläutert.

1. Intensität

Der Begriff Intensität umschließt die gesamte Energie einer aus der Röntgenröhre austretenden Strahlung bezogen auf die Zeiteinheit.

2. Dosis

Als Dosis bezeichnet man die Strahlenmenge, die im Körper absorbiert wird.

3. Filterung

Strahlen, die aus einer unter bestimmter Spannung stehenden Röntgenröhre austreten, haben keine einheitliche Wellenlänge, sind also nicht *monochromatisch*, sondern bilden immer ein Gemisch von Strahlen mit größerer und kleinerer Wellenlänge. Je höher die Spannung ist, die an die Röntgenröhre angelegt wird, desto mehr verschiebt sich der Wellenlängenbereich nach der kurzwelligen Seite. Zur Bestrahlung von Herden, die in der Körpertiefe liegen, sind möglichst nur kurzwellige Strahlen erwünscht, weil die langwelligen Strahlenteile den Herd nicht erreichen, sondern in der Haut und dem gesunden Gewebe vor dem Herd absorbiert werden und diese unnötig belasten. Dies kann vermieden werden, wenn aus dem Strahlenbündel, bevor es die Haut trifft, die weichen Strahlenanteile weggenommen werden, so daß nur die kurzwelligen, also harten Strahlen, zur Wirkung kommen. Zu diesem Zwecke werden in den Strahlengang Metallschichten gebracht, die nur die kurzwelligen Strahlen durchlassen, während die langwelligen darin absorbiert werden; die Strahlung wird dadurch „*aufgehärtet*". Man nennt diese Folien bzw. Schichten *Filter*, den Vorgang der Aufhärtung *Filterung*. Man unterscheidet die *Eigenfilterung*, das ist diejenige Filterung, die durch das Durchsetzen der Röhrenwand bzw. des Strahlenaustrittsfensters der Röhre zwangsläufig eintritt, und die *Zusatzfilterung* durch wahlweises Einschalten von Metallschichten in den Strahlengang. Die Summe beider wird als „*Gesamtfilterung*" bezeichnet. Als Filtermaterialien verwendet man bei weichen Strahlen leichtatomige Stoffe, mit zunehmender Härte der Strahlung Stoffe mit höherer Atomnummer, um zu große Filterschichtdicken zu vermeiden. So entspricht z. B. eine 0,5 mm dicke Kupferschicht der Filterwirkung einer 4 mm dicken Aluminiumschicht. In der Bestrahlungspraxis haben sich als Filtermetalle für Strahlungen bis zu 120 kV Aluminium, bis zu 250 kV Kupfer und für ultraharte Strahlen Blei eingebürgert. Die Bezeichnung der Filterung erfolgt durch Angabe der Dicke des verwendeten Filtermaterials in Millimetern. So besagt z. B. die Angabe: „Filter 0,5 mm Cu", daß das Strahlenbündel erst eine Schicht von 0,5 mm Kupfer durchdringen muß, bevor es den Körper trifft. Im allgemeinen beziehen sich die Angaben über die Filterung grundsätzlich auf die Gesamtfilterung, wobei das Zusatzfilter aus Metall so reduziert ist, daß es zusammen mit der Filterwirkung der Röntgenröhrenwand der angegebenen Filterung entspricht. Der Anteil der Eigenfilterung kann dabei ziemliche Werte erreichen, er beträgt z. B. bei einem Tiefentherapierohr für 200 kV durchschnittlich 3 mm Al. Die Bezeichnung „Leerfilter" besagt, daß kein Zusatzfilter verwendet wird; die tatsächliche Filterung ist beim Leerfilter demnach gleich der Eigenfilterung. Die Bezeichnung rührt daher, daß bei allen modernen Apparaten die Hochspannung nur bei eingeschobenem Zusatzfilter eingeschaltet werden kann, das außerdem auf dem Schalttisch durch eine Lichtanzeige gekennzeichnet ist. Soll für eine Bestrahlung absichtlich keine Zusatzfilterung Anwendung finden, muß ein leerer Rahmen ohne Metallschicht eingeschoben werden, um die Kontakte für Hochspannung und Filteranzeige zu schließen und eine Bestrahlung zu ermöglichen.

4. Strahlenqualität

Die Strahlenqualität kennzeichnet eine Strahlung hinsichtlich ihrer Härte, also hinsichtlich ihrer Eindringtiefe bzw. Durchdringungsfähigkeit für Materie; sie wird durch die Wellenlänge charakterisiert. Da aber bei den in der Therapie vorkommenden Strahlungen keine einheitlichen Wellenlängen, sondern immer Strahlengemische verschiedener Wellenlänge vorliegen, erfolgt in der Bestrahlungspraxis die Kennzeichnung der Strahlenqualität durch Angabe der Erzeugerspannung, also der Spannung, die jeweils an der Röntgenröhre liegt, und durch Angabe der Halbwertschicht.

5. Halbwertschicht

Der Begriff „Halbwertschicht" ist ein praktisches Maß für die Härte einer Strahlung, also für die Strahlenqualität. Man versteht darunter diejenige Schichtdicke eines Stoffes in Millimetern, die in der Lage ist, die Dosisleistung einer Strahlung auf die Hälfte herabzusetzen. Während das Filter durch „Aussieben" langwelliger, für die Bestrahlung tiefliegender Herde unerwünschter Strahlenanteile aus dem Strahlenbündel eine für die praktischen Bedürfnisse geeignete Strahlung *herstellt*, dient die Messung der Halbwertschicht der *Feststellung* ihrer Härte, also zur Charakterisierung der Strahlenqualität.

Zur Messung der Halbwertschicht verwendet man wie bei der Filterung bei Strahlungen bis 120 kV Aluminium, bis 250 kV Kupfer und darüber Blei. In der Praxis geht man dazu so vor, daß man bei unveränderten Bedingungen in den Strahlengang so lange entsprechende Metallfolien bringt, bis die Dosisleistung auf die Hälfte abgesunken ist. Die Dicke der dazu erforderlichen Metallfolien ist dann die Halbwertschicht, also z. B. „1,0 mm Cu".

Man unterscheidet eine 1. und eine 2. Halbwertschicht. Während man unter der 1. Halbwertschicht diejenige Dicke eines Metalls versteht, die die Dosisleistung einer Strahlung auf die Hälfte herabsetzt, versteht man unter der 2. Halbwertschicht diejenige Dicke eines Metalls, ebenfalls in Millimetern ausgedrückt, die erforderlich ist, um die halbe Dosisleistung noch einmal auf die

Hälfte, insgesamt also auf ein Viertel der ursprünglichen Dosisleistung zu vermindern. Wenn in der Praxis von Halbwertschicht schlechthin die Rede ist, ist immer die 1. Halbwertschicht damit gemeint.

6. Homogenitätsgrad

Der Homogenitätsgrad charakterisiert die Zusammensetzung einer Strahlung aus langwelligen und kurzwelligen, also weichen und harten Anteilen. Er wird ausgedrückt durch das Verhältnis $\dfrac{\text{1. Halbwertschicht}}{\text{2. Halbwertschicht}}$. Bei einer Strahlung, die nur Strahlen *einer* Wellenlänge enthält, also bei „*monochromatischer*" Strahlung, ist der Homogenitätsgrad gleich 1.

7. Normalstrahlung

Als Normalstrahlung werden Strahlungen bezeichnet, deren jeweilige Zusammensetzung aus weicheren und härteren Strahlenanteilen so gewählt ist, daß der Homogenitätsgrad 0,75 beträgt. Dies wird erreicht, indem für jede Erzeugerspannung eine bestimmte Filterung zur Anwendung kommt.

8. Dosiseinheiten

a) Dosiseinheit „r"

Die erste international festgesetzte Maßeinheit für Röntgenstrahlen ist das nach ihrem Entdecker benannte „*Röntgen*" = „*r*". Man versteht darunter diejenige Röntgenstrahlenmenge, die in 1 cm³ Luft bei einer Temperatur von 0° C und einem Druck von 760 mm Hg eine bestimmte Anzahl von Ionenpaaren erzeugt. Physikalisch entspricht dies einer Ionisierungsarbeit von rund 84 erg je Gramm Luft.

Die vielfach in der Literatur noch zu findende Einheit „R" unterscheidet sich von der internationalen Einheit „r" lediglich dadurch, daß sie sich auf Luft bei einer Temperatur von 18° C bezieht. Es entspricht 1 R = 1,0066 r.

Die Dosiseinheit „r" ist eine rein physikalische Größe, die lediglich Ausdruck für die in 1 cm³ Luft gebildeten Ionenpaare bzw. die dabei geleistete Ionisierungsarbeit ist. Es ist dabei gleichgültig, von welcher Art von Strahlen die Ionisierung ausgelöst wird, und in welcher Zeit sie zustande kommt. Ultraharte Strahlen mit einer Erzeugerenergie über 3 MeV gehorchen eigenen Gesetzen, deren Erläuterung zu weit führen würde.

b) Dosiseinheit „rep"

Für die Anwendung von Röntgenstrahlen am lebenden Substrat ist es unwichtig, zu wissen, wie viele Ionenpaare durch eine verabfolgte Strahlendosis in *Luft* erzeugt werden, sondern es interessiert ausschließlich, wie viele Ionisationsvorgänge durch diese Dosis in den der Bestrahlung ausgesetzten *Gewebspartien* ausgelöst werden. Die dabei auftretenden teilweise erheblichen Unterschiede sind unter anderem durch folgende Faktoren bedingt.

α) *Strahlenqualität*

Eine unter *Tiefen*therapiebedingungen (S. 18), also mit harten Strahlen, verabfolgte Oberflächendosis von 800 r erzeugt auf der menschlichen Haut ein Erythem. Dasselbe Erythem tritt unter *Oberflächen*therapiebedingungen (S. 16),

also bei Verwendung weicher Strahlen, bereits nach einer Oberflächendosis von
360 r auf. Die Ursache liegt darin, daß langwellige, weiche Strahlen eine dichtere
Ionisation (S. 164) hervorrufen, d. h. in höherem Maße absorbiert werden als
kurzwellige, harte Strahlen.

β) Massenabsorptionskoeffizient

Abgesehen von der Tatsache, daß Körpergewebe wie z. B. die Haut, Strahlen
verschiedener Wellenlänge verschieden stark absorbieren, weisen auch die einzelnen Körpergewebe auf Grund ihrer jeweiligen chemischen Zusammensetzung
ein unterschiedliches Absorptionsvermögen gegenüber Röntgenstrahlen auf. So
wird z. B. von einer weichen Strahlung von 60 kV Erzeugerspannung bei gleicher Dosierung in „r" von Fettgewebe nur 0,7mal, von Knochengewebe dagegen 5mal soviel absorbiert wie vom gleichen Volumen Muskelgewebe. Diejenige Zahl, die angibt, um wievielmal mehr in einem Gewebe absorbiert wird als im gleichen Volumen Muskelgewebe, wird als der *Massenabsorptionskoeffizient* des betreffenden Gewebes bezeichnet, also Absorption je Gewichts- oder Masseneinheit.

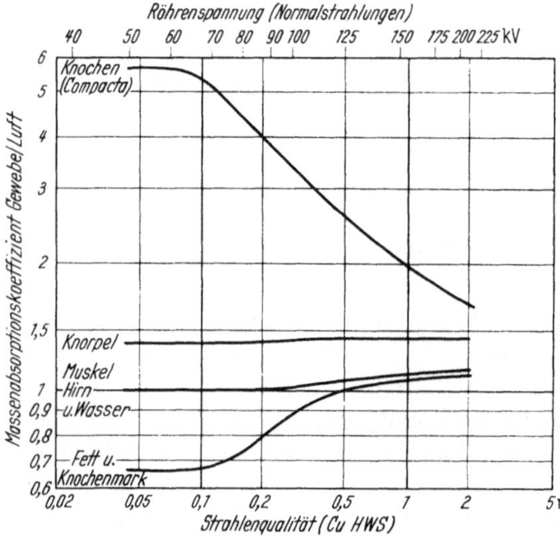

Abb. 2. Massenabsorptionskoeffizienten verschiedener Gewebsarten in Abhängigkeit von der Strahlenqualität. (Nach Balz,
Birkner und Wachsmann)

Wenn z. B. mit der oben angenommenen Strahlung von 60 kV Erzeugerspannung Muskelgewebe durchstrahlt wird, in
dem Knochengewebe eingeschlossen ist, so erhält letzteres die 5fache Dosis des
umgebenden Muskelgewebes; der Massenabsorptionskoeffizient des Knochens ist
in diesem Falle 5. Je härter eine Strahlung gewählt wird, desto kleiner wird der
Massenabsorptionskoeffizient, bis er bei Erzeugerspannungen von über 1 Million
Volt gleich 1 wird. Bei ultraharten Strahlungen bestehen, soweit sie für die
praktische Therapie in Frage kommen, keine Absorptionsunterschiede mehr
zwischen den einzelnen Gewebsarten (Abb. 2).

Auf Grund obiger Überlegungen erhebt sich für die Praxis der Bestrahlung die
Forderung nach einer Maßeinheit, die für alle ionisierenden Strahlen die absorbierte Energie je Gramm der jeweils bestrahlten Materie angibt. Als solches hat
sich die Einführung der Dosiseinheit „rep" (roentgen equivalent physical) als
zweckmäßig erwiesen.

Als „1 rep" wurde diejenige Ionisierungsarbeit festgesetzt, die von einer
Röntgenstrahlendosis von „1 r" in *Wasser* geleistet wird; es entspricht 1 rep der
Ionisierungsarbeit von 93 erg je g bestrahlter Materie.

Als Grundlage für die Dosiseinheit „rep" wurde die Ionisierungsarbeit in
Wasser und nicht in *Luft* gewählt, weil Muskelgewebe ungefähr wasseräquivalent

ist, d. h. Röntgenstrahlen in gleicher Weise absorbiert wie Wasser. Bei Bestrahlung von Muskelgewebe ist daher die absorbierte Dosis „1 rep" gleich der eingestrahlten Dosis von „1 r".

In Knochengewebe jedoch bilden bekanntlich weiche Röntgenstrahlen 5mal so viele Ionenpaare wie in dem gleichen Volumen Muskelgewebe oder Wasser. Eine Röntgenstrahlendosis von „1 r", die in Muskel oder Wasser die Dosis „1 rep" erzeugen würde, erzeugt demnach in Knochengewebe „5 rep".

Der Zahlenwert für „rep" differiert also immer dann von dem Zahlenwert für „r", wenn ein bestrahltes Gewebe einen anderen Massenabsorptionskoeffizient besitzt als Wasser.

Das „rep" ist damit Ausdruck der in jedem Gewebsvolumen tatsächlich absorbierten und biologisch wirksamen Dosis.

c) Dosiseinheit „rad"

Als einheitliche Maßeinheit für die im jeweils bestrahlten Objekt abgegebene Ionisationsenergie wurde von der zuständigen Kommission des internationalen Radiologenkongresses in Kopenhagen 1953 das „rad" (radiation absorbed dose — absorbierte Strahlendosis) empfohlen.

1 rad entspricht der Ionisationsenergie von 100 erg je g Materie, also $= 1.075$ rep.

9. Dosisleistung

Unter Dosisleistung versteht man diejenige Dosis, die von der Strahlung einer natürlichen oder künstlichen Strahlenquelle (Röntgenröhre, Radio-Isotop) in der Zeiteinheit zustande gebracht wird. Sie wird in der Praxis ausgedrückt in r je Minute = r/min. Man spricht dabei auch von r/min-Zufluß.

Sehr kleine Dosisleistungsbeträge wie z. B. Streustrahlungen, Durchgangsdosisleistungen (S. 119) usw. werden in Milliröntgen je Minute = mr/min oder Milliröntgen je Sekunde = mr/sec ausgedrückt. 1000 Milliröntgen sind gleich 1 r.

10. Röntgenwert

Als Röntgenwert wird bei Frei-Luft-Messung, also bei der Messung ohne Patient oder Phantom, die Dosisleistung im Zentralstrahl in 50 cm Abstand vom Brennfleck der Röhre bezeichnet.

11. Einfallsdosis

Als Einfallsdosis bezeichnet man diejenige Röntgenstrahlenmenge, die auf die Oberfläche eines Bestrahlungsobjektes auftrifft.

12. Streuzusatzdosis

Treffen Röntgenstrahlen auf Materie auf, so entsteht in dieser eine sog. Sekundärstrahlung, deren Ausmaß vom spezifischen Gewicht des bestrahlten Objektes, von der Strahlenqualität und von der Größe des Strahleneinfallsfeldes abhängt. Der dadurch bedingte Dosiszuwachs gegenüber der Dosis unter sonst gleichen Bedingungen in freier Luft wird als Streuzusatzdosis oder Rückstreudosis bezeichnet.

Sie ist um so größer, je härter eine Strahlung und je größer das Einfallsfeld ist. Ihre Größe kann bei bestimmten Bedingungen bis zu 40% der entsprechenden Dosisleistung in freier Luft betragen.

13. Oberflächendosis

Als Oberflächendosis wird diejenige Dosis bezeichnet, die auf der der Röhre zugekehrten Oberfläche eines Bestrahlungsobjektes herrscht. Sie ist die Summe aus der Einfallsdosis an der Objektoberfläche und der Rückstreudosis.

14. Tiefendosis

Unter Tiefendosis versteht man die in der Tiefe des Gewebes vorhandene Dosis. Sie setzt sich zusammen aus der um den absorbierten Anteil verminderten Primärstrahlung und der Streuzusatzdosis.

15. Relative Tiefendosis

Die relative Tiefendosis gibt die Dosis an irgendeinem beliebigen Punkt in der Gewebstiefe in Prozenten der Oberflächendosis an.

16. Prozentuale Tiefendosis

Als prozentuale Tiefendosis wird die relative Tiefendosis in 10 cm Gewebstiefe bezeichnet.

Die Erhöhung der Tiefendosis war das Ziel jahrzehntelanger Bemühungen in der Strahlentherapie, das erst mit der Einführung der Bewegungsbestrahlung und der ultraharten Strahlen befriedigend gelöst werden konnte. Die Höhe der Tiefendosis ist von folgenden Faktoren abhängig.

a) Focus-Haut-Abstand

Die Dosisleistung eines Strahlenbündels nimmt, abgesehen von der Absorption, infolge der Divergenz der Strahlen im Quadrat der Entfernung vom Brennfleck ab. Auf diesem Gesetz beruht die Tatsache, daß die relative Tiefendosis, das ist die Tiefendosis in Prozenten der Oberflächendosis ausgedrückt, immer größer wird, aus je größerer Entfernung die Bestrahlung erfolgt. Betrachtet man die Dosisleistungen in zwei von derselben Strahlung getroffenen Punkten, so ergibt sich aus obigem Gesetz, daß sich diese umgekehrt wie das Quadrat ihrer Entfernungen vom Brennfleck verhalten. Zum besseren Verständnis wird diese Beziehung an einer schematischen Zeichnung erläutert (Abb. 3).

Auf den Oberflächenpunkt A_1 wird aus einer Entfernung von 10 cm, auf den Oberflächenpunkt A_2 aus einer Entfernung von 40 cm durch entsprechende Änderung der Bestrahlungszeit oder des r/min-Zuflusses eine gleiche Dosis eingestrahlt, die beiderseits gleich 100% gesetzt wird. Läßt man der Einfachheit halber die Schwächung der Strahlung im Gewebe unberücksichtigt und betrachtet die Dosis in 10 cm Tiefe, auch prozentuale Tiefendosis genannt, so ergibt sich folgendes Bild:

Da A_1 10 cm vom Brennfleck entfernt liegt, beträgt die Entfernung von B_1 vom Brennfleck 20 cm. Nach dem oben aufgeführten Gesetz verhält sich demnach die Dosis in B_1 zur Dosis in A_1 wie das Quadrat der Entfernung von A_1 zum Quadrat der Entfernung von B_1 vom Brennfleck oder in Zahlenwerten ausgedrückt:

$$B_1 : A_1 = 10^2 : 20^2 = 100 : 400 = 1 : 4.$$

Die Dosis in B_1 ist demnach $^1/_4$ der Dosis in A_1. Da letztere mit 100% angenommen wurde, beträgt die relative Tiefendosis in B_1 25%.

Im rechten Beispiel liegt A_2 40 cm vom Brennfleck der Röhre entfernt. Da auch hier die Tiefendosis in 10 cm ermittelt werden soll, beträgt die Entfernung von B_2 50 cm vom Brennfleck. In diesem Falle verhält sich also die Dosis in B_2 zur Dosis in A_2 wie das Quadrat der Entfernung von A_2 zum Quadrat der Entfernung von B_2 vom Brennfleck, oder in Zahlenwerten ausgedrückt:

$$B_2 : A_2 = 40^2 : 50^2 = 1600 : 2500 = 16 : 25.$$

Da auch die Oberflächendosis in A_2 mit 100% angenommen war, beträgt die Dosis in $B_2 = \dfrac{16 \cdot 100}{25} = 64\%$. Die relative Tiefendosis ist demnach bei einer Einstrahlung aus 40 cm $2^1/_2$mal so hoch wie bei der Einstrahlung aus 10 cm FHA. Sie läßt sich durch weitere Vergrößerung des FHA steigern: So beträgt z. B. die Tiefendosis in 10 cm Tiefe bei einem FHA von 100 cm 83%, wenn man die Absorption im Gewebe unberücksichtigt läßt.

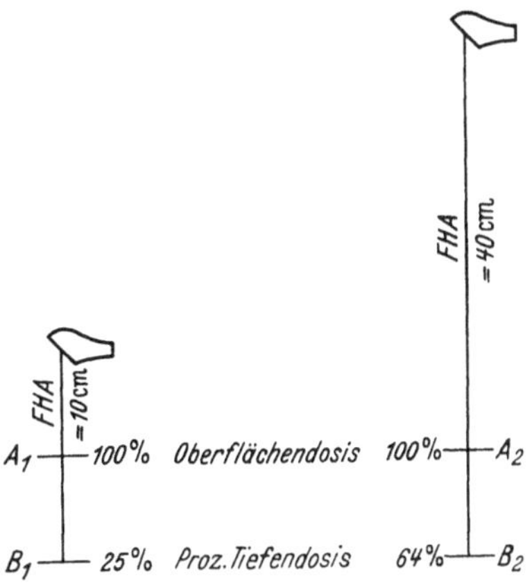

Der Grund liegt darin, daß im ersten Beispiel die 10 cm Tiefe, um die jeweils der FHA verlängert wird, gleich groß wie der FHA selbst

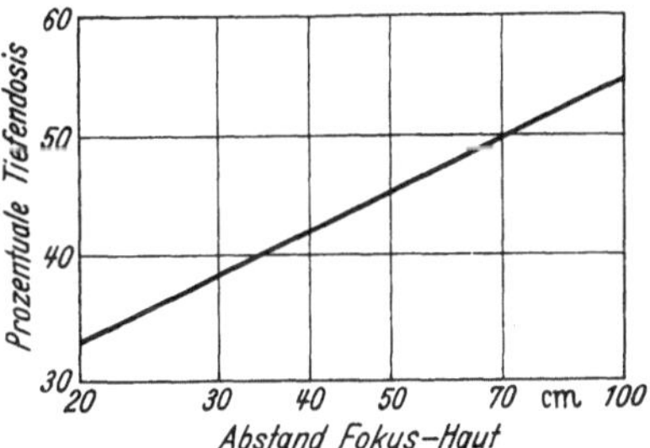

Abb. 3. Schematische Darstellung des Einflusses des Focus-Haut-Abstandes auf die prozentuale Tiefendosis ohne Berücksichtigung der Strahlenabsorption im Gewebe

ist, diesen also verdoppelt, im zweiten Beispiel machen diese 10 cm nur den vierten Teil des FHA, im letzten Beispiel nur mehr den zehnten Teil des FHA aus.

Man könnte also durch Verlängerung des FHA eine fast beliebig hohe relative Tiefendosis erzielen. Dieses Verfahren verbietet sich jedoch durch die Tatsache, daß auch die Einfallsdosis mit dem Quadrat der Entfernung abnimmt und somit schon beim Übergang auf den doppelten FHA (1. Beispiel) die vierfache, beim Übergang auf den vierfachen FHA (2. Beispiel) schon die 16fache und beim Übergang auf den 10fachen FHA (letztes Beispiel) sogar die 100fache Bestrahlungszeit für die jeweils gleiche Dosis bei gleichen Bedingungen erfordern würde. Aus diesen Gründen haben sich selbst bei den Leistungen moderner Therapieröhren nur Focus-Haut-Abstände von 30—50 cm als wirtschaftlich eingebürgert.

Abb. 4. Einfluß des Focus-Haut-Abstandes auf die prozentuale Tiefendosis bei einer Normalstrahlung von 200 kV

Lediglich zur Applikation von Kleindosen auf große Körperabschnitte erweisen sich Focus-Haut-Abstände von 1 Meter und mehr als tragbar.

Ein anschauliches Bild über den kontinuierlichen Verlauf der Tiefendosis bei zunehmendem Focus-Haut-Abstand vermittelt das Diagramm in Abb. 4.

b) Feldgröße

Mit Vergrößerung des Einfallsfeldes bei Konstanthaltung der Einfallsdosis nimmt naturgemäß auch die Sekundärstrahlung zu. Dadurch steigt aber auch die relative Tiefendosis an. Das Ausmaß ihres Zuwachses bei zunehmender Feldgröße geht aus Abb. 5 hervor.

c) Strahlenqualität

Aus den bereits bei der Erklärung der Begriffe „Strahlenqualität" und „Filterung" dargelegten Gründen steigt die relative Tiefendosis auch mit zu-

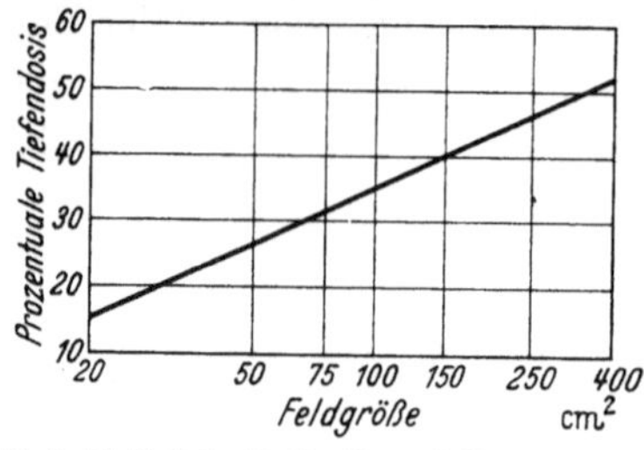

Abb. 5. Einfluß der Feldgröße auf die prozentuale Tiefendosis bei Normalstrahlung von 200 kV und 60 cm Focus-Haut-Abstand

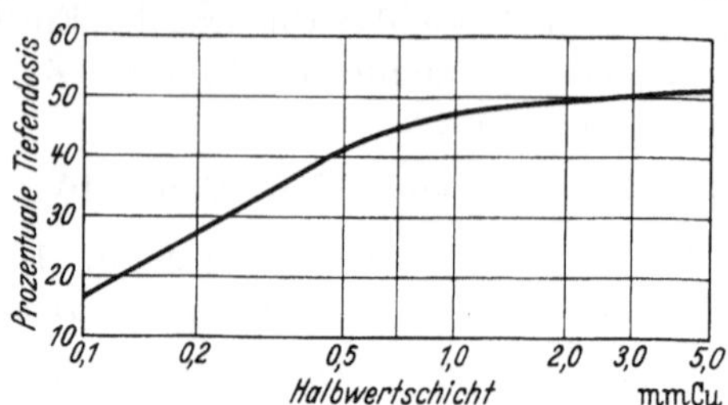

Abb. 6. Einfluß der Strahlenqualität auf die prozentuale Tiefendosis bei einer Feldgröße von 400 cm² und 100 cm Focus-Haut-Abstand

nehmender Strahlenhärte, also bei steigender Erzeugerspannung und Erhöhung der Filterung an. Wie aus Abb. 6 ersichtlich ist, ist der Anstieg der relativen Tiefendosis bis zu einer Strahlenqualität von etwa 1,4 mm Cu Halbwertschicht steil, um dann schnell sehr flach weiterzuverlaufen. Erst bei Strahlenqualitäten von etwa 10 mm Pb (Blei) Halbwertschicht und mehr, also bei Erzeugerspannungen von über 1 Million Volt, erfolgt wieder ein erheblicher Anstieg der relativen Tiefendosis.

Für die Praxis ergibt sich daraus die Folgerung, daß eine Erhöhung der Erzeugerspannung im Bereich von 250 bis 1000 kV im Hinblick auf eine Erhöhung der relativen Tiefendosis keinen solchen Gewinn bringt, daß der damit verbundene hohe apparative Aufwand auch nur annähernd gerechtfertigt würde.

Einen vergleichenden Überblick über das Verhalten der relativen Tiefendosis bei den verschiedenen Bestrahlungsbedingungen vermittelt Abb. 7.

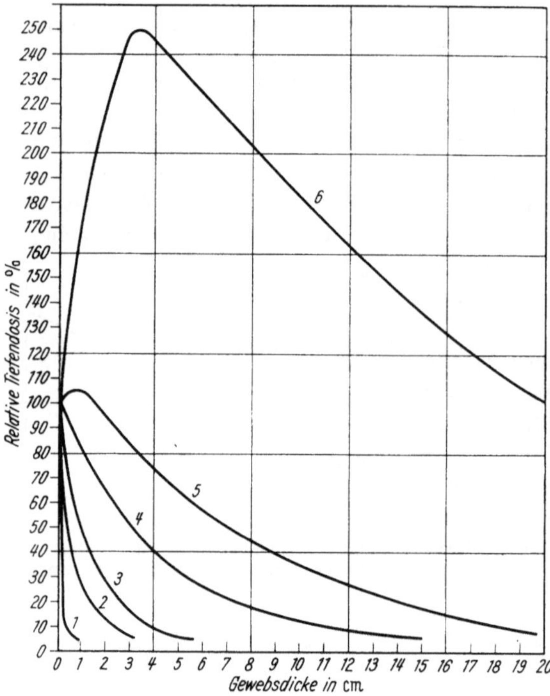

Abb. 7. Übersicht über das Verhalten der prozentualen Tiefendosis bei verschiedenen Bestrahlungsbedingungen. *1* Grenzstrahlen; *2* Nahbestrahlung; *3* Oberflächentherapie; *4* Halbtiefentherapie; *5* Tiefentherapie; *6* Therapie mit ultraharten Strahlen von 15 MeV

17. Wirkungsdosis

Die Wirkungsdosis ist die Summe der *direkten*, von der Röhre kommenden und der *indirekten*, im Körper entstehenden Strahlung an irgendeiner Stelle des bestrahlten Objektes.

18. Austrittsdosis

Als Austrittsdosis wird die Oberflächendosis an der der Röhre abgewandten Objektoberfläche bezeichnet, an der die Strahlung nach Durchdringen des Objektes wieder austritt.

Der Begriff Austrittsdosis schließt die Streuzusatzdosis durch Sekundärstrahlung aus dem Objekt ein.

19. Durchgangsdosis

Als Durchgangsdosis bezeichnet man diejenige Dosis, die von der Primärstrahlung nach Durchsetzen des Bestrahlungsobjektes noch vorhanden ist. Sie darf nicht zu dicht am Objekt gemessen werden, damit die Rückstreuung aus dem Objekt nicht mehr zur Mitmessung kommt (vgl. S. 114).

20. Raumdosis

Die Raumdosis gibt an, wieviel Dosis insgesamt in dem von Strahlung getroffenen Volumen des Bestrahlungsobjektes in Ionisierungsarbeit umgesetzt wird. Die Raumdosis ist das Produkt aus absorbierter Dosis (r) und durchstrahltem Raum (l) und wird ausgedrückt in Röntgenliter = rl.

21. Herdraumdosis

Die Herdraumdosis ist die Raumdosis im Herd.

22. Relative Herdraumdosis

Die relative Herdraumdosis gibt an, welcher Prozentsatz der im durchstrahlten Gesamtvolumen eines Bestrahlungsobjekts geleisteten Ionisierungsarbeit auf das Volumen des Herdes entfällt. Je höher dieser Prozentsatz ist, desto optimaler ist die Bestrahlung, weil das Gewebe außerhalb des Herdes damit um so weniger belastet wird.

23. Haut-Erythem-Dosis (HED)

Vor der Einführung der internationalen Dosiseinheit war die sog. „*Haut-Erythem-Dosis*" (HED) diejenige Menge an Röntgenstrahlen, die auf der gesunden menschlichen Haut auf einem Feld von 6×8 cm Größe in 23 cm Focus-Haut-Abstand mit harter Strahlung

> nach 8 Tagen eine leichte Rötung,
> nach 3 Wochen eine leichte Bräunung,
> nach 6 Wochen eine deutliche Bräunung

hervorruft. Sie beträgt etwa

> 600 r ohne Rückstreuung = Einfallsdosis oder
> 800 r mit Rückstreuung = Oberflächendosis.

24. Gewebshalbwertschicht

Unter Gewebshalbwertschicht versteht man diejenige Dicke durchschnittlich absorbierenden Körpergewebes in Zentimeter, die die Oberflächendosis auf die Hälfte herabsetzt.

25. Einfallsfeld

Unter Einfallsfeld, schlechthin auch einfach „Feld" benannt, versteht man die von der Strahlung getroffene Oberfläche eines Bestrahlungsobjektes in cm².

26. Phantom

Unter Phantom versteht man in der Bestrahlungstechnik Nachbildungen von biologischen Bestrahlungsobjekten zu Zwecken der Dosismessung. Phantome werden dazu so hergestellt, daß sie hinsichtlich Größe, Form und Absorptionsfähigkeit dem biologischen Objekt möglichst entsprechen. Als körperäquivalente Materialien, d. h. Stoffe, die sich beim Auftreffen von Röntgenstrahlen wie der menschliche Körper verhalten, werden Wasser oder Paraffin verwendet.

C. Bestrahlungsmethoden hinsichtlich der Strahlenqualität

Den verschiedenen Bestrahlungsarten liegen physikalisch exakt definierbare Bedingungen wie *Röhrenspannung, Filterung, FHA* zugrunde, die je nach Lage des Krankheitsherdes am oder im Körper gewählt werden können. Ist der Krankheitsherd auf die äußere Haut beschränkt, werden weiche Strahlen angewandt, die bereits in den oberflächlichen Gewebsschichten weitgehend absorbiert werden. Liegt der Herd unter der Haut oder tief im Körperinnern, finden entsprechend härtere Strahlen Verwendung, um einerseits den Krankheitsherd mit einer optimalen Dosis zu erreichen und andererseits das umgebende Gewebe soweit wie möglich zu schonen. Hierfür muß die Strahlenqualität, also die Erzeugerspannung und die Filterung entsprechend variiert werden. Nach diesen Gesichtspunkten ergeben sich folgende Bestrahlungsarten, wobei die angegebenen charakteristischen Erzeugerspannungen Mittelwerte darstellen.

I. Oberflächentherapie

Die Oberflächentherapie dient der Bestrahlung von Krankheitsherden, die — wie der Name sagt — auf der Haut oder in der Haut gelegen sind. Es kommen deshalb dafür Strahlungen in Betracht, die bereits in den oberflächlichen Gewebsschichten fast völlig absorbiert werden und damit das gesunde Unterhautgewebe nicht mehr unnötig belasten. Je nach der Tiefenausdehnung der in der Haut lokalisierten Krankheitsherde gibt es auch innerhalb der Oberflächentherapie noch fließende Übergänge.

Die weichsten zur Verfügung stehenden Strahlen sind die *Grenzstrahlen*, die im allgemeinen mit einer Spannung von 10 kV erzeugt werden und zum Austritt aus der Röhre eines besonderen Fensters bedürfen, um nicht in der Röhrenwandung steckenzubleiben. Diese Fenster bestehen aus Lindemannglas, einer Zusammensetzung aus Lithium-Beryllium-Borat, oder aus einem (metallischen) Berylliumplättchen.

Für die Grenzstrahltherapie ist wichtig zu wissen, daß Grenzstrahlen nur etwa 0,3 mm tief in Körpergewebe eindringen, durch Salben, Heftpflaster oder nasse Mulläppchen bereits absorbiert werden und nicht dem Abstandgesetz gehorchen, da sie bereits in der Luft weitgehend absorbiert werden. Bei Verwendung von Grenzstrahlen ist daher grundsätzlich der dem Apparat eigens dafür beigegebene Tubus mit seinem festen FHA zu verwenden. Eine Umrechnung nach dem Abstandgesetz ist unzulässig.

Für Hautkrankheiten mit größerer Tiefenausdehnung dienen sodann Strahlungen im allgemeinen bis zu 50 kV, die mit 0,3—1,0 mm Al gefiltert werden. Die Spannungen von 10—50 kV können dabei je nach Apparatetyp entweder

kontinuierlich oder in Stufen eingestellt werden, die Filter können frei gewählt
werden oder sind den einzelnen Stufen fest zugeordnet und nur mit diesen schalt-
bar. Die Gewebshalbwertschichten betragen bei diesen Strahlungen von 1 bis
etwa 10 mm.

II. Nahbestrahlung

Die Nahbestrahlung ist von CHAOUL erarbeitet und in die Therapie eingeführt
worden und stellt eine Sondermethode der Oberflächentherapie dar. Ihr Wesen
liegt darin, daß die Bestrahlung in Anlehnung an die Radiumbestrahlung, bei
der das Radium unmittelbar auf den zu bestrahlenden Prozeß aufgelegt wird, mit

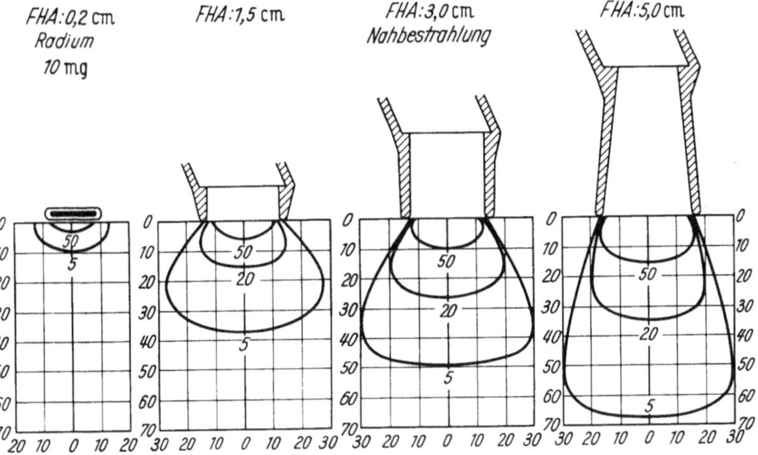

Abb. 8. Darstellung der relativen Tiefendosen eines Radiumstäbchens von 10 mg Radiumelement im Vergleich
zur Nahbestrahlung nach CHAOUL mit verschiedenen Focus-Haut-Abständen

extrem kurzen Focus-Haut-Abständen erfolgt, wodurch ein sehr steiler Dosisabfall nach der Tiefe und damit eine weitgehende Schonung und Regenerationskraft des umgebenden, gesunden Gewebes erreicht wird. Dies erfordert jedoch
eine besondere Röhrenkonstruktion, die es ermöglicht, den Brennfleck dicht an die
Haut heranzubringen; man spricht daher auch von Kontaktbestrahlung.

Diese Methode eignet sich daher nur für die Bestrahlung direkt zugänglicher
Prozesse. Je nach deren Dicke, also Tiefenausdehnung, verwendet man Tubusse
mit Focus-Haut-Abständen von 1,5—5 cm, womit Gewebshalbwertschichten von
5—15 mm bei einer Spannung von 60 kV erzielt werden. Wegen der kurzen Abstände vom Brennfleck sind die zur Verfügung stehenden Felder ziemlich klein,
bei größerer Ausdehnung der Prozesse müssen daher mehrere Felder nebeneinan-
dergesetzt werden, wobei sie sich geringfügig überlappen sollen, da von der Feldmitte zur Peripherie ein deutlicher Dosisabfall erkennbar ist.

Einen Überblick über den Isodosenverlauf bei Verwendung verschiedener
Focus-Haut-Abstände vermittelt Abb. 8.

Eine Modifikation der Nahbestrahlung stellt die Körperhöhlenrohrbestrahlung dar. Sie wird mit der Nahbestrahlungsapparatur unter Verwendung besonderer Tubusse bei Prozessen im kleinen Becken von der Scheide aus (SCHÄFER-
WITTE) oder vom Rectum aus (CHAOUL) durchgeführt.

III. Halbtiefentherapie

Die Halbtiefentherapie dient der Behandlung von Prozessen, die dicht unter der Haut liegen und nach der Tiefe zu gut abgrenzbar sind. Man wählt dazu eine Strahlung mit mittlerer Wellenlänge und Focus-Haut-Abstände von 15—30 cm, so daß sich eine Gewebshalbwertschicht von etwa 3 cm ergibt. Dies wird erreicht mit einer Erzeugerspannung von 120 kV bei einer Filterung von 3 mm Al.

Die Halbtiefentherapie verbindet die Vorteile vermehrter Absorption und des ziemlich steilen Dosisabfalls nach der Tiefe als Folge der relativ weichen Strahlung und der kurzen Focus-Haut-Abstände mit einer weitgehenden Schonung des umgebenden gesunden Gewebes und Erhaltung seiner Regenerationskraft. Auf Grund dieser Tatsachen gestattet die Halbtiefentherapie eine höhere Dosierung und trotzdem raschere Erholung der bestrahlten Haut, als dies bei der Tiefentherapie möglich ist.

IV. Tiefentherapie

Ziel der Tiefentherapie ist es, eine möglichst hohe Dosis an Krankheitsherde heranzubringen, die tief im Körperinnern liegen. Wie bereits bei der Besprechung des Begriffes der prozentualen Tiefendosis dargelegt, wird dies mit einer möglichst kurzwelligen Strahlung und durch Verwendung großer Focus-Haut-Abstände erreicht. Diesen beiden Forderungen sind jedoch durch den notwendigen technischen Aufwand und aus Wirtschaftlichkeitsgründen Grenzen gesetzt. Nach dem derzeitigen Stand der Technik haben sich Erzeugerspannungen von 200—250 kV und Focus-Haut-Abstände von 40—50 cm für die Tiefentherapie durchgesetzt, womit Gewebshalbwertschichten von 7—9 cm erzielt werden. Durch entsprechende Filterung von 0,5—1,0 mm Cu werden diejenigen weichen Strahlenanteile, die diese Tiefe nicht erreichen und somit nur das gesunde Gewebe und vor allem die Haut unnötig belasten, eliminiert.

Da aber Krankheitsherde oft tiefer als 9 cm unter der Hautoberfläche liegen, ist es auch unter Tiefentherapiebedingungen nicht möglich, bei einfacher, direkter Einstrahlung mehr als ein Drittel bis die Hälfte der Oberflächendosis an den Herd zu bringen.

Die Tiefentherapie mußte daher zusätzliche Wege suchen, um tiefer gelegene Krankheitsherde ausreichend belasten zu können. Dieser Weg wurde zunächst in der Kreuzfeuerbestrahlung gefunden, einen weiteren entscheidenden Fortschritt brachte die Einführung der Bewegungstherapie und der Siebbestrahlung. Die Bestrahlungsbedingungen sind bei allen genannten Methoden der Tiefentherapie dieselben, der Unterschied liegt lediglich in der Art und Weise der Verabfolgung der Strahlen, die bei diesen Kapiteln im einzelnen besprochen werden.

V. Hochvolttherapie

Als Hochvolttherapie wird die Verwendung von Strahlungen bezeichnet, die durch Spannungen von 250 bis 1000 kV erzeugt werden. Solche Strahlungen bringen zwar einen größeren r/min-Zufluß, hinsichtlich einer höheren relativen Tiefendosis bringen sie jedoch keinen nennenswerten Gewinn. Da andererseits Bauart und Strahlenschutz einen hohen Aufwand erfordern, haben sich derartige Apparaturen bei uns nicht durchgesetzt. In den angelsächsischen Ländern sind sie jedoch vielfach in Gebrauch.

VI. Therapie mit ultraharten Strahlen

Als *ultrahart* werden Strahlungen mit Erzeugerspannungen von mehr als 1000 kV, also über 1 Million Volt bezeichnet.

Sie besitzen naturgemäß ein sehr hohes Durchdringungsvermögen, wobei für die einzelnen Körpergewebe praktisch keine Absorptionsunterschiede mehr bestehen. Im Gegensatz zu den übrigen Bestrahlungsbedingungen liegt das Dosismaximum nicht an der Hautoberfläche, an der die Einstrahlung erfolgt, sondern steigt zunächst nach der Tiefe steil an, um erst dann wieder langsam abzufallen. Damit ergibt sich bei sehr hohen Spannungen die Möglichkeit, daß die Dosis an der *Strahlenaustrittsstelle*, also die Austrittsdosis, höher ist als die an der *Strahleneinfallsstelle*, also die Oberflächendosis. Da dies unerwünscht ist, hat sich für medizinische Zwecke eine Strahlung von 15 MeV (S. 3) als zweckmäßig und ausreichend erwiesen. Bei dieser Strahlung liegt das Dosismaximum in etwa 3 cm Tiefe unter dem Strahleneintrittsfeld und die Austrittsdosis ist bei einem mittleren Körperdurchmesser von 20 cm ebenso groß wie die Oberflächendosis am Strahleneintrittsfeld. Oberflächen- und Austrittsdosis betragen dabei etwa 40—50% des Dosismaximums (s. Abb. 7). Als weiterer Vorteil der Verwendung ultraharter Strahlen kommt hinzu, daß das Strahlenbündel scharf begrenzt ohne nennenswerte seitliche Streustrahlung den Körper durchsetzt, weil durch die hohe Strahlenenergie alle entstehenden Sekundäreffekte (Compton-Elektronen usw.) in der Richtung des einfallenden Strahles verlaufen, wodurch die Raumdosis klein gehalten wird und infolgedessen die Bestrahlung subjektiv besser vertragen wird.

D. Bestrahlungsmethoden hinsichtlich der zeitlichen Dosisverteilung

Hinsichtlich der zeitlichen Dosisverteilung bei der Applikation von Röntgenstrahlen werden folgende Methoden unterschieden:

I. Einzeitbestrahlung

Bei der Einzeitbestrahlung wird die höchstmögliche Dosis, die die äußere Haut ohne bleibende Schädigung gerade noch verträgt, auf einmal verabfolgt. Dabei ging man von der Vorstellung aus, daß diese Dosis einer Vernichtungsdosis eines Tumors entspräche. Heute wird diese Methode nur mehr gelegentlich bei der Bestrahlung oberflächlicher Tumoren angewendet.

II. Bestrahlung mit Aufsättigung

Da die Einzeitbestrahlung auch bei Verwendung mehrerer auf denselben Herd ausgerichteter Einfallsfelder zur Vernichtung der meisten Tumoren nicht ausreicht, wurden unter Ausnutzung des Erholungsvermögens der Haut nach Verabfolgung einer Hauterythemdosis in Abständen von einem bis mehreren Tagen fallende Dosen auf dieselbe Hautstelle gegeben. Damit konnte das Erythem mehrere Wochen lang auf gleicher Höhe gehalten werden, ohne daß ein bleibender Schaden befürchtet werden mußte.

Eine Modifikation der Bestrahlung mit Aufsättigung besteht darin, daß als erste Dosis nicht die volle Hauterythemdosis gegeben wird, sondern nur etwa eine halbe; dadurch ist es möglich, dasselbe Hautfeld in mehrtägigen Abständen mit der gleichen Dosis zu belegen, der später fallende Einzeldosen wie bei der Aufsättigungsmethode folgen (sog. Frankfurter Methode). Auf diese Weise konnte die Toleranz der Haut und des Bindegewebes und damit auch die Dosis am Herd weiter erheblich erhöht werden.

III. Fraktionierung

Eine hinsichtlich der zeitlichen Dosisverteilung besonders wichtige Bestrahlungsmethode stellt die sog. Fraktionierung dar. Ihr Kennzeichen besteht in der Unterteilung der Gesamtdosis in zahlreiche kleine, täglich zu verabfolgende Einzeldosen. Dabei ist es ohne Belang, mit welchem r/min-Zufluß die Einstrahlung der Dosis erfolgt. Meist wird die Leistungsfähigkeit der Apparatur voll ausgenutzt, um kurze und wirtschaftliche Bestrahlungszeiten zu erzielen. Die Fraktionierung ist heute die allgemein übliche Bestrahlungsmethode.

Auf die biologischen Vorteile dieser Methode wird gesondert eingegangen (S. 166).

IV. Protrahierung

Als Protrahierung bezeichnet man eine Methode, bei der die Dosis mit einem extrem kleinen r/min-Zufluß von 3—5 r/min eingestrahlt wird. Die einzelne Bestrahlungssitzung nimmt bei dieser Methode, je nachdem ob eine HED auf einmal oder ob kleinere Einzeldosen verabfolgt werden sollen, Bestrahlungszeiten bis zu mehreren Stunden in Anspruch.

Da sich ein nachweisbarer Effekt erst bei einer Protrahierung über mehrere Stunden ergibt, wird diese Methode wegen des damit verbundenen unwirtschaftlichen Zeitaufwands kaum mehr angewandt.

E. Bestrahlungsmethoden hinsichtlich der technischen Applikation

Unter dem Gesichtspunkt der Art und Weise, wie Röntgenstrahlen technisch appliziert werden, lassen sich mehrere Methoden unterscheiden.

I. Klassische Stehfeldtherapie

Bei der klassischen Stehfeldtherapie werden Röhre und Patient in ihrer Beziehung zueinander während der Bestrahlung nicht geändert. Zur Schonung gesunden Gewebes wird dabei das Röntgenstrahlenbündel in seiner Größe dem Krankheitsherd angepaßt. Dazu dient der sog. „Bestrahlungstubus", der vor das Strahlenaustrittsfenster der Röhre gesetzt wird. Seine Wandungen bestehen aus Bleiglas oder sind mit Blei ausgekleidet, um einen Strahlenausfall nach der Seite zu verhindern; am unteren Ende ist er offen oder mit einem strahlendurchlässigen Fenster verschlossen. Der Tubus engt nicht nur das Strahlenbündel auf die gewünschte Feldgröße ein, er gewährleistet auch während der Bestrahlung einen konstanten Abstand des Brennflecks von der Hautoberfläche und gestattet, diesen Abstand bei jeder Sitzung ohne weitere Messung zur Wahrung der Bestrahlungsbedingungen zu reproduzieren. Außerdem ermöglicht der nach unten geschlossene Tubus eine Kompression des Gewebes, wodurch die Haut anämisiert und damit gegen Strahlen unempfindlich gemacht wird. Im Bereich des Abdomens ermöglicht er schließlich ein Beiseitedrücken der Weichteile, so daß die gesunde Gewebsschicht über einem tiefgelegenen Krankheitsherd zugunsten einer Dosiserhöhung verringert wird.

In der beschriebenen Weise können Krankheitsherde von einem oder mehreren Feldern aus bestrahlt werden.

1. Einzelfeldbestrahlung

Die wirksame Strahlung eines Strahlenbündels nimmt im Körper infolge der Absorption von der Oberfläche nach der Tiefe zu rasch ab. Die Einzelfeldbestrahlung kommt daher als Methode der Wahl nur in Frage bei der Oberflächentherapie, bei der Nahbestrahlung und bei der Halbtiefentherapie. Im Bereich der Tiefentherapie findet sie Anwendung bei Erkrankungen, bei denen niedrige Dosen für den Erfolg ausreichen, z. B. bei der Entzündungsbestrahlung.

2. Kreuzfeuerbestrahlung

Ist es erforderlich, hohe Dosen an tiefgelegene Herde zu applizieren, reicht die Bestrahlung über ein einzelnes Einfallsfeld nicht aus, selbst wenn man die günstigste Einstrahlungsrichtung auswählt. In diesem Falle wird die Bestrahlung von mehreren Feldern aus durchgeführt. Diese werden dazu so angeordnet, daß der Zentralstrahl immer auf den Herd gerichtet bleibt, die Einstrahlung aber von verschiedenen Partien der Körperoberfläche aus erfolgt. Für diese sind aber nicht nur bestrahlungstechnische, sondern auch biologische Gesichtspunkte, wie z. B. die Aussparung besonders strahlenempfindlicher Organe, maßgebend. Außerdem ist darauf zu achten, daß zwei benachbarte Felder nicht zu dicht nebeneinander und nicht im spitzen Winkel zueinander angelegt werden, weil es sonst infolge der Divergenz des Strahlenbündels unter der Hautoberfläche außerhalb des Herdes zu Feldüberschneidungen und damit zu unliebsamen Dosisüberhöhungen kommt, die an unerwünschter Stelle zu Nekrosen führen können. Für diese Art der Bestrahlung hat sich der Ausdruck *„Kreuzfeuerbestrahlung"* eingebürgert (Abb. 9).

II. Siebbestrahlung

Bei der *Sieb-*, *Gitter-* oder *Raster*bestrahlung geht man von der Überlegung aus, daß normales, von Strahlung getroffenes Gewebe sich um so besser von dem Strahleninsult erholt, je mehr es von nichtbestrahltem Gewebe umgeben ist. Aus diesem Grund wird zwischen den Bestrahlungstubus und die Hautoberfläche eine Folie aus ca 2 mm starkem Blei oder äquivalentem Bleigummi gebracht, in dem entweder runde oder schachbrettartig angeordnete, viereckige Löcher ausgestanzt sind, so daß die Strahlung nur durch diese Öffnungen die Haut treffen kann (Abb. 10). Dadurch ist jeder einzelne, kleine Bestrahlungsbezirk von einem unbelasteten, daher besonders erholungsfähigen Hof umgeben. Da aber auch die durch die Öffnung hindurchtretenden kleinen Strahlenbündel divergent sind und in der Tiefe des Gewebes Sekundärstrahlung auslösen, werden die unbelasteten Brücken nach der Tiefe zu immer schmäler, so daß das Dosisgefälle zwischen den von der Primärstrahlung getroffenen und den nur im Streustrahlenbereich liegenden

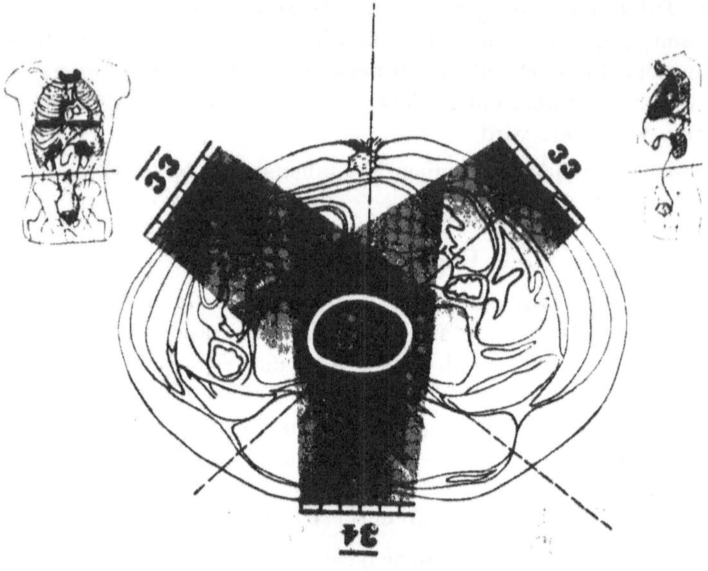

Abb. 9. Schematische Darstellung der Kreuzfeuerbestrahlung. (Nach HOLFELDER)

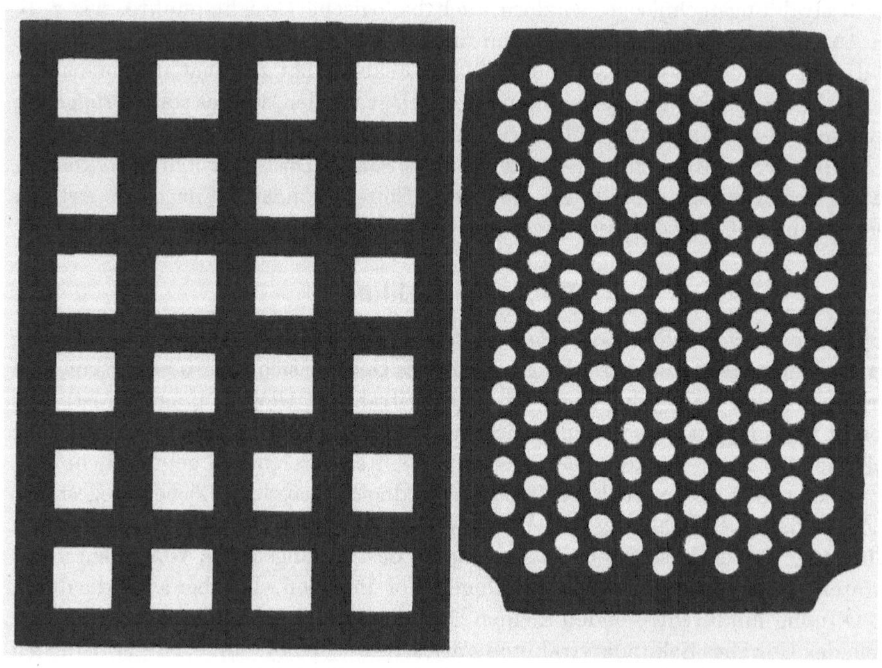

a   b

Abb. 10a u. b. Darstellung von Siebmustern a) mit viereckigen, b) mit runden Öffnungen. Öffnungsverhältnis 40%

Gewebspartien immer flacher wird. Den Dosisverlauf bei der Siebbestrahlung in Gegenüberstellung zur gewöhnlichen Stehfeldbestrahlung veranschaulicht Abb. 11. Daraus geht auch hervor, daß die Siebbestrahlung in erster Linie für Herde geeignet ist, die tiefer als 5 cm im Körper liegen.

Bestrahlungstechnisch ist von Wichtigkeit, daß aus den oben dargelegten Gründen das Sieb für jede einzelne Sitzung auf genau dieselbe Stelle aufgelegt werden muß, so daß jedesmal dieselben Hautbezirke von Strahlung getroffen werden bzw. verschont bleiben. Dies kann durch sorgfältiges Aufzeichnen der Siebränder auf der Haut mit Carbolfuchsin oder einem sonstigen haltbaren Farbstoff gewährleistet werden. Es empfiehlt sich außerdem, einige Sieblöcher auf der Haut mit Farbe zu markieren, um die Haut bei jeder Sitzung entsprechend richtig zurechtschieben zu können. Außerdem ist darauf zu achten, daß der Tubus für jede Sitzung genau senkrecht zum Sieb, also immer im gleichen Winkel aufgestellt wird, da schon kleine Winkelneigungen durch Schrägeinfall die bestrahlten Hautbezirke zuungunsten der unbelasteten Brücken vergrößern (Abb. 12).

Im allgemeinen werden heute Siebe verwendet, deren Öffnungsverhältnis 40—60% beträgt, d. h. bei denen die Summe der Öffnungen 40—60% der Gesamtfläche des Siebes ausmacht und die Öffnungen lichte Weiten von 6—10 mm aufweisen.

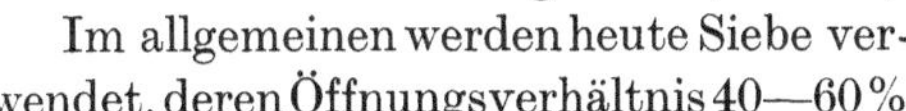

Abb. 11. Gegenüberstellung der relativen Tiefendosen bei offenem Feld und bei Siebbestrahlung. Dem Diagramm liegen als Bestrahlungsbedingungen zugrunde: Tiefentherapiebedingungen mit Normalstrahlung, Focus-Haut-Abstand 40 cm, Feldgröße 10×15 cm, Öffnungsverhältnis des Siebes 40%

Der therapeutische Wert der Siebbestrahlung beruht darauf, daß bei dieser Methode täglich Einzeleinfallsdosen von 500—800 r bis zu Gesamtdosen von 15000—20000 r und darüber verabfolgt werden können. Diese Tatsache ist in erster Linie darin begründet, daß die Belastbarkeit der Haut sehr stark von der Feldgröße abhängig ist, wie aus Abb. 13 hervorgeht. Durch das auch in der Tiefe noch vorhandene Dosisgefälle zwischen den direkt bestrahlten und den übrigen Gewebspartien ist die Regeneration von den weniger belasteten Abschnitten aus immer noch gewährleistet. Somit können mit Hilfe der Siebbestrahlung auch noch solche tiefgelegenen Herde, die wegen ihrer großen Ausdehnung für die Bewegungsbestrahlung nicht geeignet sind, mit hohen Dosen ausgestrahlt werden.

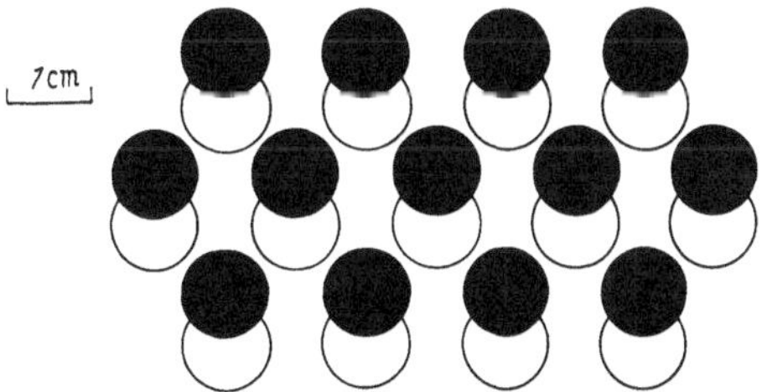

Abb. 12. Verschiebung des Siebbildes in 10 cm Tiefe bei Änderung der Einstrahlungsrichtung um 4°. (Nach Schroeck-Vietor)

Die Dosierung erfolgt bei der Siebbestrahlung im allgemeinen nach *Herd*dosis, die bei bekanntem Öffnungsverhältnis des verwendeten Siebes aus Tabellen berechnet werden kann, die nachfolgend im Auszug wiedergegeben werden.

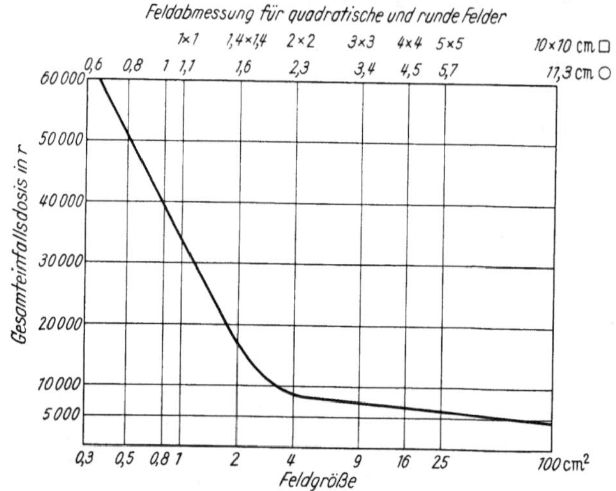

Abb. 13. Abhängigkeit der biologisch verträglichen Einfallsdosen von der Feldgröße. (Zusammengestellt unter Verwendung der Angaben von JOYET und HOHL)

Tabelle 1. *Tiefendosistabellen zur Siebbestrahlung mit strahlenundurchlässigem Siebmaterial.*
(Nach SCHROECK-VIETOR)
Focus-Haut-Abstand 40 cm; Halbwertschicht 1,0 mm Cu

Tiefe	Feldgröße 75 cm²						Feldgröße 150 cm²					
	Öffnungsverhältnis						Öffnungsverhältnis					
	40 %		45 %		50 %		40 %		45 %		50 %	
cm	Loch	Steg	Loch	Steg	Loch	Steg	Loch	Steg	Loch	Steg	Loch	Steg
0	109,0	9,0	110,5	10,5	111,5	11,5	113,5	13,5	115,5	15,5	117,0	17,0
2	81,0	16,0	83,0	18,0	85,0	20,0	86,5	21,5	89,5	24,5	92,0	27,0
5	47,0	14,5	49,0	16,5	50,5	18,0	52,5	20,0	55,0	22,5	57,5	25,0
6	39,5	14,0	41,0	15,5	42,5	17,0	45,0	19,5	47,5	22,0	49,5	24,0
7	34,0	13,0	35,5	14,5	37,0	16,0	38,0	17,0	40,5	19,5	42,5	21,5
8	27,5	11,0	29,0	12,5	30,0	13,5	32,5	16,0	34,5	18,0	36,0	19,5
9	23,5	9,8	24,5	11,0	25,5	12,0	27,5	14,0	29,0	15,5	30,5	17,0
10	19,5	9,0	20,5	10,0	21,5	11,0	23,0	12,5	24,5	14,0	26,0	15,5
12	14,0	6,9	14,5	7,7	15,5	8,5	17,0	10,0	18,0	11,0	19,5	12,5
15	8,6	4,9	9,2	5,5	9,8	6,1	10,5	6,9	11,5	7,8	12,5	8,6

III. Fernbestrahlung

Während man bei der Tiefentherapie bestrebt ist, das Nutzstrahlenbündel möglichst dem Herd anzupassen, also klein zu halten und möglichst *hohe Dosen* an den Herd heranzubringen, ist es Ziel der Fernbestrahlung, möglichst *große Körperabschnitte* — unter Umständen den ganzen Körper — mit *kleinen Dosen* zu belegen.

Die Ganzkörperbestrahlung ist auf einen verhältnismäßig engen Indikationsbereich beschränkt; dagegen hat sich die Bestrahlung einzelner Körperabschnitte.

wie z. B. des Thorax oder des Abdomens, mit kleinen Dosen bei bestimmten Erkrankungen immer mehr eingebürgert und bewährt.

In den meisten Fällen genügen dabei Feldgrößen von etwa 30×30 cm aus einem FHA von 1 m bei der üblichen Lagerung der Patienten auf dem Lagerungstisch.

Für die Feldeinstellung hat sich die Verwendung des *Lichtvisiertubusses* bewährt, wie er am Pendelgerät nach KOHLER zur Verfügung steht, der durch kontinuierlich verstellbare Blenden jede beliebige Feldgröße vor Beginn der Bestrahlung herzustellen gestattet. Nach Einstellung des Focus-Haut-Abstands mit Hilfe eines Abstandslineals, das aus Holz leicht hergestellt werden kann, wird im abgedunkelten Raum die Lichtmarke für den Zentralstrahl bei geschlossenen Blenden auf die Feldmitte gerichtet und sodann durch Öffnen der Blenden das gewünschte Feld eingestellt (Abb. 14).

Steht kein Lichtvisiertubus zur Verfügung, wird das Feld auf der Hautoberfläche mit Bleigummiplatten ausgeblendet und der FHA mit einem Meterstab ausgemessen. In diesem Fall ist es zweckmäßig, für die Fernbestrahlung konstante Bestrahlungsbedingungen herzustellen, die Röhrenstellung reproduzierbar zu markieren und das in dieser Stellung ausgeleuchtete Feld mit Hilfe eines Leuchtschirmes festzustellen und auf dem Boden bzw. Lagerungstisch zu kennzeichnen, um nicht bei jedem Patienten das Feld von neuem mit dem Leuchtschirm kontrollieren zu müssen.

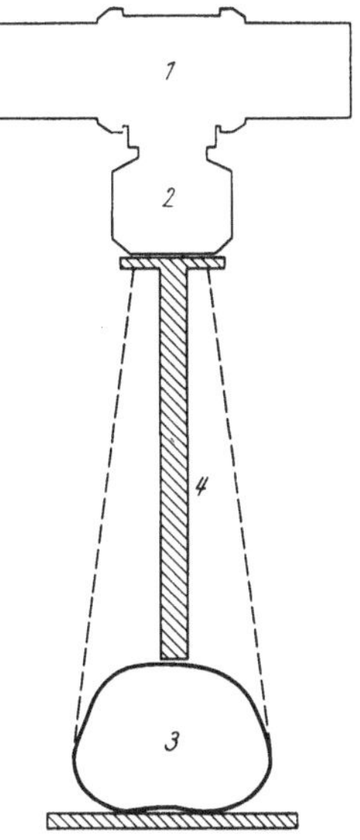

Abb. 14. Feldeinstellung für die Fernbestrahlung mit Hilfe eines Lichtvisiertubusses und eines Abstandslineals. *1* Röhre; *2* Lichtvisiertubus; *3* Patient; *4* Abstandslineal

Für die Durchführung der Körperganzbestrahlung ist mindestens ein FHA von 150 cm erforderlich. Man lagert die Patienten zu diesem Zwecke auf einer Trage oder dafür bereitgehaltenen Schaumgummimatte direkt auf den Boden.

Die Dosen bei der Fernbestrahlung betragen 5 bis höchstens 50 r je Sitzung und 30—50 Bestrahlungen in einer Serie.

IV. Bewegungsbestrahlung

1. Methoden

Sinn und Ziel der Bewegungsbestrahlung ist eine weitere Erhöhung der relativen Tiefendosis, also die Erhöhung der Dosis am Herd bei gleichzeitiger Verringerung der Dosis auf der Körperoberfläche. Sie stellt eine Fortentwicklung der Kreuzfeuerbestrahlung dar, indem die auf den Herd ausgerichteten Felder vermehrt und nicht mehr zeitlich nacheinander als einzelne Stehfelder, sondern durch Bewegung von Röhre oder Patient in fließendem Übergang verabfolgt werden. Dadurch wird die Einstrahlungsfläche gegenüber der Kreuzfeuermethode weiter vergrössert und das Verhältnis von Oberflächen- zur Tiefendosis noch günstiger gestaltet.

Wie bei der Kreuzfeuerbestrahlung die einzelnen Felder in *einer* Ebene, also z. B. bei der Bestrahlung der Speiseröhre, radiär um den ganzen Thoraxumfang

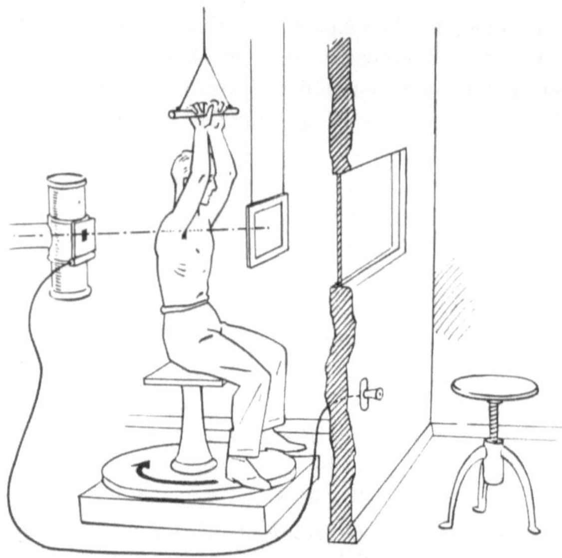

Abb. 15a. Schematische Darstellung der Rotationsbestrahlung am sitzenden Patienten mit Durchleuchtungskontrolle. (Nach NIELSEN)

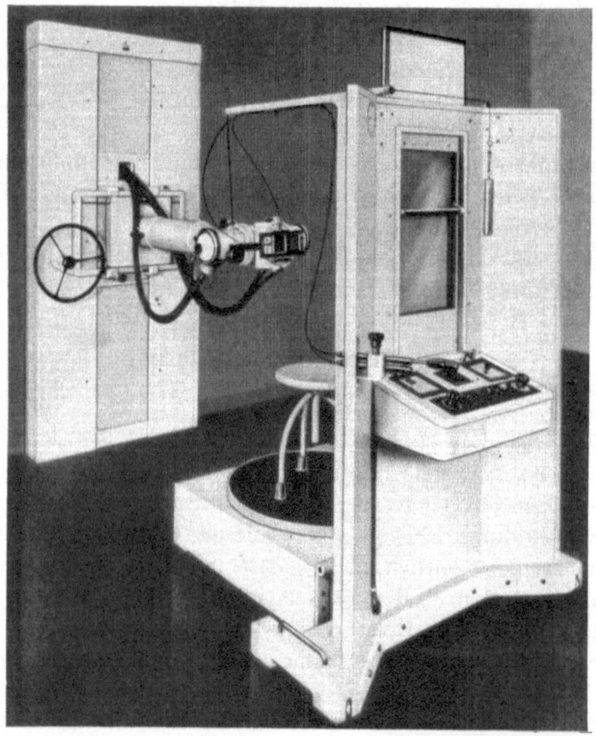

Abb. 15b. Rotationszusatzgerät der Siemens-Reiniger-Werke

oder zusätzlich hinzu noch von kranial und caudal her angeordnet werden können, so kann auch bei der Bewegungsbestrahlung die Einstrahlung nur aus *einer* oder gleichzeitig aus *mehreren* Raumrichtungen erfolgen. Demgemäß haben sich für die Bewegungsbestrahlung verschiedene Methoden herausgebildet.

a) Bewegung in einer Raumrichtung

α) Rotationsbestrahlung

Als Rotationsbestrahlung bezeichnet man zweckmäßig diejenige Methode der Bewegungsbestrahlung, bei der für die Einstrahlung der gesamte Körperumfang lückenlos ausgenutzt wird. Dazu müssen Röhre oder Patient nicht um volle 360° gedreht werden, da infolge der Divergenz des Strahlenbündels die Haut in ihrem ganzen Umfang je nach Achsentiefe bei 330—340° getroffen wird.

Technisch ist die Rotationsbestrahlung auf verschiedene Arten durchzuführen:

Bei der einen wird der Patient stehend oder sitzend auf einem Drehpodest im Strahlengang gedreht (Abb. 15 a, b). Für die *Feldeinstellung* und die *Gesamtdauer* der Bestrahlung sind dabei eine ständige Durchleuchtung durch den behandelnden Arzt von einem strahlengeschützten Beobachtungssitz aus sowie röntgenologische

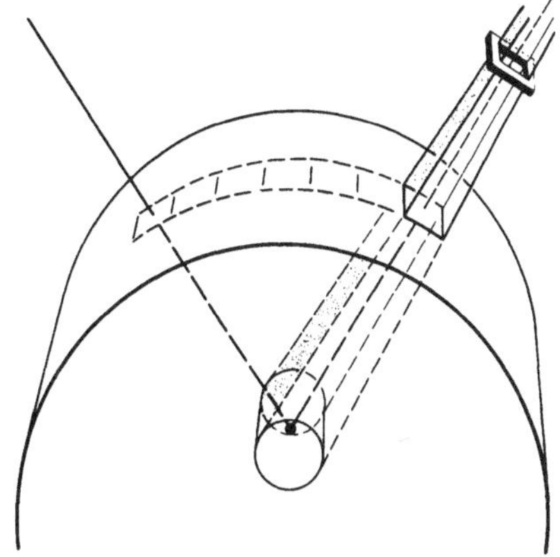

Abb. 16. Schematische Darstellung der Pendelbestrahlung [1]

Sichtbarkeit oder Markierungsmöglichkeit erforderlich, damit er durch Heben und Senken der Röhre oder seitliche Verschiebung der Herdfeldblende den Tumor stets im Strahlenbündel halten kann.

Nachteile dieser Methode bestehen darin, daß der Arzt während der ganzen Dauer der Bestrahlung beansprucht und nicht für andere Patienten frei ist, und daß den Tumorpatienten bei ihrem meist schlechten Allgemeinzustand ein langes Stehen oder Sitzen nicht zugemutet werden kann.

Es gibt daher auch Bestrahlungsstühle, die eine Fixierung des Patienten ermöglichen. Sie sind auf dem Drehpodest mittels eines „Kreuzsupports" montiert, so daß der fixierte Patient in jede gewünschte Stellung gebracht werden kann und auch während der Drehung in dieser Stellung verbleibt. Dabei genügt die Durchleuchtung zur Feldeinstellung am Beginn der Bestrahlung, eine ständige Nachregulierung ist wegen der Fixierung nicht nötig.

Bei der zweiten Methode wird der Patient auf einem meist eigens dafür konstruierten Bestrahlungstisch gelagert und fixiert, während die *Röhre* auf einer Kreisbahn um ihn herumgeführt wird.

β) Pendelbestrahlung

Die Pendelbestrahlung unterscheidet sich von der Rotationsbestrahlung dadurch, daß Patient oder Röhre keine *volle, fortlaufende* Dreh- Kreisbewegung

---

[1] Die Abbildungen 16—38 und 40—45 sind dem Buch: Grundlagen und Praxis der Bewegungsbestrahlung, W. Girardet, Wuppertal-Elberfeld 1955 entnommen.

ausführt, sondern innerhalb eines Winkels *unter 360⁰* „pendelt". In der Literatur wird vielfach auch der Ausdruck „Teilrotation" verwendet (Abb. 16).

Eine Sondermethode der Pendelbestrahlung stellt die tangentiale Pendelbestrahlung dar (S. 43, 132).

b) Bewegung in mehreren Raumrichtungen

Während bei der Rotations- und Pendelbestrahlung das Strahlenbündel während der Röhrenbewegung immer in *einer* Ebene verläuft, besteht auch die Möglichkeit, die Röhre gleichzeitig noch in andere Richtungen zu bewegen und sie dabei so zu neigen, daß der Zentralstrahl immer durch denselben Punkt, den Konvergenzpunkt, geht. Diese Art der Bestrahlung heißt *Konvergenzbestrahlung.*

Bei der technischen Bearbeitung dieses Problems sind die Herstellerfirmen bei ihren Apparaturen verschiedene Wege gegangen, die auch zu verschiedenen Lösungen führten.

α) Konvergenzbestrahlung (Sphärische Konvergenz)

Bei dieser Methode beschreibt die Röhre auf einer Kugelkalotte eine Spiralbahn innerhalb eines bestimmten Winkels (vgl. Abb. 33, S. 35), des Konvergenzwinkels. Da die Röhre dabei so geführt wird, daß der Zentralstrahl immer auf den Konvergenzpunkt zeigt, entsteht beim Durchlaufen des Konvergenzwinkels ein Strahlenkegel mit der Spitze im Konvergenzpunkt. Ein wesentliches Kennzeichen der Spiralkonvergenz ist die Tatsache, daß der Brennfleck-Konvergenzpunkt-Abstand immer konstant bleibt.

Auf diesem Verfahren ist der Konvergenzstrahler der *Siemens-Reiniger*-Werke aufgebaut.

β) Pendelkonvergenz (Zylindrische Rechteckkonvergenz)

Die Konvergenz der Strahlen wird bei diesem Verfahren, nach dem das Bewegungsbestrahlungsgerät TU 1 der Firma *C. H. F. Müller* arbeitet, dadurch erreicht, daß die Röhre während der Pendelbewegung in einer dazu senkrechten Richtung aus technischen Gründen eine *Translationsbewegung*, d. h. eine gradlinige Bewegung, durchführt, wobei der Zentralstrahl durch gleichzeitige Neigung der Röhre immer auf denselben Punkt ausgerichtet bleibt (vgl. Abb. 34, S. 35).

2. Begriffe

Wie jede neue Methode, so hat auch die Bewegungsbestrahlung die Einführung neuer Begriffe erforderlich gemacht, die es ermöglichen, sich kurz und prägnant auszudrücken und gegenseitig verständlich zu machen. Durch die Tatsache, daß die Bewegungsbestrahlungsgeräte von verschiedenen Firmen unabhängig entwickelt wurden und jede Firma in ihren Gebrauchsanweisungen eigene Begriffe verwendet, die dann in die Bestrahlungspraxis übernommen wurden, kam es naturgemäß zu teils erheblichen Abweichungen in der Nomenklatur.

Da die Entwicklung der Bewegungsbestrahlung jetzt im großen und ganzen als abgeschlossen angesprochen werden kann, erschien die Einführung einer einheitlichen, von höheren Gesichtspunkten ausgehenden Nomenklatur für den allgemeinen Sprachgebrauch in der Strahlentherapie notwendig. Ein solcher Vorschlag für einheitliche Begriffe und Begriffsbestimmungen wurde auf dem 2. Bonner röntgenologischen Fortbildungskurs, der die Bewegungsbestrahlung als Thema hatte, im März 1955 zur Diskussion gestellt.

Diesem Vorschlag entsprechen auch die nachfolgend gegebenen Begriffe und Definitionen:

1. Rotationsbestrahlung. Bewegungsbestrahlung mit fortlaufender Bewegung des Patienten oder der Röhre um eine Achse bei einem solchen Bewegungsausmaß, daß der gesamte Körperumfang als Strahleneintrittspforte lückenlos ausgenutzt wird.

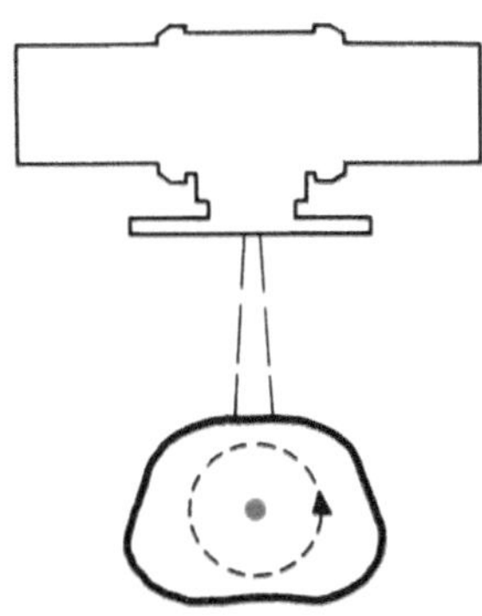

2. Rotationsachse. Achse, um die Patient oder Röhre bei der Rotationsbestrahlung bewegt wird (Abb. 17).

Abb. 17. Rotationsachse

3. Senkrechtes Gürtelfeld. Feld auf der Haut bei der Rotationsbestrahlung mit senkrecht auf der Rotationsachse stehendem Zentralstrahl.

4. Schräges Gürtelfeld. Feld auf der Haut bei der Rotationsbestrahlung mit schräg auf der Rotationsachse stehendem Zentralstrahl.

5. Pendelbestrahlung. Bewegungsbestrahlung mit periodischer Bewegung des Zentralstrahles um eine Achse bei einem Bewegungsausmaß von weniger als 360°, so daß nur ein Teil des Körperumfangs als Strahleneintrittspforte dient.

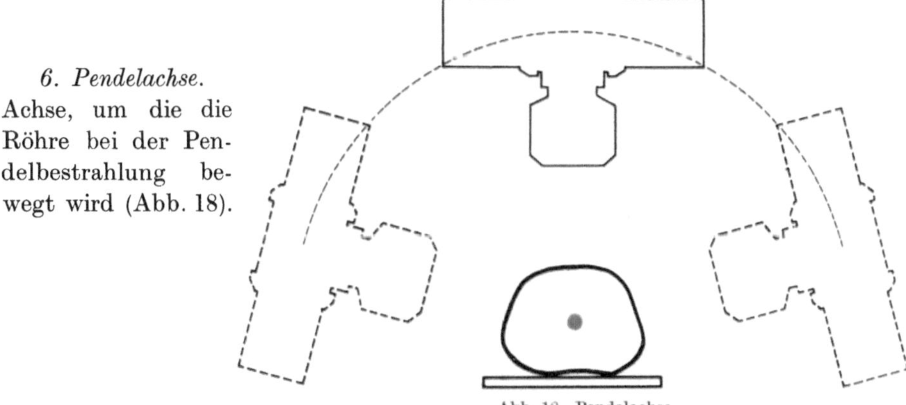

6. Pendelachse. Achse, um die die Röhre bei der Pendelbestrahlung bewegt wird (Abb. 18).

Abb. 18. Pendelachse

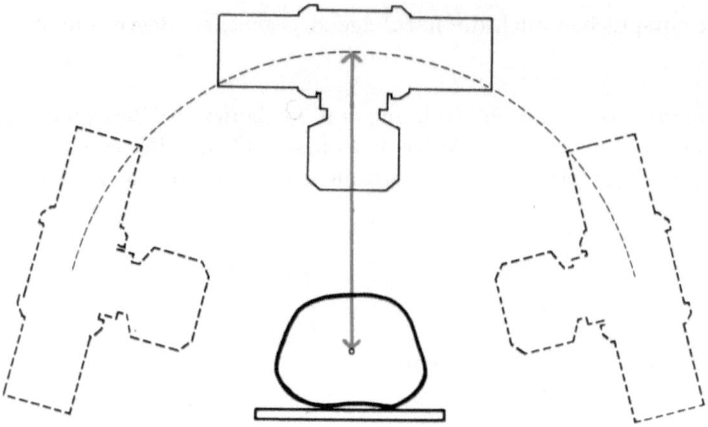

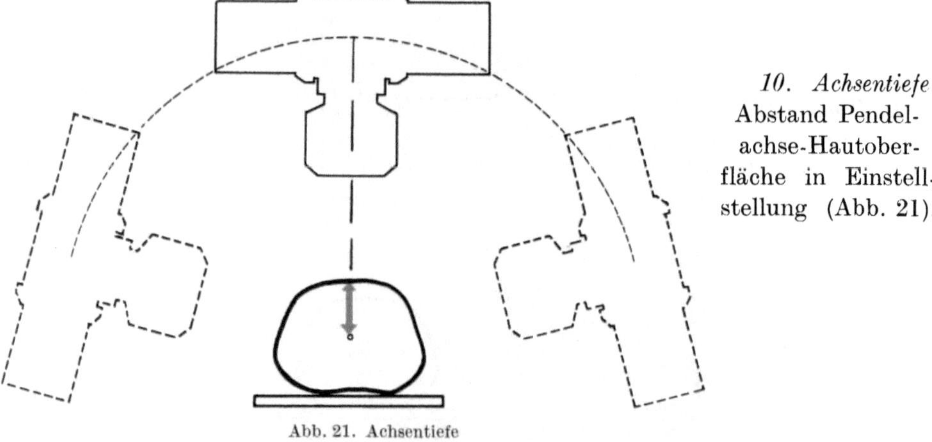

Abb. 19. Pendelradius

7. *Pendelradius.*
Abstand Focus-Pen-
delachse (Abb. 19).

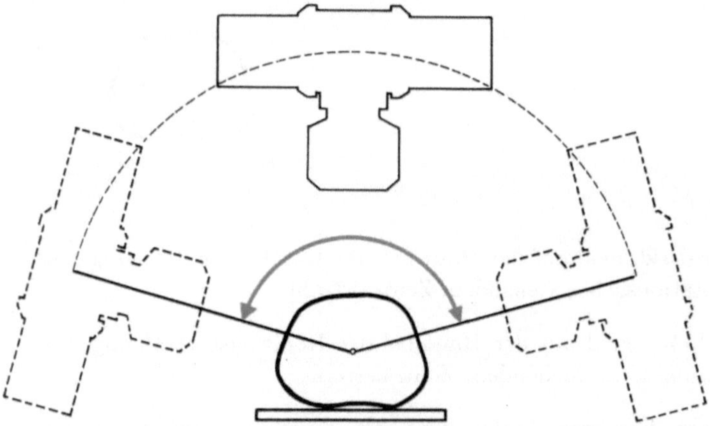

Abb. 20. Pendelwinkel

8. *Pendelwinkel.*
Der vom Zentral-
strahl bei der Pen-
delung bestrichene
Winkel (Abb. 20).

9. *Pendelebene.* Ebene, in der sich der Focus bei der Pendelung bewegt.

10. *Achsentiefe.*
Abstand Pendel-
achse-Hautober-
fläche in Einstell-
stellung (Abb. 21).

Abb. 21. Achsentiefe

11. Momentan-Achsentiefe. Achsentiefe bei der jeweiligen Röhrenstellung (Abb. 22).

12. Mittlere Achsentiefe. Arithmetisches Mittel aller Momentan-Achsentiefen.

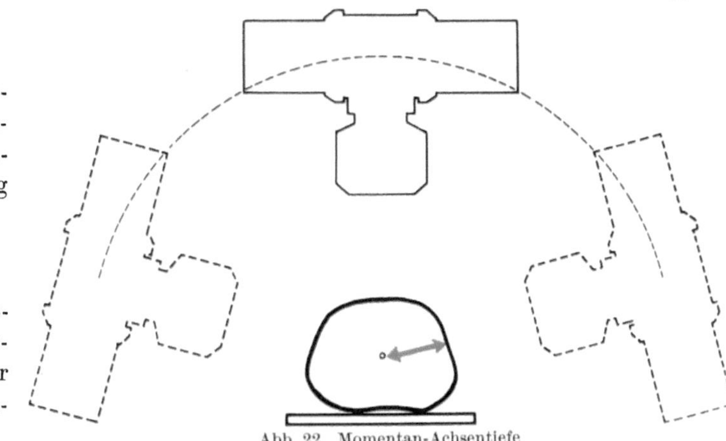

Abb. 22. Momentan-Achsentiefe

13. Pendel-Hautfeld. Gesamtes bestrahltes Hautgebiet bei der Pendelbestrahlung (Abb. 23).

14. Einfalls-Hautfeld. Der momentan getroffene Teil des Pendelhautfeldes.

15. Einstell-Ebene. Ebene durch Röhrenfocus und Pendelachse in Einstellstellung.

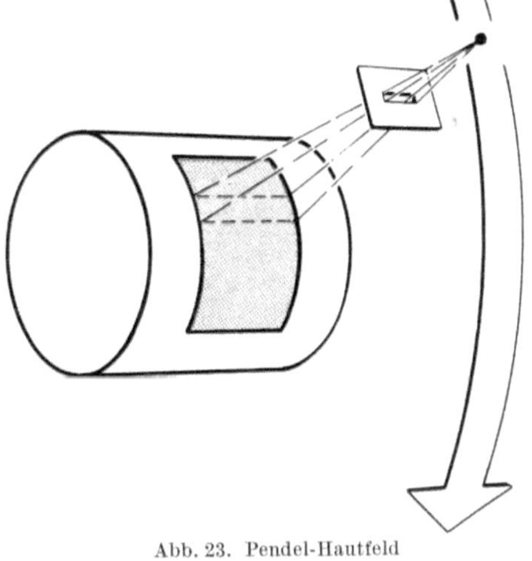

Abb. 23. Pendel-Hautfeld

16. Einstell-Hautfeld. Einfalls-Hautfeld in Einstellstellung (Abb. 24).

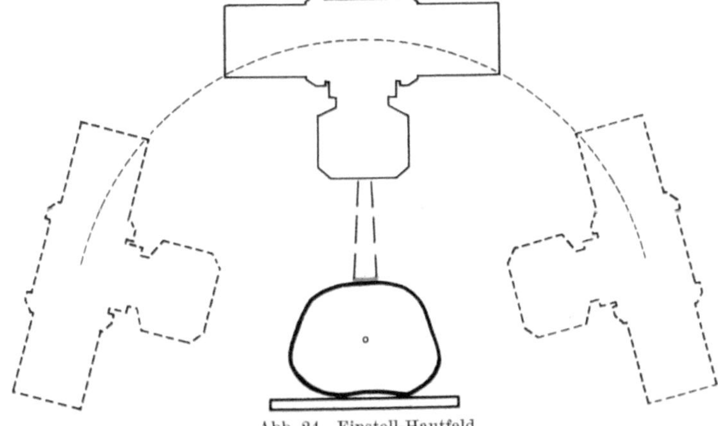

Abb. 24. Einstell-Hautfeld

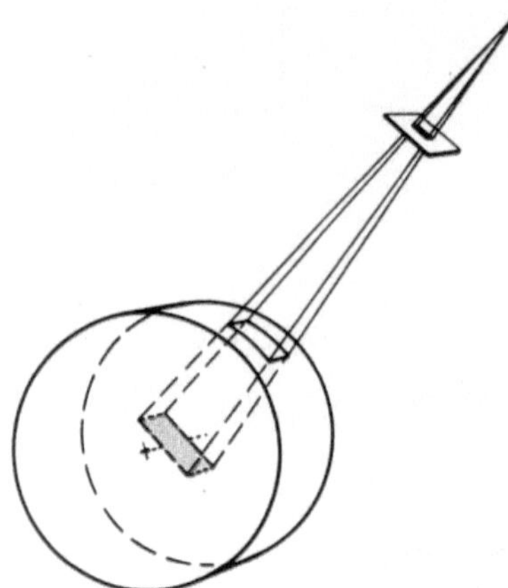

Abb. 25. Achsenfeld

17. Achsenfeld. Bestrahlte Fläche, welche die Pendelachse enthält und senkrecht zum Zentralstrahl liegt (Abb. 25).

18. Feldbreite. Feldausdehnung senkrecht zur Pendelachse (Abb. 26, a).

19. Feldlänge. Feldausdehnung parallel zur Pendelachse (Abb. 26, b).

20. Einstell-Herdtiefe. Abstand Herdmittelpunkt-Körperoberfläche in Einstellstellung.

21. Geringste Herdtiefe. Geringster Abstand Herdmittelpunkt-Körperoberfläche.

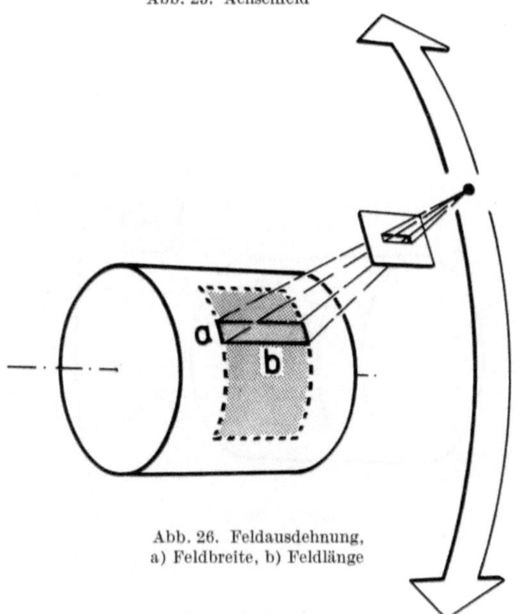

Abb. 26. Feldausdehnung,
a) Feldbreite, b) Feldlänge

22. Momentan-Herdtiefe. Momentaner Abstand Herdmittelpunkt-Körperoberfläche.

23. Mittlere Herdtiefe. Arithmetisches Mittel aller Momentan-Herdtiefen.

24. Herdtiefenverhältnis. Verhältnis der größten zur kleinsten Momentan-Herdtiefe.

25. Maximum-Auswanderung. Größe der Verlagerung des Dosismaximums von der Pendelachse gegen die Oberfläche zu. Abstand des Dosismaximums von der Pendelachse.

26. Schrägpendelung. Pendelbestrahlung, bei der der Zentralstrahl nicht senkrecht auf der Pendelachse steht.

27. Neigungswinkel. Winkel zwischen dem Zentralstrahl und der durch den Röhrenfocus gehenden Senkrechten zur Pendelachse (Abb. 27).

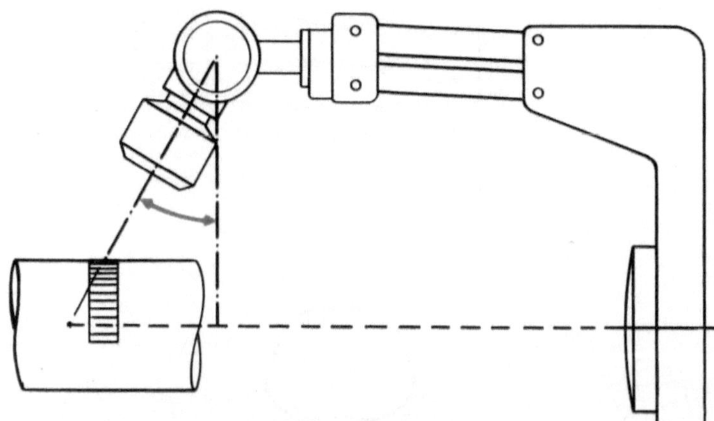

Abb. 27. Neigungswinkel

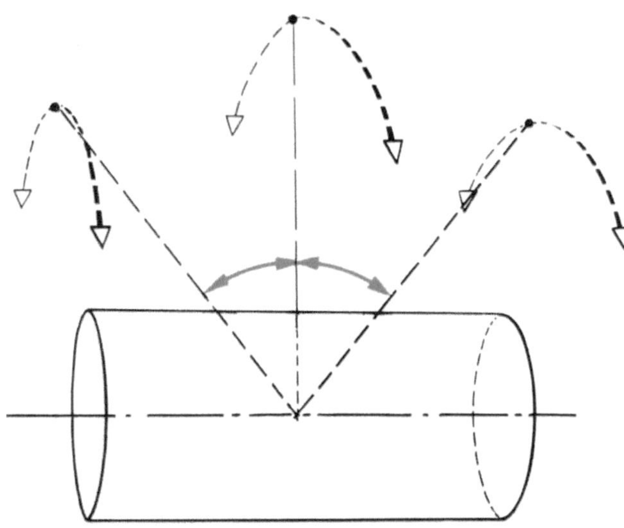

Abb. 28. Konvergente Pendelung

*28. Konvergente Pen-
delung.* Pendelbestrahlung,
bei der der Winkel zwi-
schen Zentralstrahl und
Pendelachse von Sitzung
zu Sitzung geändert wird
unter Beibehaltung der
Ausrichtung des Zentral-
strahles auf denselben
Achsenpunkt (Abb. 28).

29. Bogenfeld. Das einzelne Pendelhautfeld bei der konvergenten Pendelung.

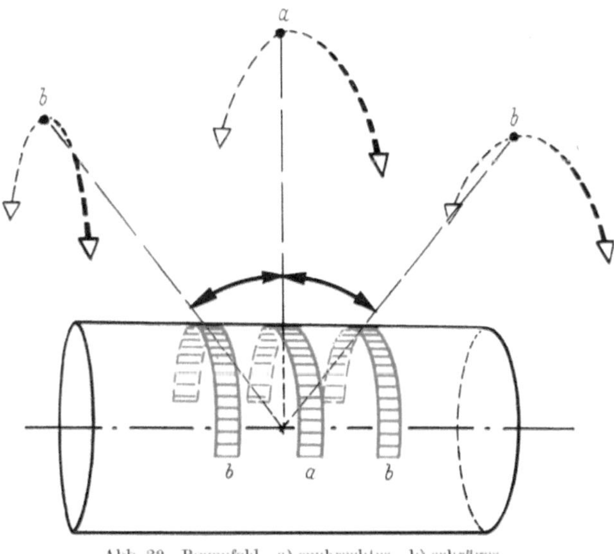

Abb. 29. Bogenfeld, a) senkrechtes, b) schräges

*30. Senkrechtes Bogen-
feld.* Pendelhautfeld bei
der konvergenten Pende-
lung mit senkrecht auf der
Pendelachse stehendem
Zentralstrahl (Abb. 29, a).

31. Schräges Bogenfeld.
Pendelhautfeld bei der konvergenten Pendelung mit
schräg auf der Pendelachse
stehendem Zentralstrahl
(Abb. 29, b).

32. Tangentiale Pendelbestrahlung. Pendelbestrahlung, bei der das Strahlenbündel nicht durch die Pendelachse, sondern durch die Randzone des Körpers
geht.

33. Tangentialwinkel. Winkel zwischen Zentralstrahl und Pendelradius in Richtung der Röhrenbewegung bei tangentialer Pendelbestrahlung (Abb. 30).

34. Herdwinkel. Winkel, der den bei der tangentialen Pendelbestrahlung gleichmäßig auszustrahlenden Oberflächenabschnitt einschließt (vgl. Abb. 50, S. 45).

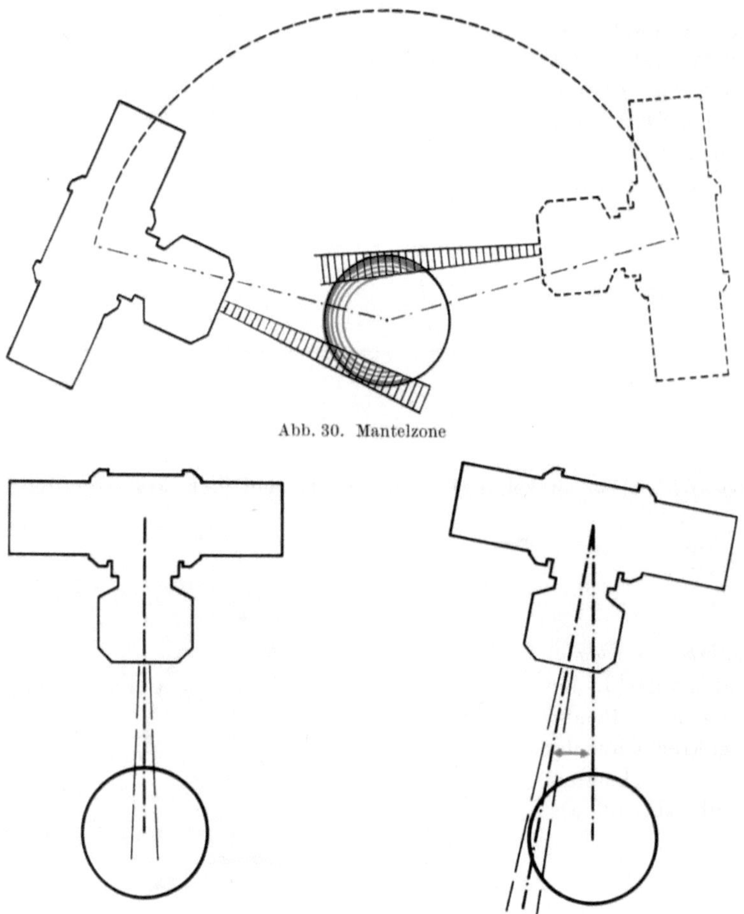

Abb. 30. Mantelzone

Abb. 31. Tangentialwinkel

35. Mindestpendelwinkel. Winkel, der bei der tangentialen Pendelbestrahlung beim Zustandekommen eines punktförmigen Dosismaximums auf der Hautoberfläche notwendig ist (vgl. Abb. 48, S. 44).

36. Pendelzusatzwinkel. Winkel, die bei der tangentialen Pendelbestrahlung beiderseits des Herdwinkels angesetzt werden müssen, damit das vom Herdwinkel eingeschlossene Gebiet gleichmäßig mit maximaler Dosis ausgestrahlt wird. Der Pendelzusatzwinkel ist auf der Seite des Tangentialwinkels klein, auf der Gegenseite groß. Die beiden Zusatzpendelwinkel bilden zusammen den Mindestpendelwinkel (vgl. Abb. 48, S. 44).

37. Mantelzone. Der bei der tangentialen Pendelbestrahlung durchstrahlte Raum (Abb. 31).

38. Konvergenzbestrahlung. (Sphärische) Spiralkonvergenz, hervorgerufen durch Spiralbewegung des Brennflecks auf einer Kugelkalotte unter Ausrichtung des Zentralstrahles auf den Konvergenzpunkt (*Siemens*-Konvergenzstrahler).

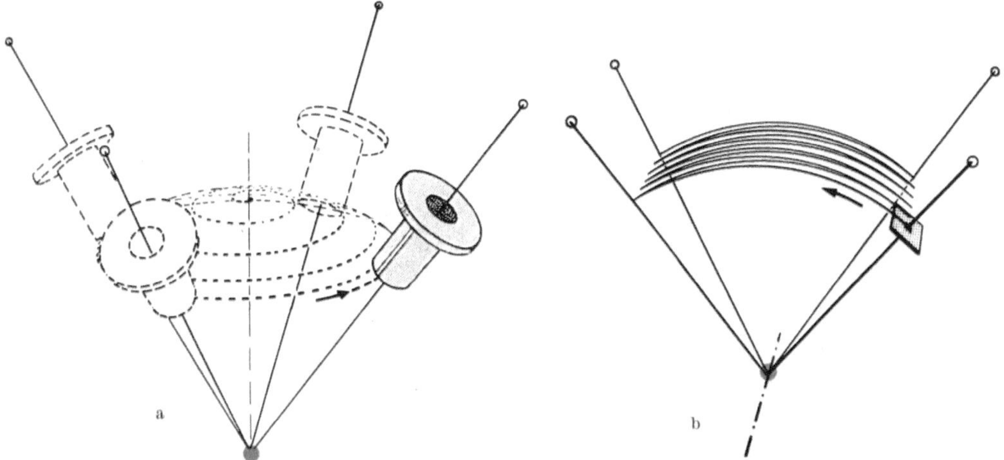

Abb. 32a u. b. Konvergenzpunkt a) bei Konvergenzbestrahlung mit dem Siemens-Konvergenzstrahler, b) bei Pendelkonvergenzbestrahlung mit dem TU 1 der Firma C. H. F. Müller

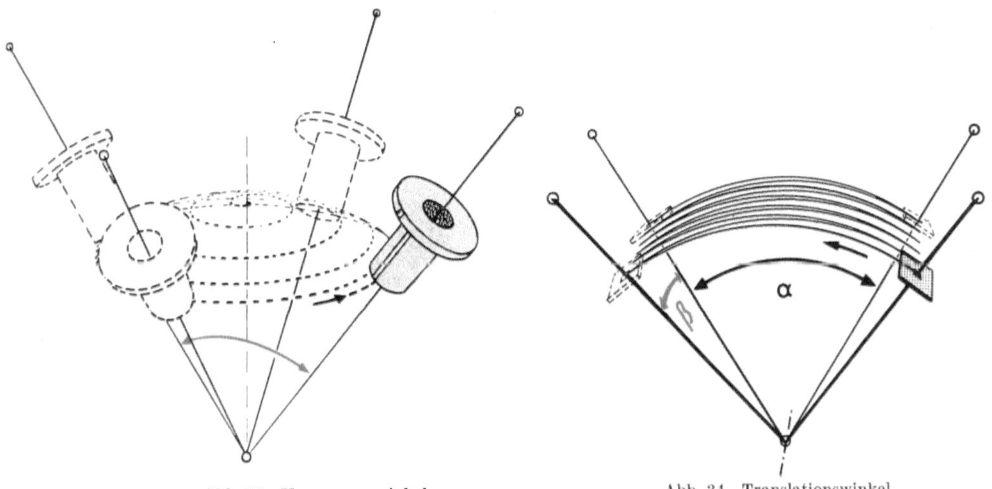

Abb. 33. Konvergenzwinkel   Abb. 34. Translationswinkel

39. Pendelkonvergenzbestrahlung. (Zylindrische) Rechteckkonvergenz, hervorgerufen durch gleichzeitige Pendel- und Translationsbewegung des Brennflecks unter Ausrichtung des Zentralstrahles auf den Konvergenzpunkt (*Müller*-TU 1).

40. Konvergenzpunkt. Punkt, auf den der Zentralstrahl bei der Konvergenzbestrahlung (Abb. 32a) und Pendelkonvergenzbestrahlung (Abb. 32b) während der ganzen Röhrenbewegung ausgerichtet ist.

41. Konvergenzwinkel. Größter Winkel zwischen zwei einander gegenüberliegenden Randstellungen des Zentralstrahles (Abb. 33).

42. Translationswinkel. Der bei der Pendelkonvergenzbestrahlung vom Zentralstrahl in der Translationsrichtung bestrichene Winkel (Abb. 34).

43. Translationsbewegung. Röhrenbewegung parallel zur Pendelachse.

44. Konvergenzhautfeld. Gesamtes bestrahltes Hautgebiet bei der Konvergenzbestrahlung (Abb. 35).

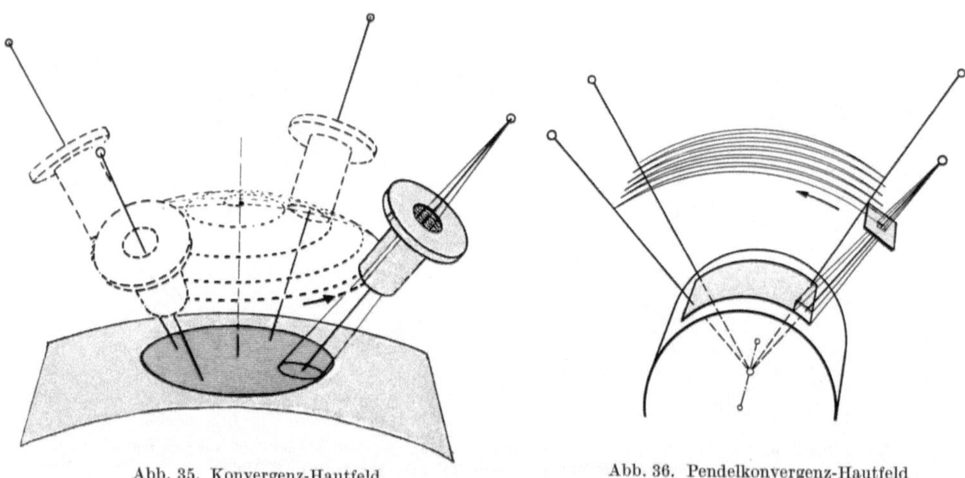

Abb. 35. Konvergenz-Hautfeld   Abb. 36. Pendelkonvergenz-Hautfeld

45. Pendelkonvergenzhautfeld. Gesamtes bestrahltes Hautgebiet bei der Pendelkonvergenzbestrahlung (Abb. 36).

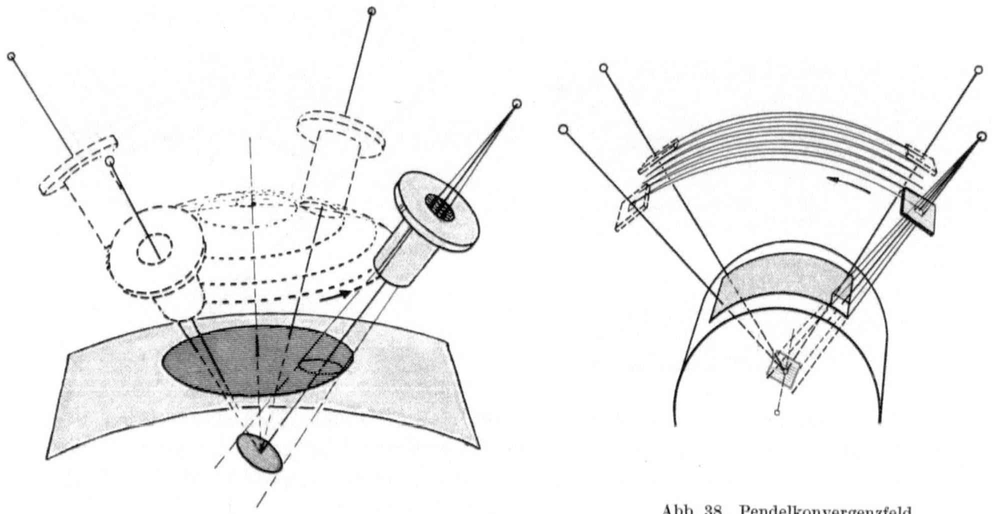

Abb. 38. Pendelkonvergenzfeld

46. Konvergenzfeld. Bestrahltes Feld mit dem Konvergenzpunkt als Mittelpunkt (Abb. 37).

47. Pendelkonvergenzfeld. Bestrahltes Feld mit dem Pendelkonvergenzpunkt als Mittelpunkt (Abb. 38).

3. Dosisverteilung

Kennzeichen der Dosisverteilung bei der Bewegungsbestrahlung ist eine niedrige Oberflächendosis bei hoher Herddosis. Dies wird erreicht durch Einstrahlung der Dosis über ein möglichst großes Oberflächenfeld, wobei der Herd immer im Strahlenbündel liegt, während in jedem Augenblick der Bestrahlung eine andere Stelle der Oberfläche getroffen wird. Es liegt auf der Hand, daß jede Art der Bewegungsbestrahlung ihre eigene Dosisverteilung aufweist und daß diese innerhalb der einzelnen Methoden verschiedenen Einflüssen unterliegt, die man kennen und berücksichtigen muß, um in jedem Einzelfall die günstigste Dosisverteilung zu erzielen.

Es ist selbstverständlich, daß auch für die Bewegungsbestrahlung an und für sich alle Gesetzmäßigkeiten Geltung haben, die die Dosisverteilung bei der Stehfeldbestrahlung bestimmen wie Focus-Haut-Abstand, Feldgrösse und Halbwertschicht. Doch haben sich bei ihrer Abstimmung auf die Erfordernisse der Bewegungsbestrahlung und die apparativen Möglichkeiten im Interesse tragbarer Bestrahlungszeiten und wirtschaftlichen Arbeitens Focus-Haut-Abstände von 50—65 cm, kleine Felder bis etwa 50 cm² und eine Halbwertschicht von etwa 1,0 mm Cu als zweckmäßig erwiesen. Grössere Focus-Haut-Abstände und grössere Halbwertschichten zur Steigerung der relativen Tiefendosis bringen abgesehen von Verfahren der ultraharten Therapie in Anbetracht der durch die Methode bedingten äußerst günstigen relativen Tiefendosis keinen Gewinn, der den dadurch entstehenden Mehraufwand an Zeit und Röhrenbelastung rechtfertigen würde; geringere Halbwertschichten hingegen lassen zu viele weiche Strahlenanteile durch, die nur Haut und das gesunde Gewebe belasten, ohne den Herd zu erreichen.

Zur Betrachtung der Dosisverhältnisse im einzelnen sei zunächst diejenige Methode besprochen, bei der die Verhältnisse am einfachsten und übersichtlichsten liegen.

a) Dosisverteilung bei der Rotationsbestrahlung

Die Rotationsbestrahlung ist die Methode der Wahl bei zentral gelegenen Herden. Die günstige Dosisverteilung und ihr Zustandekommen veranschaulicht in eindrucksvoller Weise Abb. 39a—c in einem schematischen Zahlenbeispiel. Dieses zeigt einen Vergleich der Oberflächendosis bei Einstrahlung einer Herddosis von jeweils 100 r mit Einzelfeld-, Kreuzfeuer- und Rotationsbestrahlung unter sonst gleichen Bedingungen. Der Berechnung des Zahlenbeispiels wurden Tiefentherapiebedingungen mit Normalstrahlung, ein Focus-Haut-Abstand von 40 cm und ein zylindrisches, wasseräquivalentes Phantom von 20 cm Durchmesser zugrunde gelegt. Dabei ergeben sich folgende Verhältnisse (Abb. 39):

Zur Einstrahlung einer Dosis von 100 r auf den Herd über *ein* Feld ist eine Oberflächendosis von 360 r erforderlich, das sind *360% der Herddosis* (Abb. 39a).

Werden 100 r Herddosis über 3 Stehfelder im Sinne einer Kreuzfeuerbestrahlung eingestrahlt, beträgt die Oberflächendosis nur mehr 120 r, weil die Dosis von

360 r auf drei verschiedene Hautbezirke gleicher Größe verteilt wird, wodurch jedes bestrahlte Hautfeld nur den dritten Teil der Dosis erhält. Die Oberflächendosis beträgt also hier nur mehr *120% der Herddosis* (Abb. 39b).

Das gesunde Gewebe wird damit aber immer noch höher belastet als der Krankheitsherd.

Führt man die Bestrahlung so durch, daß in der Zeit, in der am Herd 100 r erreicht werden, das Strahlenbündel einmal um das ganze Phantom, also um

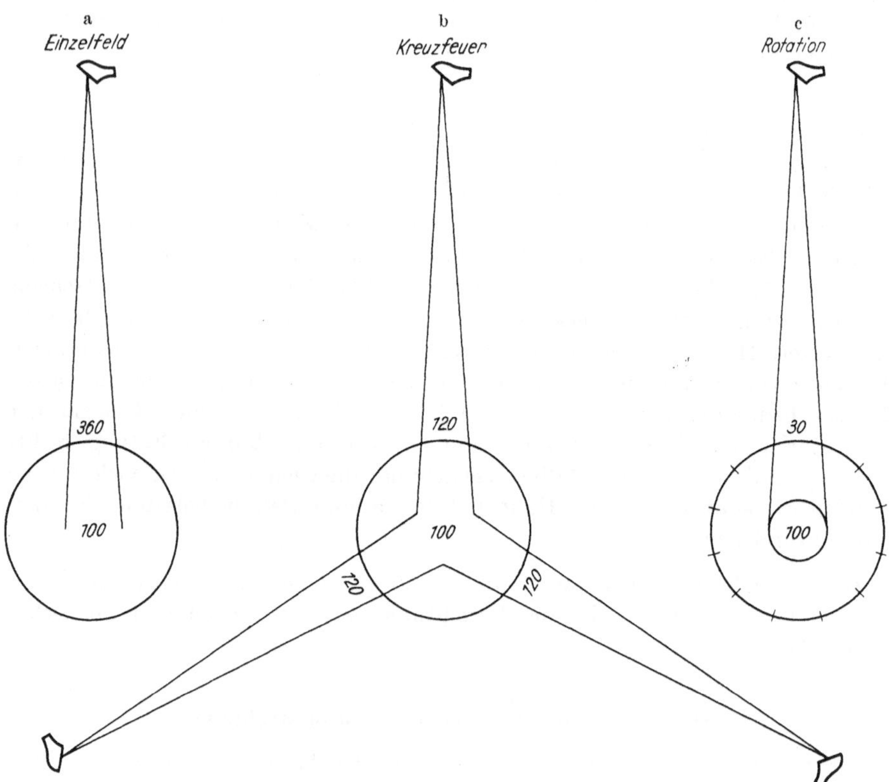

Abb. 39a—c. Gegenüberstellung von a) Einzelfeld-, b) Kreuzfeuer-, c) Rotationsbestrahlung

360° herumgeführt wird, so verteilt sich die Oberflächendosis von 360 r auf so viele Einzelfelder, als die Feldbreite im Phantomumfang enthalten ist. Da im gewählten Beispiel der Phantomumfang 12mal so groß ist wie eine Feldbreite, erhält jedes einzelne Hautfeld und damit die gesamte Oberfläche eine Dosis von rund 30 r, das sind rund *30% der Herddosis* (Abb. 39c).

Das gesunde Gewebe wird somit nur mehr mit ungefähr dem dritten Teil der Herddosis belastet und weitgehend geschont.

Das willkürlich gewählte Beispiel zeigt in überzeugender Weise den Fortschritt, den die Bewegungsbestrahlung in der Tiefentherapie bedeutet. Um jedoch allen Einzelfällen der Praxis gerecht zu werden, ist die Kenntnis aller Einflüsse notwendig, die die Dosisverteilung verursachen. Es sind dies:

α) Einfluß der Feldbreite

Den Einfluß der Feldbreite auf die Oberflächendosis demonstriert Abb. 40, der wie allen folgenden dieses Kapitels die Bedingungen der Abb. 39 zugrunde liegen. Aus der Skizze und dem Zahlenbeispiel geht hervor, daß eine Verdoppelung der Feldbreite unter sonst gleichen Bedingungen auch eine Vergrößerung der OD auf ungefähr das Doppelte zur Folge hat. Während die Feldbreite im linken Beispiel (a) den 12. Teil des Phantomumfangs ausmacht, ist die Feldbreite im rechten Beispiel (b) 24mal im Umfang enthalten. Die für die Ein-

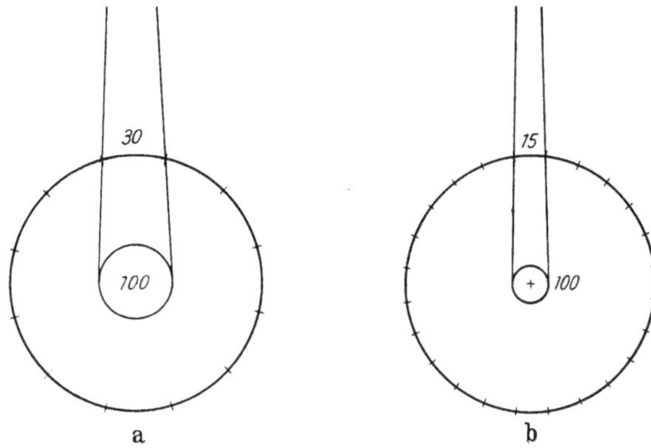

Abb. 40 a u. b. Einfluß der Feldbreite auf die Oberflächendosis bei der Rotationsbestrahlung

strahlung der ganzen Herddosis über 1 Feld notwendige OD wird also im Fall a auf 12, im Fall b auf 24 verschiedene Hautfelder verteilt.

Die Oberflächendosis in a ist in Wirklichkeit etwas mehr als doppelt so groß wie die in b, weil durch das größere Feld eine höhere Rückstreuung im Gewebe auftritt.

Eine Vergrößerung der Feldbreite hat bei der Bewegungsbestrahlung grundsätzlich auch eine Erhöhung der Oberflächendosis zur Folge.

β) Einfluß der Achsentiefe

Die Beeinflussung des Verhältnisses der Oberflächen- zur Tiefendosis durch verschiedene Achsentiefen bei sonst gleichen Bedingungen ist ein komplexer Vorgang, bei dem sich mehrere Komponenten teils in gleichem, teils in entgegengesetztem Sinne auswirken.

Betrachtet man die Abb. 41, in der die Achsentiefe im rechten

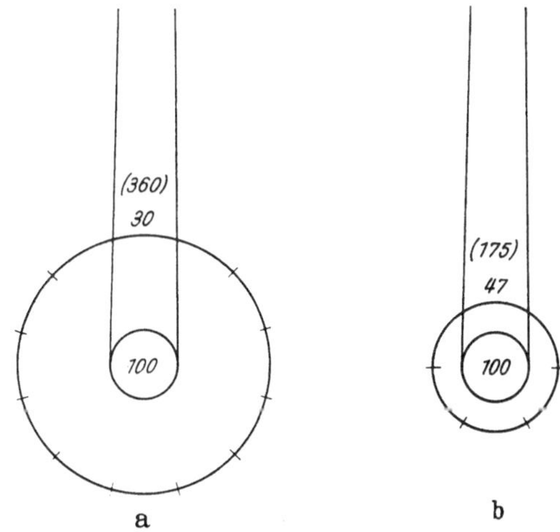

Abb. 41 a u. b. Einfluß der Achsentiefe auf die Oberflächendosis bei der Rotationsbestrahlung

Beispiel (b) halb so groß wie im linken (a) angenommen ist, so hat man zunächst unwillkürlich das Gefühl, daß die Oberflächenbelastung bei gleicher Herddosis in a größer sein müßte als in b; denn zweifellos ist in a 1. der Focus-Haut-Abstand *kleiner* und damit die Einfallsdosis *größer*; 2. muß infolge der größeren Achsentiefe *mehr* Material durchstrahlt werden als bei b. Dadurch *verlängert* sich die

Bestrahlungs*zeit*, wenn in beiden Fällen die gleiche Herddosis eingestrahlt werden soll.

Diese Verhältnisse treffen auch tatsächlich zu, wenn man sie unter der Voraussetzung eines Stehfeldes betrachtet, wie die in Klammern angegebenen Dosiswerte für das gewählte Beispiel zeigen.

Erfolgt die Einstrahlung derselben Dosis auf die Phantommitte jedoch als *Rotations*bestrahlung, so verhalten sich die Oberflächenbelastungen genau *umgekehrt*. Sie betragen jetzt in a 30% der Herddosis gegenüber 47% in b. Diese zunächst paradox erscheinende Tatsache ist darin begründet, daß die beiden für das *Stehfeld* angeführten Faktoren zwar ihre Gültigkeit behalten, ihnen aber bei bewegtem Feld ein dritter Faktor *entgegenwirkt*, dessen Einfluß überwiegt. Wie nämlich aus Abb. 42 hervorgeht, wird ein gleichgroßer Oberflächenabschnitt — hier dargestellt durch die Feldbreite $A-B = A_1-B_1$ um so *langsamer* überwandert und dadurch um so mehr belastet, je *dichter* er an der Rotationsachse liegt. Er schließt mit zunehmender Annäherung an die Achse einen immer

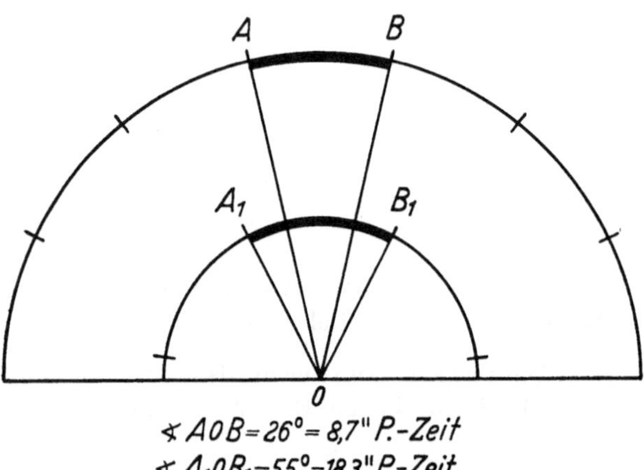

$$\sphericalangle\ AOB = 26° = 8{,}7''\ P.\text{-}Zeit$$
$$\sphericalangle\ A_1OB_1 = 55° = 18{,}3''\ P.\text{-}Zeit$$

Abb. 42. Einfluß der Umlaufgeschwindigkeit bei Rotations- und Pendelbestrahlung auf die Oberflächendosis

größeren Winkel ein und bleibt dadurch trotz gleicher Umlaufgeschwindigkeit der Röhre immer *länger* im Bereich des Strahlenbündels.

Die im Beispiel angeführten Zahlen stellen natürlich nur einen schematischen Anhalt zur Demonstration der Dosisverhältnisse dar. Im einzelnen sind die verschiedenen Einflüsse anteilmäßig rechnerisch nur mit großem Aufwand und auch dann nur ungenau erfaßbar, sondern Tabellen zu entnehmen, die durch umfangreiche Phantommessungen gewonnen und durch die Praxis bestätigt wurden.

Die Oberflächendosis nimmt bei der Bewegungsbestrahlung mit Verringerung des Abstands der Oberfläche von der Rotationsachse trotz Vergrößerung des Focus-Haut-Abstands zu.

b) Dosisverteilung bei der Pendelbestrahlung und bei der tangentialen Pendelbestrahlung

Bei der Pendelbestrahlung unterliegt die Dosisverteilung hinsichtlich der *Feldbreite* und der *Achsentiefe* denselben Gesetzmäßigkeiten wie bei der Rotationsbestrahlung. Darüber hinaus jedoch wird die Dosisverteilung durch einen weiteren Faktor beeinflußt, der eine grundlegende Verschiebung der Dosisverhältnisse gegenüber der Rotationsbestrahlung zur Folge hat. Es ist dies der *Pendelwinkel*.

Den Einfluß des Pendelwinkels auf die Oberflächendosis veranschaulicht Abb. 43, welche die Dosisverteilung im linken Beispiel (a) bei einem Rotationswinkel von 360°, im rechten (b) für einen Pendelwinkel von 120° bei sonst gleichen Bedingungen darstellt. Während die Einfallsfeldbreite in a den 12. Teil des gesamten bestrahlten Rotationshautfeldes ausmacht, ist dieselbe Hautfeldbreite in dem bei einem Pendelwinkel von 120° bestrichenen Pendelhautfeld nur 4mal enthalten. Weil das Phantom zylindrisch ist und in beiden Beispielen denselben Durchmesser aufweist, ist auch in beiden Fällen dieselbe Bestrahlungszeit für eine Herddosis von 100 r erforderlich. Nimmt man diese so an, daß in ihr das Strahlenbündel in a gerade einen vollen Rotationswinkel von 360° bestreicht, so ist klar, daß das Strahlenbündel in b bei gleicher Geschwindigkeit in der gegebenen

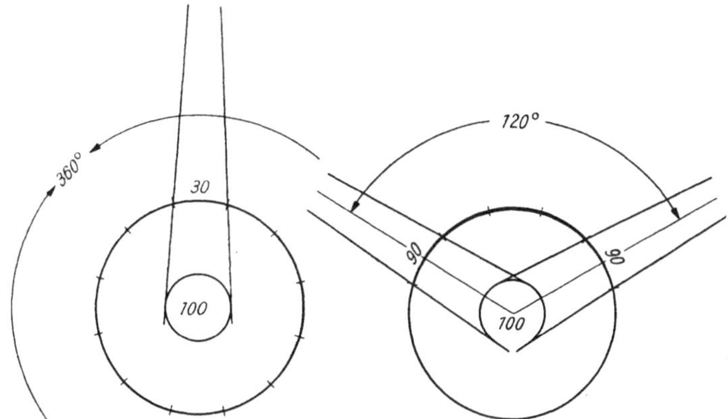

Abb. 43. Einfluß des Pendelwinkels auf das Verhältnis der Oberflächendosis zur Tiefendosis

Zeit den Winkel von 120° dreimal überwandern muß, da 120° der dritte Teil von 360° ist. Damit wird aber auch jede einzelne Hautfeldbreite 3mal so lange der Bestrahlung ausgesetzt, wodurch die Oberflächendosis in b auf das Dreifache gegenüber der in a ansteigt.

Die Oberflächendosis wird um so kleiner und damit das Verhältnis der Oberflächen- zur Tiefendosis um so günstiger, je grösser der Pendelwinkel gewählt wird.

Der Pendelwinkel beeinflußt aber nicht nur die Oberflächendosis, sondern hat darüber hinaus auch eine räumliche und quantitative Verschiebung des Dosismaximums zur Folge, die die Vorstellung von der Dosisverteilung kompliziert und die in der Praxis berücksichtigt werden muß.

Es ist aus der Stehfelderfahrung bekannt, daß bei der Kreuzfeuerbestrahlung (S. 21) zwei benachbarte Felder immer so angelegt werden müssen, daß sich die inneren Randstrahlen nicht zu dicht unter der Hautoberfläche schneiden, da es dadurch zu sehr unliebsamen Dosisüberhöhungen an diesen Stellen kommt. Sie werden um so größer, je spitzer der Winkel ist, in dem die Felder angeordnet werden, und um so dichter der Herd, auf den die Felder ausgerichtet sind, unter der Hautoberfläche liegt. Die gleichen Faktoren beeinflussen die Dosisverteilung bei der Bewegungsbestrahlung.

Den Einfluß des *Pendelwinkels* auf die Auswanderung des Dosismaximums demonstriert Abb. 44 für Beispiele von 120° und von 60°. Man erkennt daraus, daß das Dosismaximum, das bei der Rotation um 360° in der Rotationsachse liegt, mit kleiner werdendem Pendelwinkel in Richtung der Winkelhalbierenden zur Oberfläche hin auswandert. Dabei gilt als Faustregel für die Praxis, daß die Auswanderung bei einem Pendelwinkel von 180⁰ etwa eine halbe Achsenfeldbreite beträgt und mit kleiner werdendem Pendelwinkel zunächst langsam, unter 120⁰ aber steil ansteigt, so daß solche Winkel für die Praxis kaum mehr in Frage kommen.

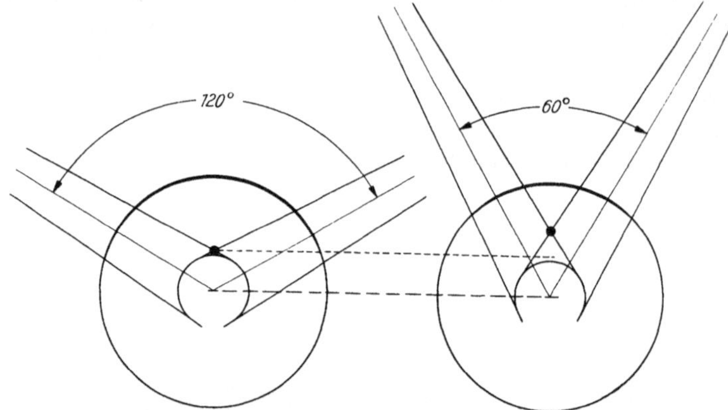

Abb. 44. Einfluß des Pendelwinkels auf die Lage des Dosismaximums bei der Pendelbestrahlung

Den gleichen Einfluß übt die *Feldbreite* bei gleichgroßem Pendelwinkel aus, wie aus Abb. 45 hervorgeht, weil mit zunehmender Feldbreite die Überschneidung der beiden inneren Strahlenbündelgrenzen immer näher an die Oberfläche heranrückt.

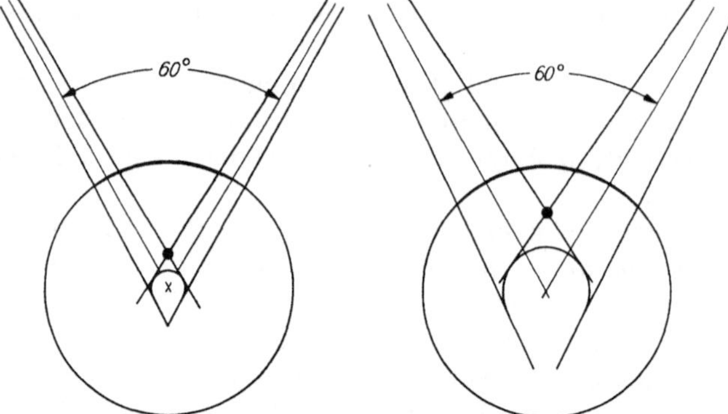

Abb. 45. Einfluß der Feldbreite auf die Lage des Dosismaximums bei der Pendelbestrahlung

Die durch den Pendelwinkel und die Feldbreite bedingten Dosisüberhöhungen gegenüber der Pendelachse sind bei der Bewegungsbestrahlung wesentlich größer als bei der Kreuzfeuerbestrahlung. Während bei letzterer das in den Beispielen der Abb. 45 durch Punkte markierte Dosismaximum ausschließlich durch die Randstrahlen der eingezeichneten stehenden Felder zustande kommt, werden diese Punkte bei bewegtem Feld vom ganzen Strahlenbündel überwandert. Da sie dichter an der Oberfläche liegen als die Pendelachse, erhalten sie dabei durch das zentrale Strahlenbündel zusätzlich eine zum Teil wesentlich höhere Dosis als die Achse. Einen Überblick über die Größenordnung der Dosismaximumauswanderung und des Dosiszuwachses bei der Pendelbestrahlung vermittelt das Diagramm in Abb. 46.

Mit abnehmendem Pendelwinkel und zunehmender Feldbreite wandert das Dosismaximum aus der Pendelachse in der Richtung der Winkelhalbierenden des Pendelwinkels zur Oberfläche und nimmt dabei erheblich an Dosishöhe zu.

Abschließend sei nochmals darauf hingewiesen, daß die Dosisverteilung bei der Pendelbestrahlung in der geschilderten Weise nur Gültigkeit bei Einstrahlung über eine zylindrisch gekrümmte Oberflächengestalt hat. Jede Abweichung bringt eine Dosisverschiebung sowohl an der Körperoberfläche als auch in der Tiefe mit sich, die für den Einzelfall entweder rechnerisch (s. S. 118) oder durch künstliche Gestaltung der Oberfläche (s. S. 55) berücksichtigt werden muß.

Einer besonderen Betrachtung muß die Dosisverteilung bei der *tangentialen* Pendelbestrahlung unterzogen werden. Bei dieser Methode geht das Strahlenbündel mit dem Zentralstrahl nicht durch die Pendelachse (Abb. 47a), sondern es wird so weit zur Seite geneigt, daß nur eine periphere Zone des Bestrahlungsobjekts getroffen wird (Abb. 47b). Es liegt in der Natur der Methode, daß sie nur für Objekte mit zylindrisch gekrümmter Oberflächengestalt geeignet ist, wobei die Zylinderachse mit der Pendelachse zusammenfällt. Kennzeichnend für die Dosisverteilung ist die weitgehend homogene Ausstrahlung ausgedehnter, oberflächlich und dicht unter der Körperoberfläche gelegener Krankheitsherde sowie der steile Dosisabfall nach der Tiefe. Dieser wird dadurch erzielt, daß je nach der gewählten Feldbreite die tieferen Gewebsschichten nicht von *direkter* Strahlung getroffen werden, sondern nur noch im Streustrahlenbereich liegen. Die

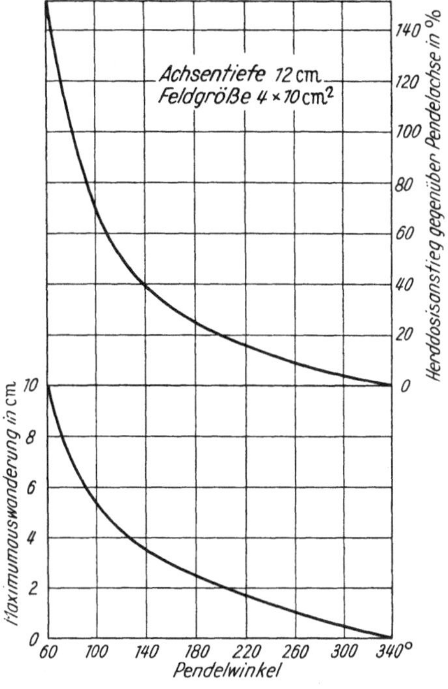

Abb. 46. Auswanderung des Dosismaximums und Herddosisanstieg gegenüber der Pendelachse in Abhängigkeit vom Pendelwinkel. Gültig für eine Achsentiefe von 12 cm und eine Einstell-Hautfeldgröße von 4 × 10 cm

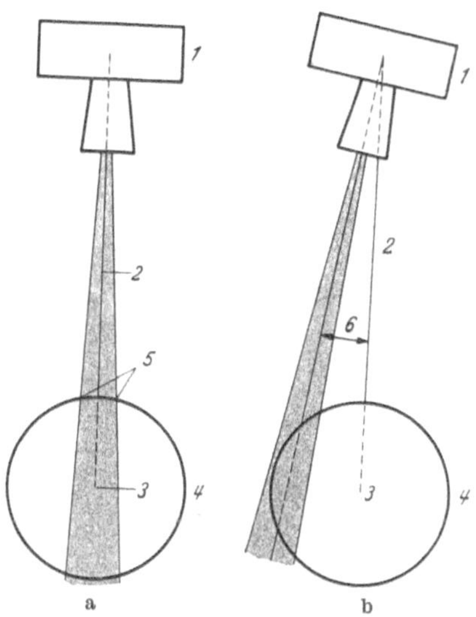

Abb. 47. Schematische Darstellung des Unterschiedes zwischen a) gewöhnlicher und b) tangentialer Pendelbestrahlung. *1* Röhre; *2* Pendelarm; *3* Pendelachse; *4* Phantom; *5* Einstell-Hautfeldbreite; *6* Tangentialwinkel

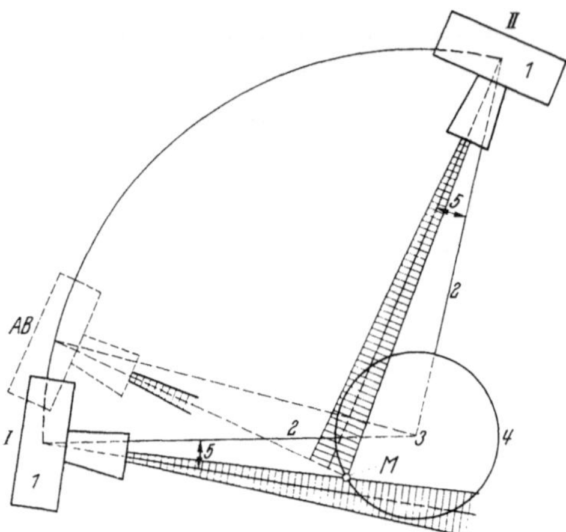

Abb. 48. Schematische Darstellung des Mindestpendelwinkels bei der tangentialen Pendelbestrahlung *1* Röhre; *2* Pendelarm; *3* Pendelachse; *4* zylindrisches Phantom; *5* Tangentialwinkel. *M* Maximum der Dosis. Die beiden Anteile (I—3—AB und II—3—AB) des Mindestpendelwinkels (I—3—II) werden auch als Pendelzusatzwinkel bezeichnet. I—3—AB Pendelzusatzwinkel auf der Seite des Tangentialwinkels, II—3—AB Pendelzusatzwinkel auf der Gegenseite des Tangentialwinkels

Dosierung erfolgt aus diesem Grunde auch nach Oberflächendosis und nicht nach Herddosis.

Der Betrachtung der Dosisverteilung wird wiederum wie bei der Pendelbestrahlung ein zylindrisches Phantom zugrunde gelegt. Die Neigung des Strahlenbündels wird so gewählt, daß die laterale Begrenzung des Strahlenbündels auf dem senkrecht zum Zentralstrahl stehenden Radius den Außenumfang des Phantoms um 1 cm überragt, der Winkel heißt Tangentialwinkel (Abb. 30, 47b).

Die Messung ergibt, daß bei der *tangentialen* Pendelbestrahlung die vom Strahlenbündel getroffene Oberfläche nicht gleichmäßig belastet wird. Betrachtet man die Dosis an einem Punkt der Oberfläche (Abb. 48 *M*), so steigt sie von dem Augenblick an, in dem dieser in den Bereich des Strahlenbündels kommt (Röhrenstellung I), von einem bestimmten Wert kontinuierlich zu einem Maximalwert an und fällt dann

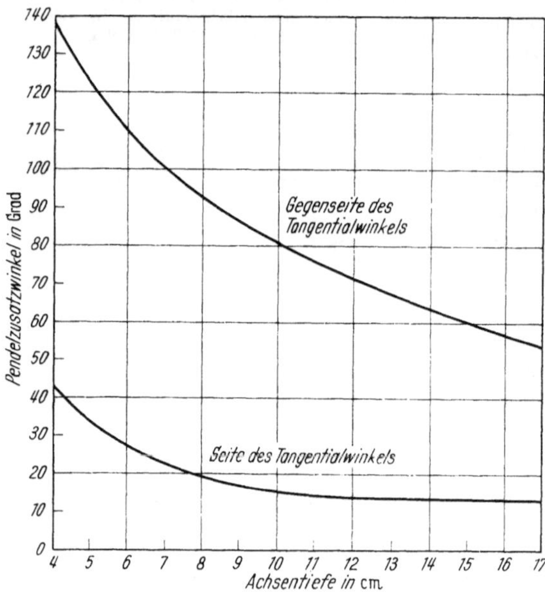

Abb. 49. Übersicht über das Verhalten der Pendelzusatzwinkel bei der tangentialen Pendelbestrahlung in Abhängigkeit von der Achsentiefe bei 4 cm breitem Einstell-Hautfeld

wieder zur Ausgangsdosis ab, sobald der Punkt *M* aus dem Strahlenbündel herauskommt (Röhrenstellung II). Der Maximalwert wird im Verlauf der Röhrenbewegung erreicht, wenn der Zentralstrahl durch *M* hindurchgeht (Röhrenstellung *AB*). Dies erfolgt beim Lauf der Röhre von I nach II, also von der Seite aus, nach der der Tangentialwinkel eingestellt ist, früher, da in dieser Richtung Punkt *M* unmittelbar von direkter Strahlung getroffen wird. Der Dosisanstieg ist daher *steil*, weil die Röhre nur einen *kleineren* Winkel bis zum Erreichen des Dosismaximums zu durchlaufen braucht. Bei der Röhrenbewegung von II nach I dagegen wird Punkt *M*

zunächst nur von Strahlen erreicht, die durch den Durchgang durch das Bestrahlungsobjekt bereits geschwächt sind. Der Dosisanstieg ist daher in dieser

Richtung, also auf der Gegenseite des Tangentialwinkels, *flach*, weil ein *großer* Winkel durchlaufen werden muß, bis das Dosismaximum erreicht ist. Diese beiden ungleich großen Winkel bilden zusammen den *Mindestpendelwinkel*, der

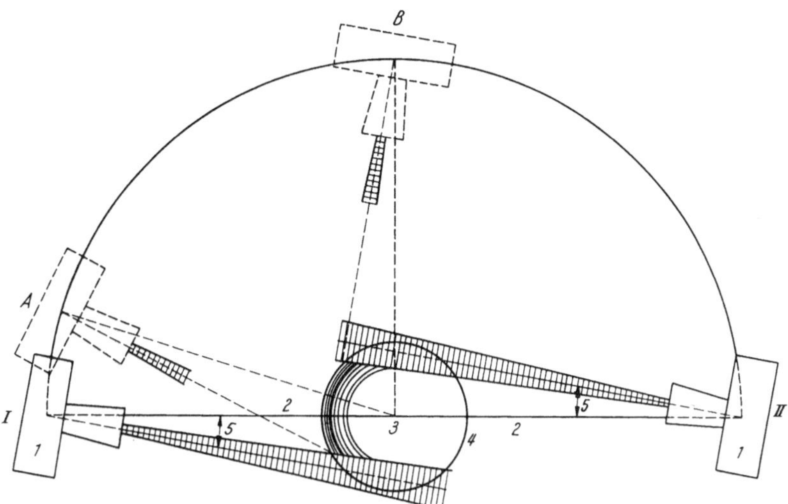

Abb. 50. Schematische Darstellung der tangentialen Pendelbestrahlung an einem Phantom. *1* Röhre mit Tubus; *2* Pendelarm; *3* Pendelachse; *4* zylindrisches Phantom; *5* Tangentialwinkel. A—3—B Herdwinkel, I—3—A Pendelzusatzwinkel auf der Seite des Tangentialwinkels; II—3—B Pendelzusatzwinkel auf der Gegenseite des Tangentialwinkels. Einfach schraffiert: außerhalb des Phantoms Strahlenbündel, innerhalb des Phantoms nicht voll ausgestrahlter Bereich der Mantelzone; konzentrisch schraffiert: voll ausgestrahlter Bereich der Mantelzone

erforderlich ist, damit überhaupt ein Schnittpunkt der medialen Randstrahlen auf der Oberfläche und damit ein punktförmiges Dosismaximum zustande kommt. Ihre Größe hängt ab vom Krümmungsradius der Oberfläche und ist aus Abb. 49 ersichtlich.

Für die praktische Bestrahlung ist aber eine maximale Dosis nicht nur in einem *Punkt* erwünscht, sondern entsprechend der Herdausdehnung auf einer *Fläche*. Dies läßt sich dadurch erzielen, daß zwischen die beiden oben beschriebenen, zum Erreichen eines punktförmigen Dosismaximums erforderlichen Anteile des Mindestpendelwinkels ein

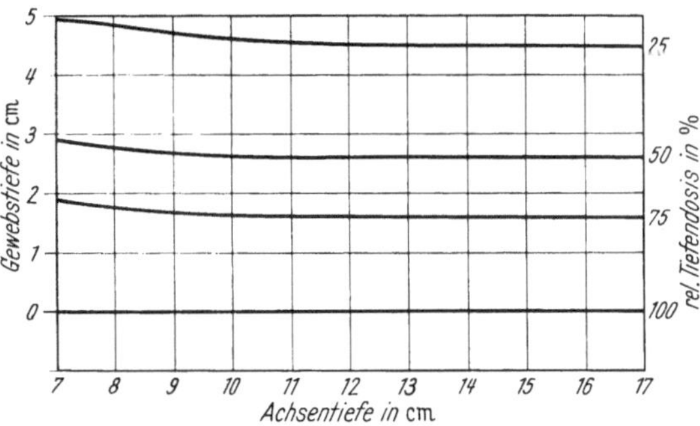

Abb. 51. Verlauf der relativen Tiefendosen bei der tangentialen Pendelbestrahlung mit 4 cm breitem Einstell-Hautfeld in Abhängigkeit von der Achsentiefe

weiterer Winkel eingeschaltet wird. Dieser ist so groß zu wählen, daß er den Herd in seiner ganzen Ausdehnung auf der Oberfläche einschließt; er wird daher als *Herdwinkel* bezeichnet. Zusammen mit den beiden Anteilen des Mindestpendelwinkels auf *Seite* und *Gegenseite* des Tangentialwinkels bildet er den *Gesamtpendelwinkel* (Abb. 50). Die Technik seiner Einstellung wird im Rahmen der Dosisermittlung und der Aufstellung des Bestrahlungsplanes (S. 167) besprochen.

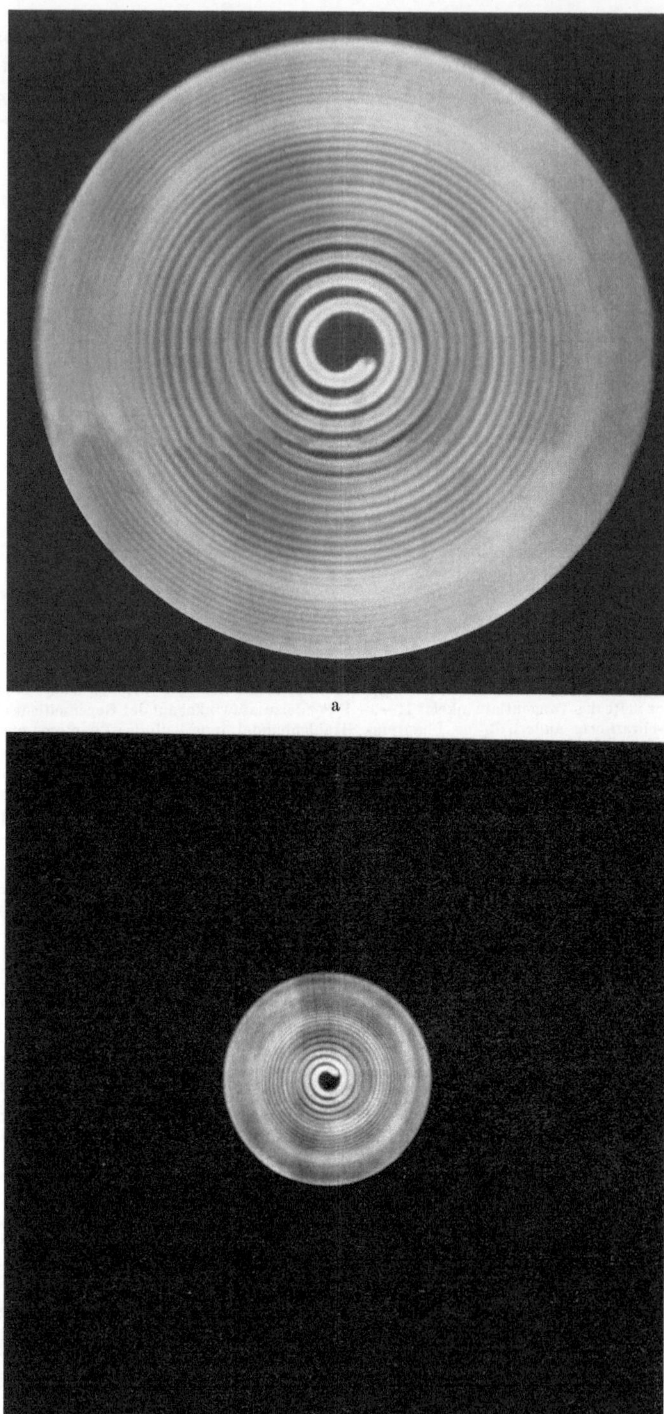

Abb. 52a u. b. Bahn des Zentralstrahls bei der Konvergenzbestrahlung mit dem Siemens-Konvergenzstrahler auf der Hautoberfläche a) beim Abstandstubus 14,5 cm, b) beim Abstandstubus 5 cm

Der Dosisabfall nach der Tiefe innerhalb des gleichmäßig ausgestrahlten Bereiches der Mantelzone geht für eine Einstellfeldbreite von 5 cm aus Abb. 51 hervor.

c) Dosisverteilung bei der Konvergenzbestrahlung

Während bei der Rotations- und Pendelbestrahlung, wie oben gezeigt, die Vergrößerung des belasteten Hautfeldes nur in Richtung der Feld*breite* des Einstellhautfeldes erfolgt, wird bei der Konvergenzbestrahlung noch eine Vergrößerung in Richtung der Feld*länge* hinzugefügt. Dadurch wird ein besonders günstiges Verhältnis der Oberflächendosis zur Tiefendosis erzielt.

α) Dosisverteilung beim Siemens-Konvergenzstrahler

Beim Konvergenzstrahler der Siemens-Reiniger-Werke wird das konvergente Strahlenbündel dadurch erreicht, daß der Brennfleck unter Ausrichtung des Zentralstrahles auf einen Punkt, den *Konvergenzpunkt*, eine Spiralbahn beschreibt. Bei

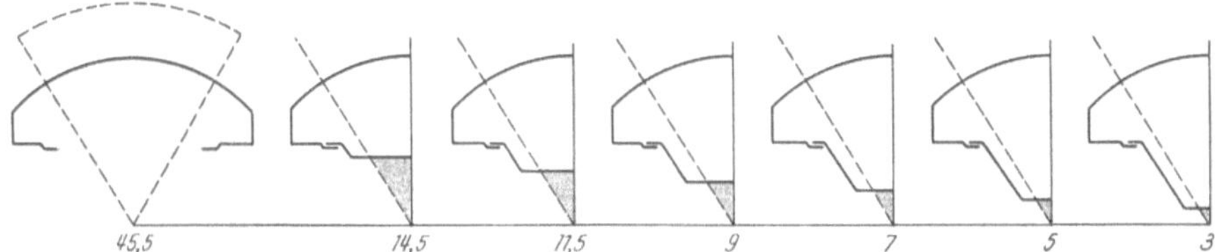

Abb. 53. Schematische Darstellung der Nutzstrahlenkegel (schraffiert) beim Siemens-Konvergenzstrahler bei Verwendung verschiedener Abstandstubusse

jedem Ablauf der Röhre von einem Ende dieser Spiralbahn zum anderen, im folgenden als Röhrenablauf bezeichnet, wird ein Raum in Form eines auf der Spitze stehenden Kegels ausgestrahlt; seine Spitze liegt im Konvergenzpunkt, sein Mantel umschließt einen Winkel von 72° und seine Höhe ist durch den Focus-Konvergenzpunkt-Abstand von 45,5 cm gegeben. Er wird nachfolgend als *Nutzstrahlenkegel* bezeichnet.

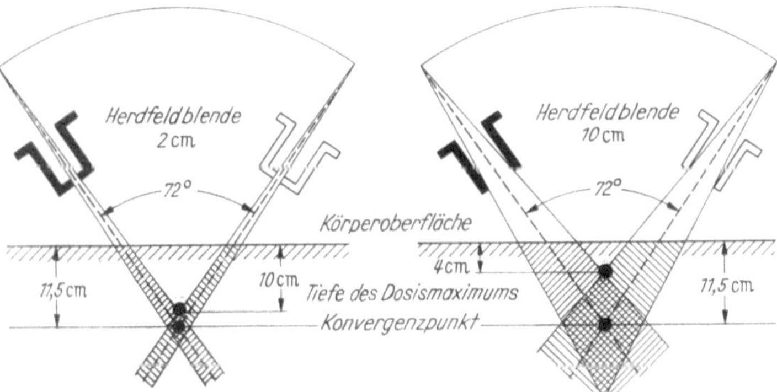

Abb. 54. Einfluß des Konvergenzfelddurchmessers auf die Lage des Dosismaximums beim Siemens- Konvergenzstrahler. (Nach WACHSMANN und ROSSMANN)

Wie der Brennfleck, so beschreibt auch jeder einzelne Punkt des Zentralstrahles eine Spirale. Doch wird diese mit zunehmender Annäherung an den

Konvergenzpunkt immer kleiner und enger, bis sie schließlich im Konvergenzpunkt nur mehr einen Punkt darstellt. Die Abb. 52 zeigt zwei solcher Spiralen. Daraus geht hervor, daß die Dosis im Konvergenzpunkt am höchsten sein muß, weil dieser während des gesamten Röhrenablaufs von Strahlung getroffen wird, während sich die Dosis mit zunehmendem Abstand vom Konvergenzpunkt auf eine immer längere Spirale verteilt und damit auch immer niedriger wird.

Bei der praktischen Bestrahlung wird der Nutzstrahlenkegel mit dem Konvergenzpunkt als Spitze mit Hilfe von Abstandstubussen (S. 77) mehr oder weniger tief in den Körper hineinverlegt (Abb. 53). Je tiefer er gelegt wird, um so weiter und länger ist die Spirale, die der Zentralstrahl auf der Körperoberfläche beschreibt, und um so günstiger ist demnach auch das Verhalten der Tiefendosis zur Oberflächendosis. Konvergenzpunkt und Dosismaximum fallen aber nicht zusammen, da nicht nur mit dem Zentralstrahl, sondern mit einem mit Hilfe von Herdfeldblenden (S. 76) wählbar großen Strahlenbündel bestrahlt wird. Ebenso wie bei der Pendelbestrahlung mit zunehmender Feldbreite das Dosismaximum aus der Pendelachse zur Oberfläche hin verlegt wird (S. 42), rückt auch bei der Konvergenzbestrahlung mit Vergrößerung des Strahlenbündels das Dosismaximum vom Konvergenzpunkt zur Oberfläche hin (s. Abb. 54).

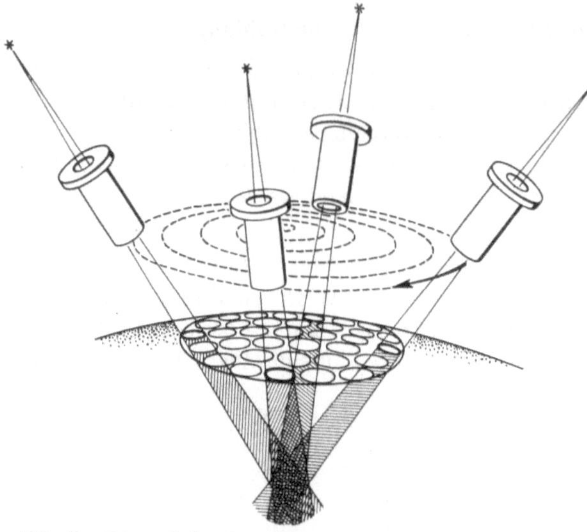

Abb. 55. Schematische Darstellung der großen Zahl von Einzel-Einfallsfeldern beim Siemens-Konvergenzstrahler. (Nach WACHSMANN und ROSSMANN)

Tabelle 2. *Gütezahlen z beim Siemens-Konvergenzstrahler.* Die Zahlen geben an, in wie viele Einzel-Einfallsfelder das Konvergenz-Hautfeld im Sinne einer Kreuzfeuerbestrahlung aufgeteilt werden kann

Abst. Tubus für cm	Herdfeldblende					
	2	3	4	6	8	10
14,5	207	120	79	37	26	19
11,5	142	70	44	23	16	12
9	70	38	25	14	10	8
7	37	21	15	9	7	5
5	21	13	8	5	4	3
3	9	6	4	3	2	2

Gleichzeitig verschieben sich damit aber auch die Dosisverhältnisse auf der Hautoberfläche zur ungünstigen Seite hin, da es bei zunehmender Größe des Strahlenbündels auch zu immer größeren Überschneidungen während des Röhrenablaufs kommt. Ein gutes, vergleichendes Maß dafür bietet das Verhältnis der Fläche des einzelnen einfallenden Strahlenbündels zur ganzen während des Ablaufs getroffenen Hautoberfläche, wie es Abb. 55 schematisch zeigt. Bezeichnet man diejenige Zahl, die angibt, wie oft die Fläche des einzelnen Strahlenbündels in der gesamten bei einem Ablauf belasteten Körperoberfläche enthalten ist, als *Gütezahl* „z", so ergibt sich für die 36 möglichen Kombinationen von Herdfeldblenden und Abstandstubussen die Übersicht der Tabelle 2, die die Beziehung von Oberflächen- zur Tiefendosis beim Konvergenzstrahler charakterisiert.

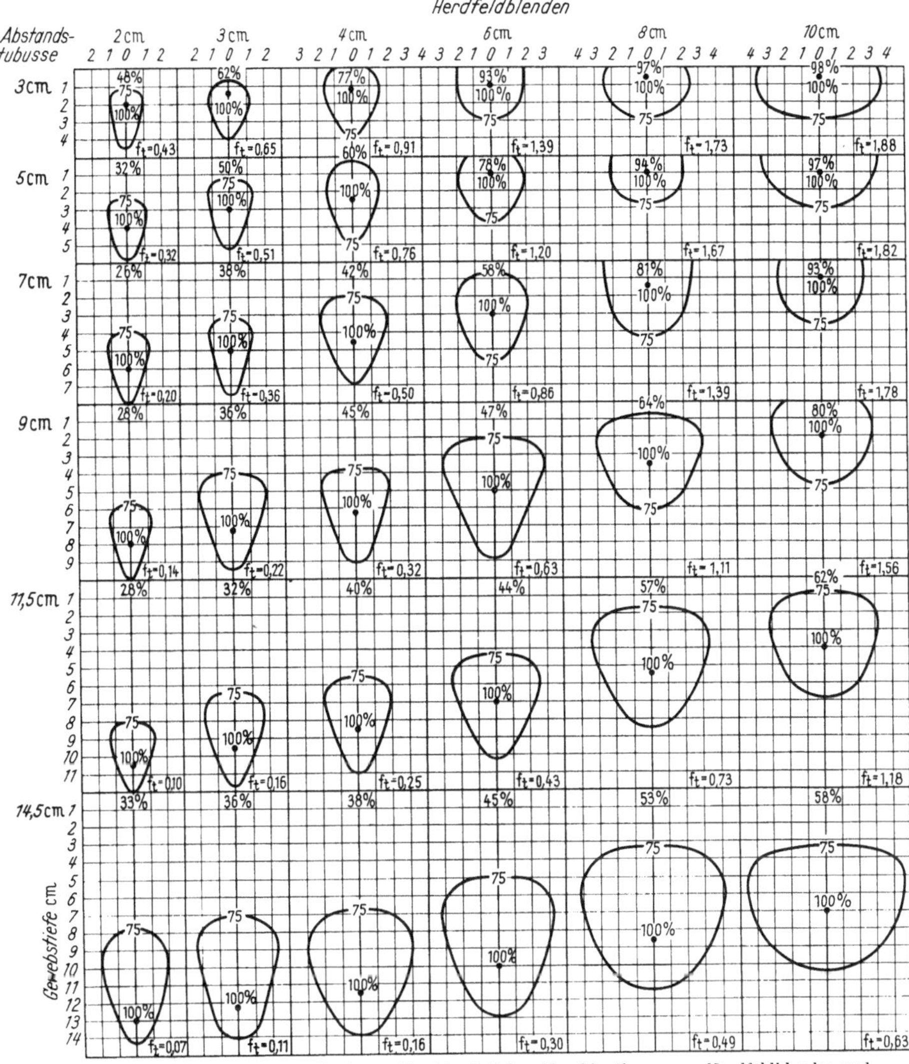

Abb. 56. Zusammenstellung der Isodosen aller 36 möglichen Kombinationen von Herdfeldblenden und Abstandstubussen beim Siemens-Konvergenzstrahler

Zahl und Abmessung von Abstandstubussen und Herdfeldblenden sind so gewählt, daß die damit möglichen 36 Kombinationen eine optimale Ausstrahlung von verschieden großen Herden zwischen 0,5 und 12 cm Tiefenlage unter der Hautoberfläche gewährleisten. Die Dosisverteilung für jede einzelne Kombination wurde durch Messung im Wasserphantom ermittelt und jeweils in einem Isodosenblatt niedergelegt, das den Isodosenverlauf im Längsschnitt des rotationssymmetrischen Nutzstrahlenkegels angibt. Abb. 56 gibt eine Übersicht über die

Tiefenlage des Dosismaximums, also der Herddosis, die mit 100% als Ausgangswert angenommen wird, die 75%-Isodosen und die Oberflächendosen, ebenfalls in Prozenten der Herddosis.

Abschließend sei nochmals ausdrücklich darauf hingewiesen, daß die in Abb. 56 wiedergegebenen Isodosen nur Gültigkeit besitzen bei *ebener* Strahleneinfallsfläche, wenn also der Abstandstubus mit seinem Boden dem Bestrahlungsobjekt plan anliegt. Jede Abweichung hat eine Verzerrung der Dosisverteilung

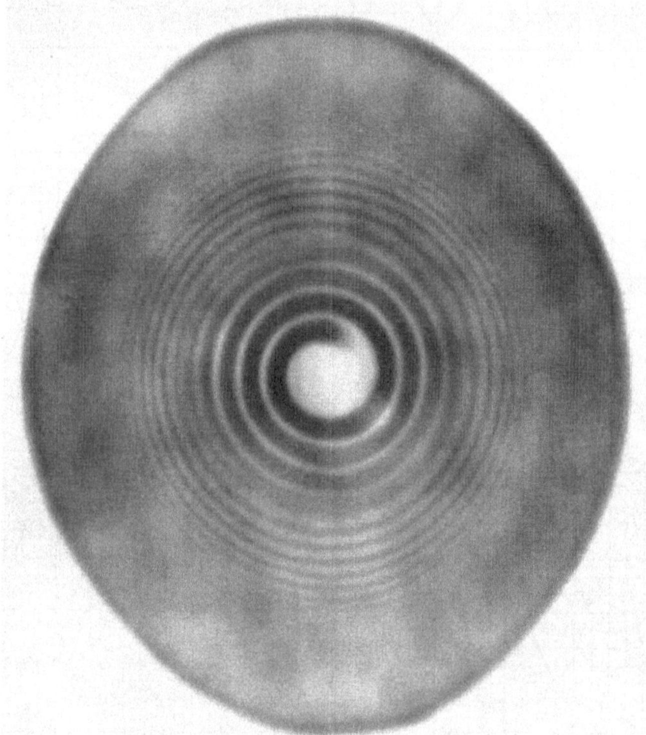

Abb. 57. Bahn des Zentralstrahls bei Einstrahlung über eine in der Pfeilrichtung zylindrisch gekrümmte Körperoberfläche unter Verwendung des Abstandstubusses 14,5 cm

sowohl auf der Körperoberfläche als auch in der Tiefe zur Folge. So zeigt Abb. 57 die Bahn des Zentralstrahles bei Einstrahlung über eine zylindrisch gekrümmte Körperoberfläche, Abb. 58 die dabei zustande kommende Tiefendosisverteilung (b) im Gegensatz zur Einstrahlung bei ebener Oberfläche (a).

Wenn kein ebenes Einfallsfeld vorhanden ist und sich ein solches auch nicht durch Kompression herstellen läßt, kann die Dosisverteilung für den Einzelfall nur durch Messung an einem entsprechenden Phantom ermittelt werden. Einfacher und praktischer ist jedoch die künstliche Herstellung einer ebenen Einfallsfläche, wie sie auf S. 55 beschrieben wird.

β) Dosisverteilung beim TU 1 der Firma C. H. F. Müller

Bei der Pendelkonvergenzbestrahlung mit dem TU 1 der Firma C. H. F. Müller wird die Pendelbewegung der Röhre mit einer senkrecht dazu verlaufenden,

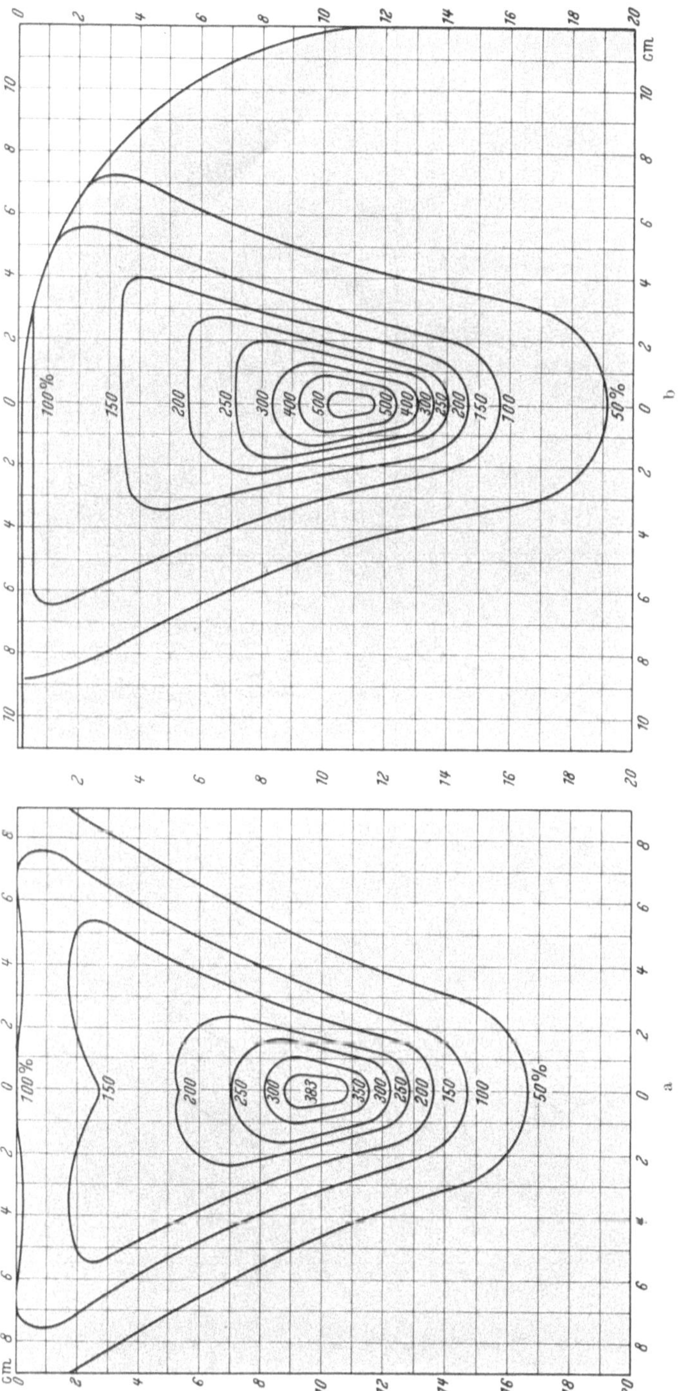

Abb. 58a u. b. Tiefendosisverteilung bei der Konvergenzbestrahlung mit dem Siemens-Konvergenzstrahler unter Verwendung der Herdfeldblende 2 cm und des Abstandstubusses 11,5 cm bei Einstrahlung über eine a) ebene, b) zylindrisch gekrümmte Körperoberfläche

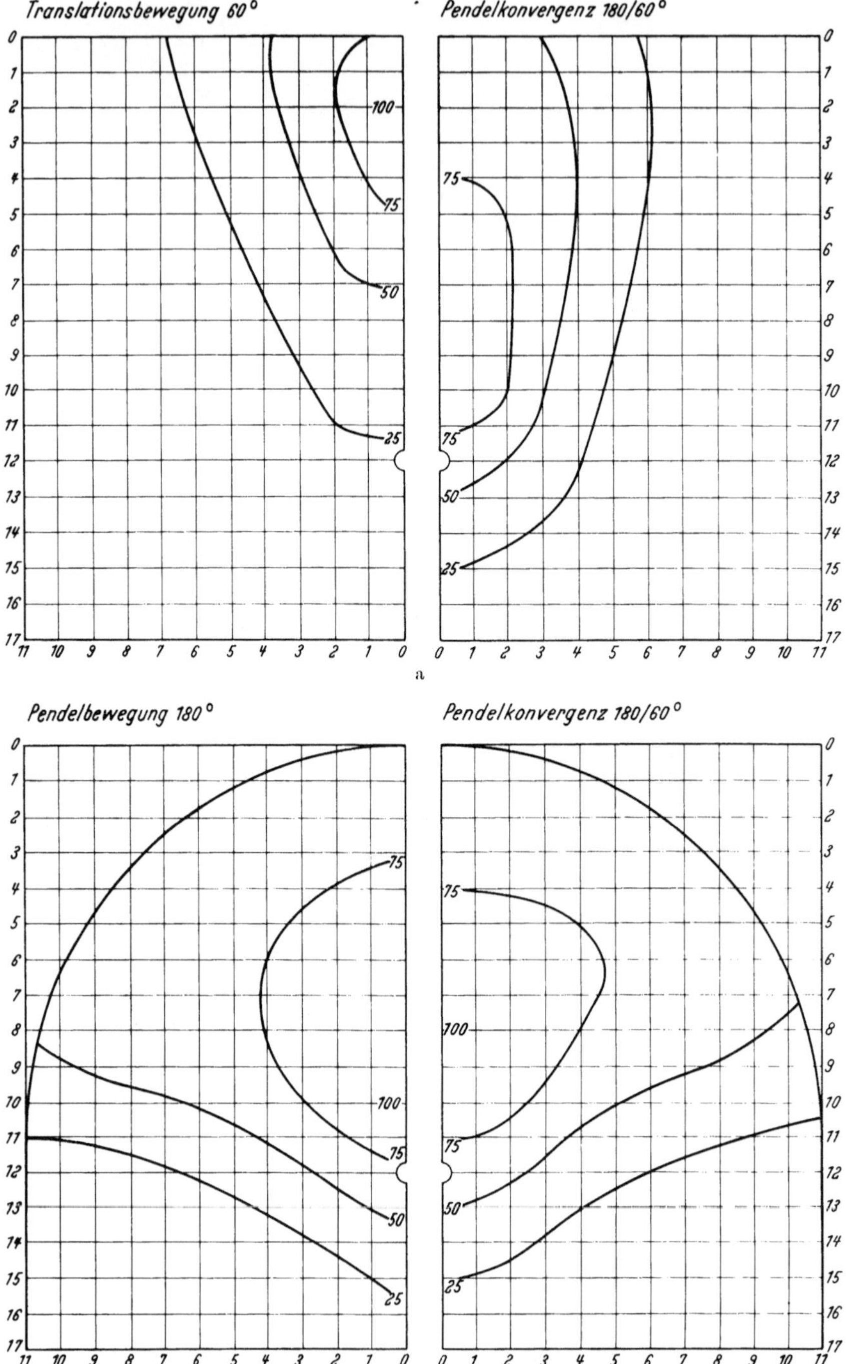

Abb. 59a u. b. Analyse der Dosisverteilung bei der Pendelkonvergenzbestrahlung in einem homogenen Wasserphantom mit zylindrisch gekrümmter Oberfläche bei einem Radius von 11 cm. Bedingungen: Achsentiefe 12 cm, Feldgröße 3,5 × 7 cm. a) In der Translationsebene: Links bei reiner Translationsbewegung der Röhre mit einem Translationswinkel von 60°, rechts bei zusätzlicher Pendelbewegung mit einem Pendelwinkel von 180°. b) In der Pendelebene: Links bei reiner Pendelbewegung der Röhre mit einem Pendelwinkel von 180°, rechts bei zusätzlicher Translationsbewegung mit einem Translationswinkel von 60°

geradlinigen Translationsbewegung kombiniert, wobei der Pendelwinkel innerhalb eines Bewegungsausmaßes von 330⁰, der Translationswinkel innerhalb eines solchen von 60⁰ frei wählbar ist.

Für die Vorstellung der Dosisverteilung bei der Pendelkonvergenzbestrahlung ist zu berücksichtigen, daß die Röhre in der einen Dimension (Pendelebene) eine Pendelbewegung mit konstantem Focus-Konvergenzpunkt-Abstand durchführt, während sie in der senkrecht dazu verlaufenden zweiten Dimension (Translationsebene) eine geradlinige Verschiebung mit kontinuierlich ab- bzw. znnehmendem Focus-Konvergenzpunkt-Abstand durchmacht. Außerdem übt die Oberflächengestalt einen Einfluß auf die Dosisverteilung aus. Da konstruktionsbedingt die günstigste Dosisverteilung bei Einstrahlung über eine zylindrische Oberfläche erzielt wird, wobei Zylinder- und Pendelachse zusammenfallen, werden den folgenden Betrachtungen zunächst diese Bedingungen zugrunde gelegt.

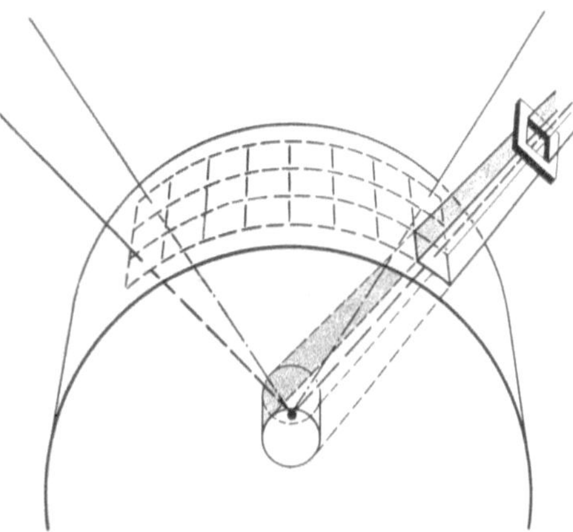

Abb. 60. Schematische Darstellung der Feldanordnung bei der Pendelkonvergenzbestrahlung über eine zylindrisch gekrümmte Oberfläche

In der Pendelebene gehorcht der Isodosenverlauf den bei der Pendelbestrahlung beschriebenen Gesetzen in Abhängigkeit von *Feldbreite, Pendelwinkel* und *Achsentiefe*; in der Translationsebene ist er dadurch gekennzeichnet, daß die Einstrahlung bei laufend wechselndem Focus-Konvergenzpunkt-Abstand über eine ebene Oberfläche erfolgt. Dadurch wird vor allem die Auswanderung des Dosismaximums aus dem Konvergenzpunkt beeinflußt, da alle Faktoren wie die relativ große Feldlänge, der kleine Translationswinkel und die geringe Achsentiefe im Sinne einer Vergrößerung wirksam sind. Einen Überblick über diese Verhältnisse gibt Abb. 59, die den Isodosenverlauf

Tabelle 3. *Gütezahlen „z" bei der Pendelkonvergenzbestrahlung mit dem TU 1 der Fa. C. H. F. Müller bei einem Translationswinkel von 60⁰*

Achsen-tiefe cm	Herdfeldgröße cm × cm	Pendelwinkel			
		120⁰	180⁰	240⁰	330⁰
5	2,5× 5	16	21	27	35
	3,5× 7	10	13	16	21
	4,5× 9	8	10	12	15
	6 ×12	6	8	9	11
10	2,5× 5	49	68	90	121
	3,5× 7	29	40	51	69
	4,5× 9	20	28	35	47
	6 ×12	14	19	24	31
15	2,5× 5	122	175	230	310
	3,5× 7	67	96	127	168
	4,5× 9	45	63	82	110
	6 ×12	29	41	53	70

in einem zylindrischen Phantom von 11 cm Radius bei Verwendung der Herdfeldblende 3,5 × 7 cm und einer Kombination eines Pendelwinkels von 180⁰ mit einem Translationswinkel von 60⁰ darstellt.

Abb. 59a zeigt die Isodosen in der Translationsebene, Abb. 59b diejenigen in der Pendelebene bei gleichen Bestrahlungsbedingungen.

Unter den angenommenen günstigsten Voraussetzungen, also bei zylindrisch gekrümmter Oberfläche, entsteht auf dieser ein rechteckiges oder quadratisches Einfallsfeld, das *Pendelkonvergenz-Hautfeld*, das sowohl der Länge wie der Breite nach in Einzeleinfallsfelder aufgeteilt werden kann (Abb. 60). Ihre Anzahl wird

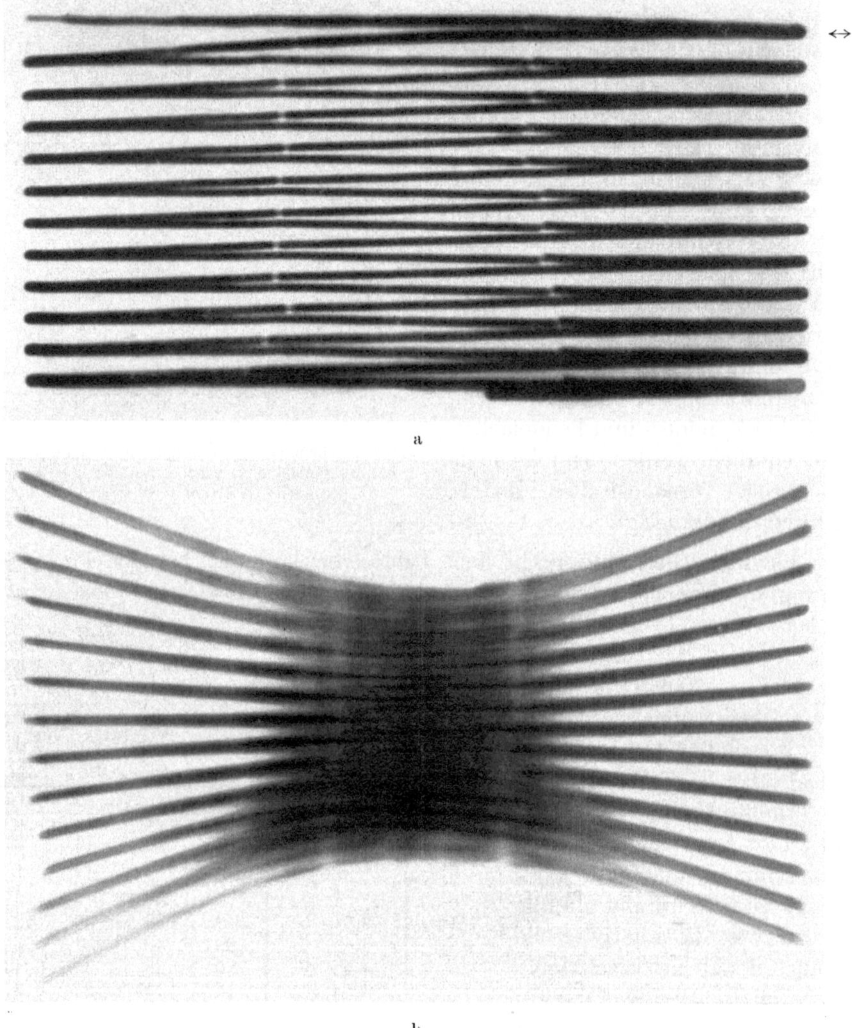

Abb. 61a u. b. Bahn des Zentralstrahls bei der Pendelkonvergenzbestrahlung auf a) in der Pfeilrichtung zylindrisch gekrümmter, b) ebener Objektoberfläche

als Gütezahl „z" bezeichnet. Je größer z ist, desto günstiger wird das Verhältnis Oberflächendosis zu Tiefendosis. Tabelle 3 gibt einen Überblick über die unter den hauptsächlichsten Bestrahlungsbedingungen erzielbare Gütezahl. Die Bahn des Zentralstrahles unter diesen idealen Verhältnissen zeigt Abb. 61a.

Da die Einstrahlung über teilweise sehr große Körperoberflächenabschnitte erfolgt, ist die Körperoberflächengestalt meist nicht ideal, sondern teilweise erheblichen Schwankungen unterworfen. Da aber auch bei der Pendelkonvergenzbestrahlung die Beziehung gilt, daß Oberflächenabschnitte um so höher belastet werden, je näher sie am Konvergenzpunkt liegen, ist der Dosisverteilung auf der Hautoberfläche besonderes Augenmerk zu schenken. Ist eine Hautpartie innerhalb des Pendelkonvergenz-Hautfeldes etwas eingesunken wie z. B. häufig im Bereich der Leisten bei gynäkologischen Bestrahlungen oder erfolgt die Einstrahlung über eine fast ebene Oberfläche wie oft bei Bestrahlungen des Rectums und der Blase, so kommt es an diesen Stellen mit dem kürzesten Abstand vom Konvergenzpunkt zu Dosisverdichtungen, denen Rechnung getragen werden muß. Abb. 61b veranschaulicht eine solche Dosisverschiebung durch Darstellung der Bahn des Zentralstrahles bei Einstrahlung über eine ebene Oberfläche. Die Verdichtung der Dosis in der Feldmitte kommt dabei in Richtung der Feld*längen*ausdehnung deutlich zum Ausdruck. Nicht zu ersehen aus der Abbildung ist jedoch, daß außerdem in Richtung der Feld*breiten*ausdehnung, also in der Pendelebene gesehen, eine nicht unerhebliche Dosiserhöhung aus Gründen eintritt, die bei der Pendelbestrahlung (S. 40) ausführlich erläutert wurden. Diese Einflüsse sind rechnerisch im einzelnen praktisch nicht erfaßbar, es empfiehlt sich daher für die Praxis, die Oberflächendosis an den Stellen der stärksten Hautbelastung durch Mitmessung bei der Bestrahlung zu kontrollieren (S. 118).

Durch eine ungleichmäßige Oberflächengestalt wird aber nicht nur die Dosisverteilung auf der Hautoberfläche, sondern auch in der Tiefe, wo eine Klärung der Verhältnisse durch Mitmessung im allgemeinen nicht möglich ist, beeinträchtigt und schwerer übersichtlich.

Diese Nachteile werden vermieden, wenn durch geeignete Maßnahmen, wie sie im folgenden Kapitel angegeben werden, künstlich eine ideale Oberflächengestalt hergestellt wird.

4. Standardisierung der Bewegungsbestrahlung durch Normierung der Oberflächengestalt

Wie aus den bisherigen Ausführungen hervorgeht, ist die Dosisverteilung bei der Bewegungsbestrahlung nur unter Voraussetzung einer für die jeweilige Methode optimalen Gestaltung der Oberfläche, über die die Einstrahlung erfolgt, und bei Homogenität des Bestrahlungsobjektes zu überblicken. Jede wesentliche Änderung dieser Bedingungen führt zu Dosisverschiebungen, die nicht mehr mit Sicherheit berechnet, sondern nur durch Messung an einem entsprechenden, maßstabsgetreuen Phantom ermittelt werden können. Da ein solches Verfahren naturgemäß sehr umständlich ist, gilt es, bei der Bewegungsbestrahlung die Bedingungen so zu wählen und die Felder so anzulegen, daß das Einfallshautfeld weitgehend der für die jeweilige Methode günstigsten Gestalt entspricht. Diese Verhältnisse sind jedoch am Patienten häufig nicht gegeben. Es erscheint daher im Interesse einer exakten, übersichtlichen und gezielten Dosisverteilung zweckmäßig, die Idealverhältnisse künstlich herzustellen. Dazu gibt es verschiedene Möglichkeiten.

a) Normierung für die Pendel- und Pendelkonvergenzbestrahlung

Die günstigste Oberflächengestalt für diese Bestrahlungsmethoden stellt die zylindrische Krümmung dar, wobei die Zylinderachse in der Richtung der Pendel-

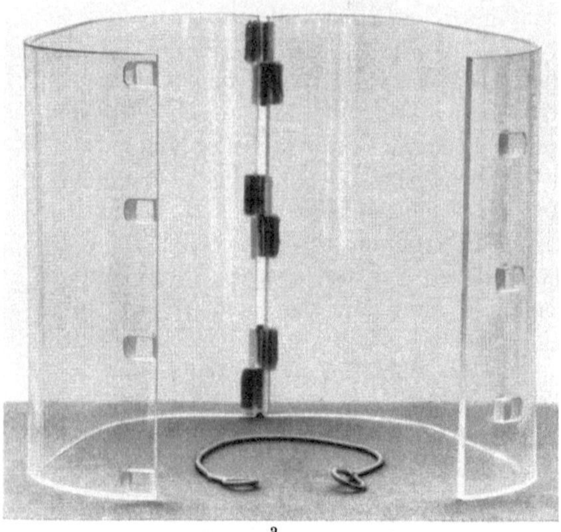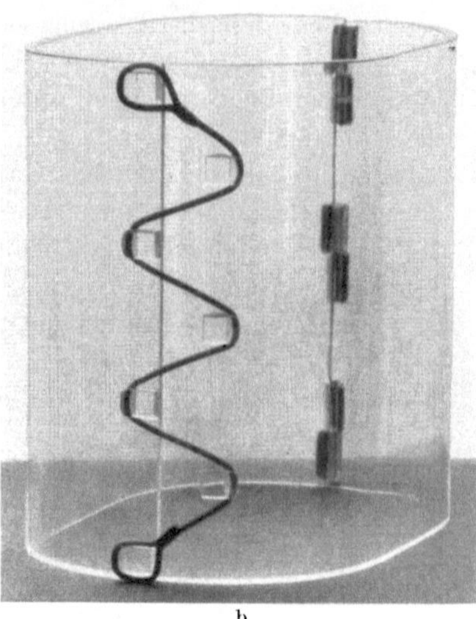

Abb. 62a u. b. Kunststofform zur Normierung der Oberflächengestalt des Beckens für die Pendel- und Pendelkonvergenzbestrahlung, a) geöffnet, b) geschlossen

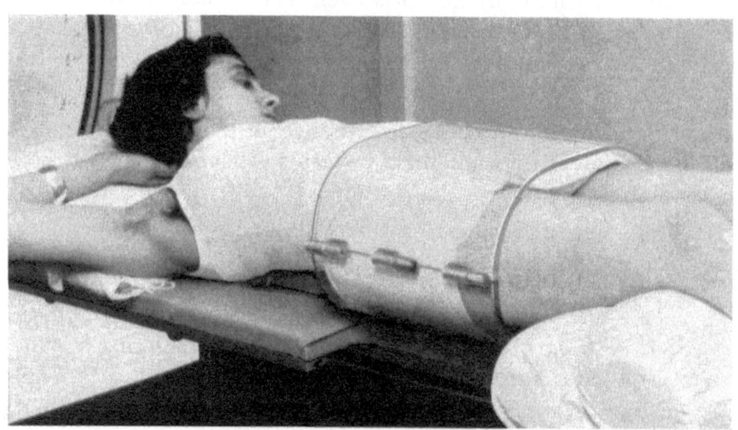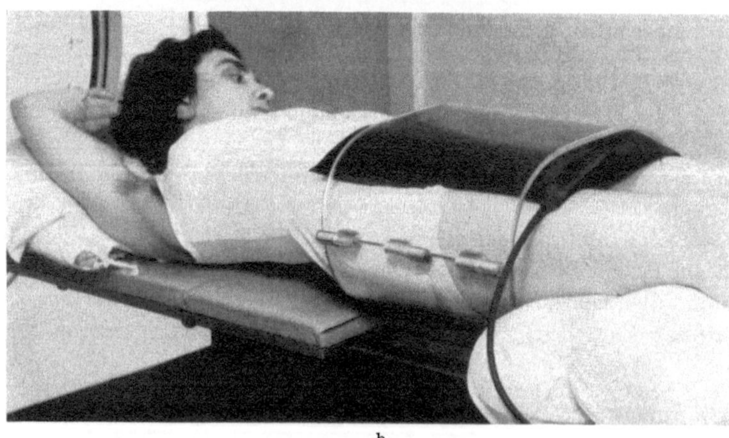

Abb. 63a u. b. Lagerung für die Bestrahlung des kleinen Beckens unter Verwendung einer Kunststofform. Der Zwischenraum zwischen Form und Abdomen kann a) mit einem Bolussäckchen oder b) mit einem Wasserkissen, das nach Schließen der Form gefüllt wird, ausgefüllt werden

achse liegen muß. Der einfachste und sicherste Weg, diese Oberflächengestalt herzustellen, ist die Verwendung von durchsichtigen, gut strahlendurchlässigen Kunststofformen, in die die Patienten zur Bestrahlung gelagert werden (Abb. 62). In der Praxis kommt man mit 3 Formen, einer Mittelgröße und einer Unter- und einer Übergröße aus. Durch das Anlegen der passenden Form lassen sich z. B. im Bereich des Beckens die Weichteile so gestalten, daß der Körper der Innenseite der Form an allen Stellen eng anliegt und diese ganz ausfüllt. Nur bei sehr

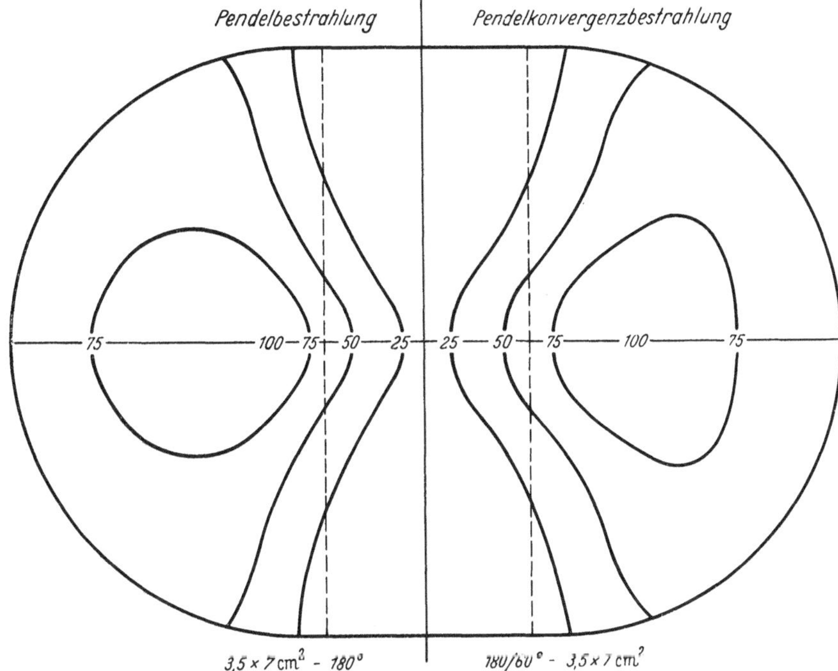

Abb. 64. Isodosenblatt zur Kunststofform der Abb. 62. Links Isodose für Pendelbestrahlung mit 12 cm Achsentiefe, Feldgröße 3,5 × 7 cm und Pendelwinkel 180°, rechts Isodose für Pendelkonvergenzbestrahlung mit Achsentiefe 12 cm, Feldgröße 3,5 × 7 cm, Pendelwinkel 180° und Translationswinkel 60°

schlanken und abgemagerten Patienten muß z. B. der durch das eingesunkene Abdomen zwischen den Beckenschaufeln entstehende freie Raum zusätzlich ausgefullt werden. Dazu konnen Säckchen mit Bolus alba oder besser ein Gummikissen, das nach Schließen der Form mit Wasser prall gefüllt wird, Verwendung finden (Abb. 63 a, b). Zu jeder dieser Form gehört ein Satz Isodosenblätter, die die Dosisverteilung bei verschiedenen für die jeweilige Form in Frage kommenden Bestrahlungsbedingungen zeigen und eine gezielte Bestrahlung ohne die Notwendigkeit einer erneuten Berechnung ermöglichen (Abb. 64).

b) Normierung für die Bestrahlung mit dem Siemens-Konvergenzstrahler

Für diese Bestrahlungsart ist Voraussetzung zum exakten Zielen und Dosieren eine *ebene* Einfallsfläche. Eine solche ist aber gerade bei den häufigen Indika-

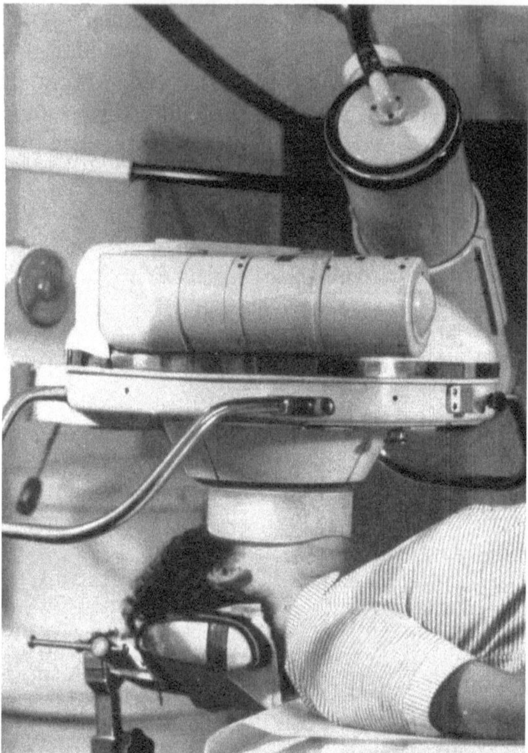

Abb. 65. Konvergenzbestrahlung eines retroorbitalen Tumors mit Zwischenschaltung einer Moulage zur Normierung der Oberfläche

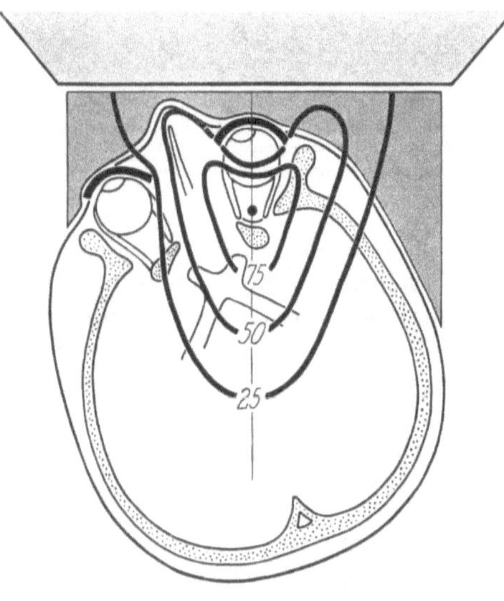

Abb. 66. Dosisverteilung bei der Konvergenzbestrahlung eines retroorbital gelegenen Tumors mit Zwischenschaltung einer Moulage. Zum Schutz der Augen gegen Direktstrahlung wurden vor Aufsetzen der Moulage Bleiprothesen aufgelegt

tionen dieser Apparatur, die im Bereich des Kopfes liegen, nicht gegeben und auch durch einfache Kompression mit dem Abstandstubus nicht herzustellen.

Bei Bestrahlung der Tonsillen oder des Zungengrundes kann man sich einfach helfen, indem man die Grube unterhalb des Unterkieferwinkels mit einem Säckchen, das Bolus alba enthält, ausfüllt. Man kann damit ziemlich glatte Verhältnisse herbeiführen.

Schwieriger liegen die Dinge z. B. bei Bestrahlungen des Retroorbitalraumes oder der Oberkieferhöhlen. Für diese Fälle ist die Anfertigung einer Paraffinmoulage die Methode der Wahl. Es hat sich bewährt, die Gesichtsform im Einstrahlungsbereich mit Abdruckmasse abzunehmen, danach eine Gipsform herzustellen und diese in einem runden Gefäß mit dem Durchmesser des verwendeten Abstandstubusses in Paraffin einzugießen. Nach dem Erkalten kann die Gipsform herausgelöst und das Paraffinstück leicht an den Patienten und mit der Gegenseite an den Abstandstubus angepaßt werden. Die Lage des Zentrierkreuzes wird auf der Moulage gekennzeichnet, so daß für jede einzelne Sitzung eine absolut gleiche, sehr rasch und einfach vorzunehmende Einstellung des Feldes sichergestellt ist. Abb. 65 zeigt die Bestrahlung mit aufgesetzter Moulage, Abb. 66 den dabei vorhandenen Isodosenverlauf.

F. Bestrahlungsapparaturen

I. Allgemeiner Aufbau

Die Erzeugung von Röntgenstrahlen erfolgt mit Hilfe von Apparaturen, die innerhalb der üblichen Strahlenqualitäten im Prinzip folgenden Aufbau haben:

1. Der Transformator

In einem Transformator wird die übliche Netzspannung von 220 bzw. 380 V auf die für den Betrieb der Röntgenröhre erforderliche Hochspannung von 10 000 bis 250 000 V oder 10—250 kV umgewandelt. Da für den Betrieb der Röntgenröhre Gleichspannung erforderlich ist, wird die den Transformator verlassende Hochspannung durch Glühventile oder Trockensperrgleichrichter so „gesiebt", daß jeweils nur die negativen Phasenanteile zur Kathode, die positiven zur Anode der Röhre gelangen.

In modernen Apparaturen sind die Glühventile bzw. die Trockengleichrichter mit dem Transformator in einem mit Spezialöl gefüllten Behälter zu einer Einheit vereinigt. Das Öl dient dabei einerseits der Kühlung, zum anderen erlaubt es eine gedrängte Bauart, da infolge der hohen Isolierfähigkeit des Transformatorenöles die Abstände der einzelnen, entgegengesetzte Ladung tragenden Bauelemente wesentlich geringer gehalten werden können, als dies in Luft der Fall ist.

2. Die Röntgenröhre

Die Röntgenröhre besteht aus einem luftleer gepumpten Glasrohr, in dessen Enden Elektroden eingeschmolzen sind. Die eine Elektrode ist als Glühspirale ausgebildet, die über einen Zusatztransformator geheizt und damit zum Glühen gebracht werden kann, wodurch Elektronen austreten. Diese Elektrode wird mittels eines hochisolierten Kabels mit dem negativen Pol der Hochspannung verbunden und heißt Kathode. Die zweite Elektrode besteht aus einem massiven Wolframstab, der bis zur Mitte der Röhre hineinreicht und an diesem freien Ende eine kolbige Verdickung aufweist. Diese Elektrode wird durch ein eigenes Kabel mit dem positiven Pol der Hochspannung verbunden und heißt Anode. Bei eingeschalteter Hochspannung besteht zwischen der Kathode und der Anode ein elektrisches Feld, dessen Potential um so größer ist, je höher die Spannung ist. Wird die Kathode geheizt und zum Glühen gebracht, so sendet sie Elektronen aus, die in dem elektrischen Feld zur Anode wandern und dort beim Auftreffen Röntgenstrahlen erzeugen. Je höher die Spannung zwischen Kathode und Anode gewählt wird, um so höher ist auch die Spannung des elektrischen Feldes, um so mehr werden die Elektronen beschleunigt, um so höher ist die Auftreffwucht auf der Anode und um so kurzwelliger und härter die entstehende Röntgenstrahlung. Je mehr die Kathode geheizt wird, um so mehr Elektronen werden ausgesandt, um so mehr treffen auf die Anode auf und um so mehr Röntgenstrahlen werden gebildet.

Bei diesem Vorgang wird jedoch kaum 1% der den Elektronen innewohnenden Energie in Röntgenstrahlen verwandelt; über 99% werden in Wärme umgesetzt. Die Röntgenröhre und insonderheit die Anode müssen daher gekühlt werden. Bei den Röhren für die Nahbestrahlung ist der Anodenschaft von einem Kühlmantel umgeben, durch den Wasser bei normalem Leitungsdruck fließt. Die Röhren für die Tiefentherapie sind in Ölhauben eingeschlossen. Das Öl dient außer zur Isolierung auch gleichzeitig zur Kühlung. Es wird aus einem Behälter durch eine Pumpe über Schlauchleitungen durch die Haube gedrückt und läuft wieder in den Ölbehälter zurück. In dem Behälter wird das zurückfließende, warme Öl durch eine eingebaute Kühlschlange, die an das Wasserleitungsnetz angeschlossen wird, wieder abgekühlt. Wie bereits beim Transformator erwähnt, hat die Röhrenkühlung mit Öl den Vorteil, daß die Röhren auch für Verwendung hoher Spannungen wegen der Isolierfähigkeit des Öles sehr viel kürzer gebaut werden können. Sie werden damit leichter und sind bequemer zu handhaben.

3. Der Schalttisch

Der Schalttisch enthält alle Regelorgane, um von einem strahlengeschützten Ort aus die Hochspannung ein- und abschalten und Spannung und Röhrenheizung innerhalb bestimmter Grenzen beliebig, meist kontinuierlich, wählen zu können. Er enthält außerdem noch Sicherungseinrichtungen, wie z. B. die elektrische Anzeige des am Röhrenaustrittsfenster eingesetzten Filters, sowie einen Sperrmechanismus, der die Einschaltung der Hochspannung bei nicht eingesetztem Filter unmöglich macht.

II. Beschreibung der Apparaturen

Nachfolgend wird eine kurze Charakteristik der heute auf dem Markt befindlichen Apparaturen für die verschiedenen Gebiete der Strahlentherapie gegeben. Auf Einzelheiten wurde verzichtet, da diese in den Gebrauchsanleitungen der Herstellerfirmen zu finden sind. Auch wurden aus Platzgründen nur die Geräte von C. F. H. Müller, Hamburg, und der Siemens-Reiniger-Werke, Erlangen, aufgenommen.

1. Geräte für die Oberflächen- und Nahbestrahlungstherapie
a) Dermopan der Siemens-Reiniger-Werke

Der Dermopan ist ein Bestrahlungsgerät für alle Bereiche der Oberflächentherapie und der Nahbestrahlung bis zu 50 kV (Abb. 67). Die berylliumgefensterte Röhre befindet sich in einer mit Transformatorenöl als Isoliermittel gefüllten Haube und wird mit Wasser gekühlt. Sie ist mittels eines in allen Richtungen beweglichen Tragarmes an den Schalttisch angebaut, der neben dem Hochspannungstransformator alle Zusatzeinrichtungen und Regelorgane aufnimmt und auf Rollen fahrbar ist. Der Anschluß der Apparatur erfolgt durch Stecker unmittelbar an das Netz. Die Kühlung kann fest an die Wasserleitung angeschlossen werden oder unabhängig davon mit Hilfe eines eigenen Kühlaggregates erfolgen.

Der Dermopan arbeitet nicht kontinuierlich, sondern in 4 Stufen, deren Spannungen so gewählt sind, daß sie zusammen mit den vorgesehenen Filtern bei Grenzstrahlen eine Dosis von rund 1000 r/min, in den übrigen Stufen eine solche von jeweils etwa 100 r/min ergeben. Durch eine elektrische Sicherung ist gewährleistet, daß die Hochspannung nur eingeschaltet werden kann, wenn das für die betreffende Stufe vorgesehene Filter eingestellt ist. Die einzelnen Daten der Apparatur sind aus Abb. 68 zu entnehmen.

Die Oberflächentherapie wird bei Grenzstrahlen mit einem FHA von 10 cm, bei den übrigen Stufen mit einem solchen von 30 cm durchgeführt, wobei Abstandstubusse Verwendung finden. Für die Durchführung der Nahbestrahlung stehen Glastubusse von 1—4 cm ⌀ und einem FHA von 15 cm zur Verfügung

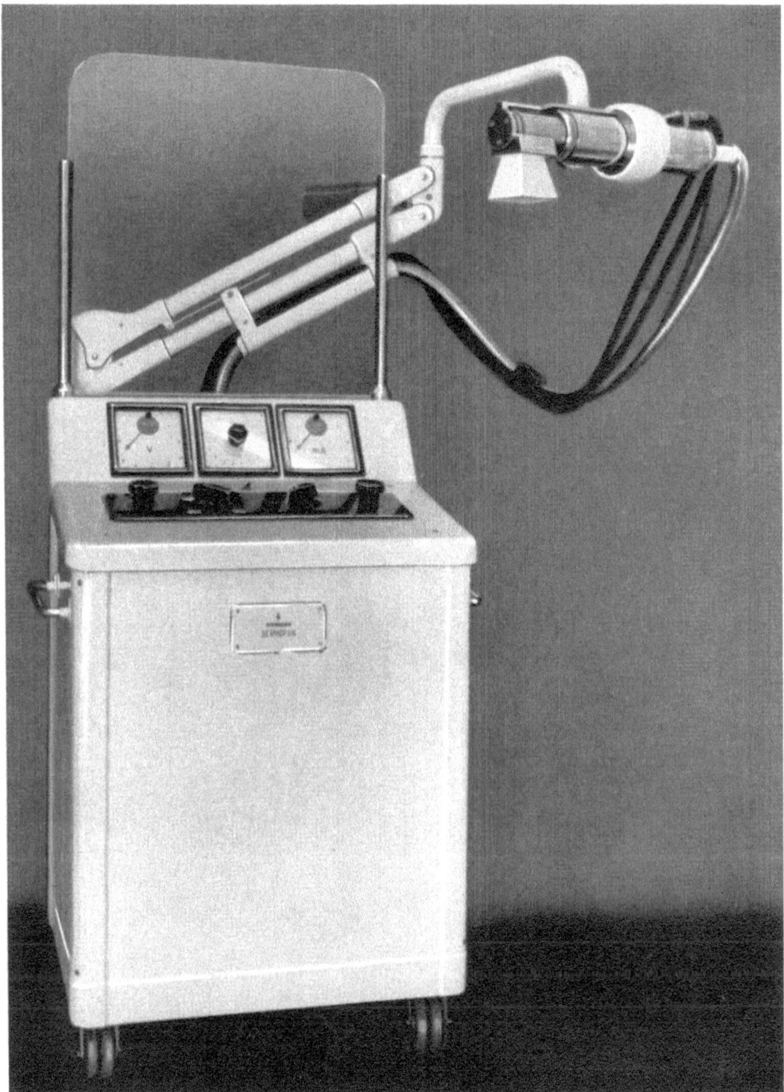

Abb. 67. Dermopan der Siemens-Reiniger-Werke

(Abb. 69). Wie aus Abb. 68 hervorgeht, entspricht die Dosisverteilung fast genau derjenigen der Originalapparatur für die Nahbestrahlung nach CHAOUL (Monopan). Der Unterschied besteht lediglich darin, daß beim Dermopan verschiedene Gewebshalbwertschichten bei konstantem FHA durch Variation der Spannung, also der Strahlenqualität, beim Monopan bei konstanter Spannung durch Variation des FHA erzielt werden.

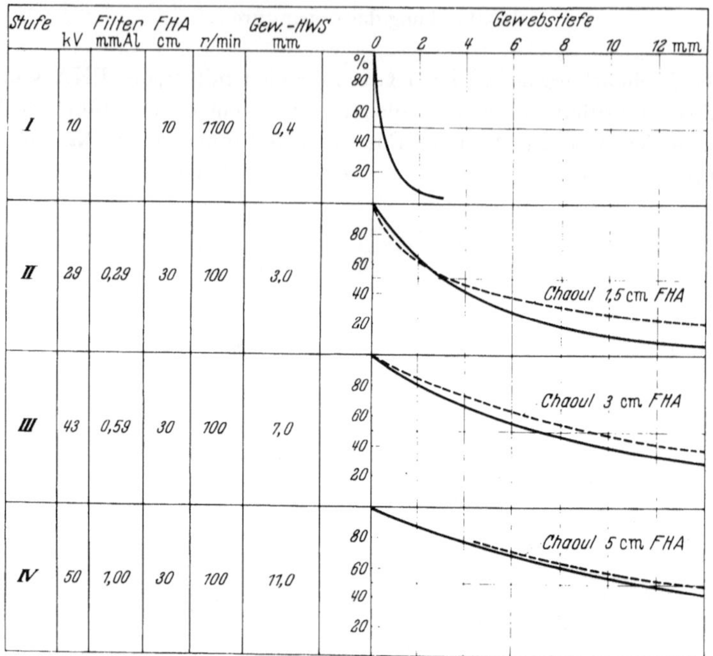

Stufe	kV	Filter mmAl	FHA cm	r/min	Gew.-HWS mm	Gewebstiefe
I	10		10	1700	0,4	
II	29	0,29	30	100	3,0	Chaoul 1,5 cm FHA
III	43	0,59	30	100	7,0	Chaoul 3 cm FHA
IV	50	1,00	30	100	11,0	Chaoul 5 cm FHA

Abb. 68. Leistungsangaben zum Dermopan. (Nach SCHREUS)

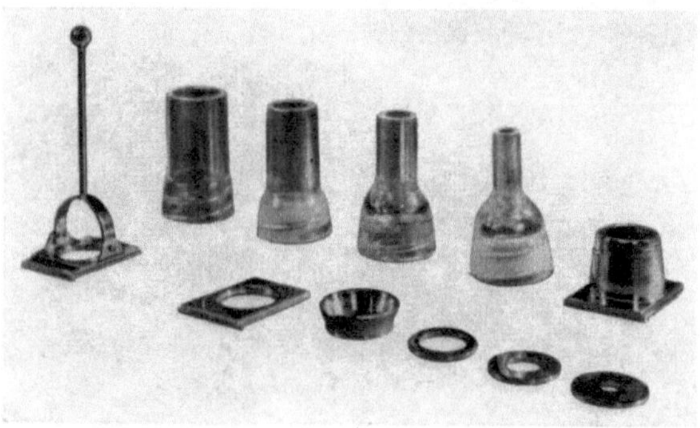

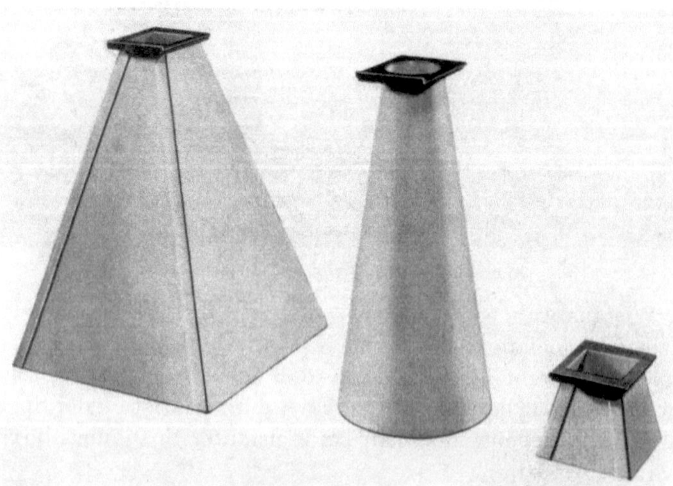

Abb. 69a u. b. Bestrahlungstubusse und Abstandshalter für die Epilation zum Dermopan

b) Monopan der Siemens-Reiniger-Werke

Der Monopan (Abb. 70) ist eine Spezialapparatur zur Durchführung der von CHAOUL in die Therapie eingeführten Nahbestrahlung, deren Wesen und Wirkungsweise auf S. 17 besprochen ist.

Schalttisch und Hochspannungserzeuger sind auch hier zu einer Einheit zusammengebaut, die mit einer unveränderlichen Hochspannung von 60 kV betrieben wird. An den Monopan können folgende Arbeitsplätze angeschlossen werden:

α) Die Schräganodenröhre

Die Schräganodenröhre (Abbildung 71) dient zur Bestrahlung oberflächlicher Herde nicht zu großer Ausdehnung und zur gynäkologischen Kleinraumbestrahlung nach SCHÄFER-WITTE. Der Anodenstabdurchmesser beträgt 22 mm, die Kühlung erfolgt durch Wasser. Zur Schräganode gehören ein Satz Tubusse mit Focus-Haut-Abständen von 1,5, von 3 und 5 cm (Abb. 72a) und ein Satz Spezialtubusse zur Durchführung der Körperhöhlenrohrbestrahlung (Abb. 72b).

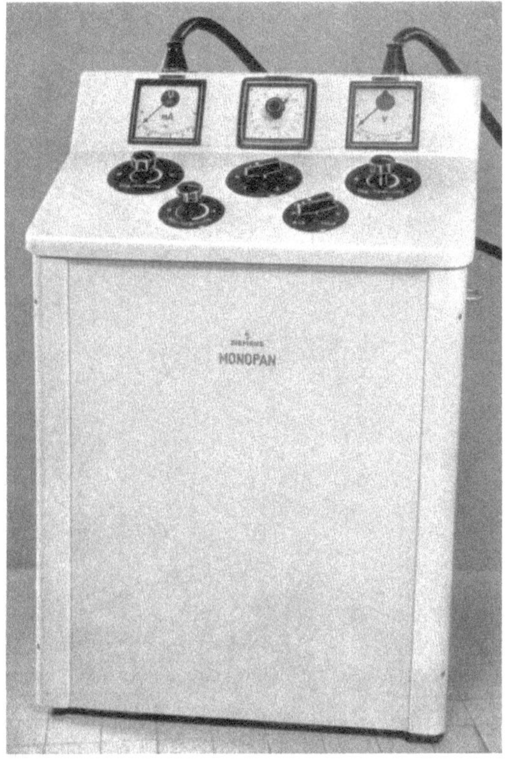

Abb. 70. Monopan der Siemens-Reiniger-Werke

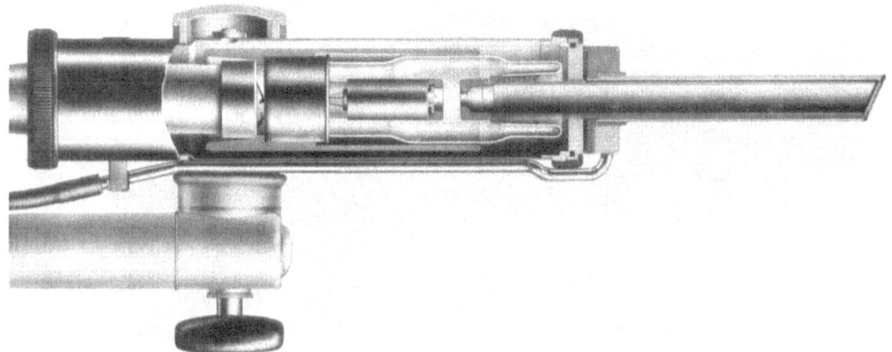

Abb. 71. Schräganodenröhre zum Monopan (im Schnitt)

Die Dosisverteilung wurde bereits bei Besprechung der Methode S. 17 in Abb. 8 demonstriert.

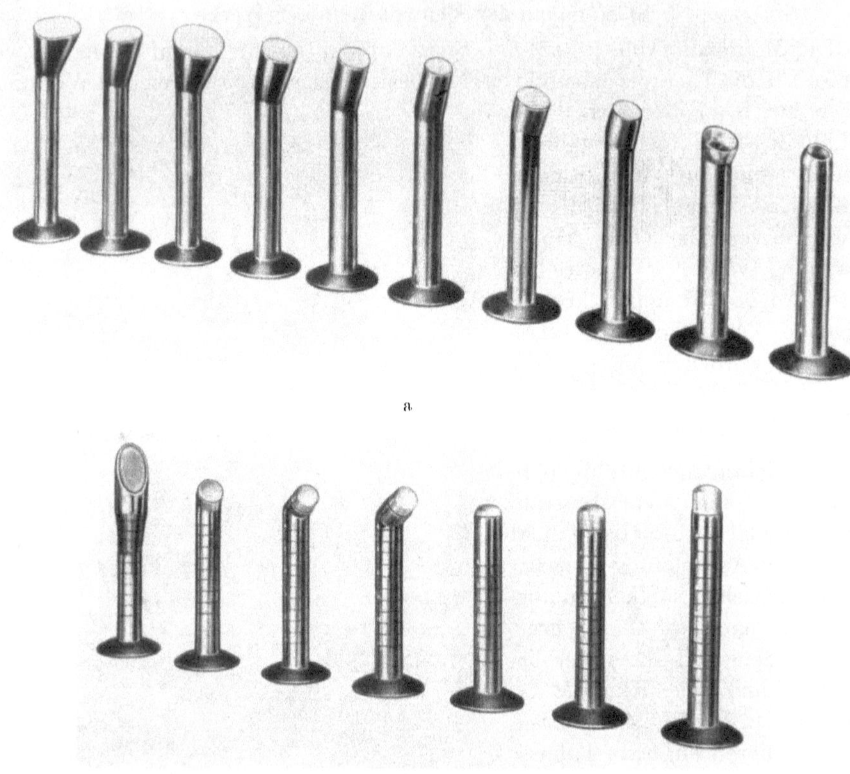

a

b

Abb. 72a u. b. Bestrahlungstubusse zur Schräganodenröhre a) zur Nahbestrahlung oberflächlicher Herde, b) zur gynäkologischen Kleinraumbestrahlung

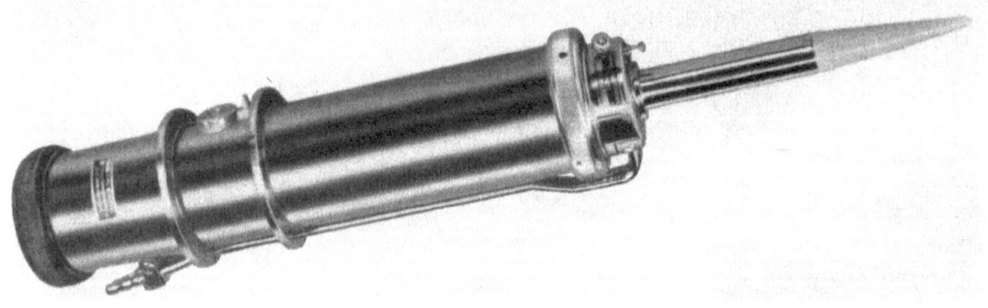

Abb. 73. Spitzanodenröhre zum Monopan

β) Die Spitzanodenröhre

Die Spitzanodenröhre (Abb. 73) ist vorwiegend für die Bestrahlung zirkulärer Herde, z. B. im Rectum, geeignet, weil sie von ihrer kegelförmigen Anode nach allen Seiten abstrahlt, wobei das Dosismaximum nicht an der Spitze, sondern etwa 15 mm proximal davon liegt (Abb. 74). Soll ein Teil der Zirkumferenz ausgespart werden, findet ein Tubus mit einer entsprechenden Bleiabschirmung Verwendung, wie er in Abb. 75 gezeigt ist.

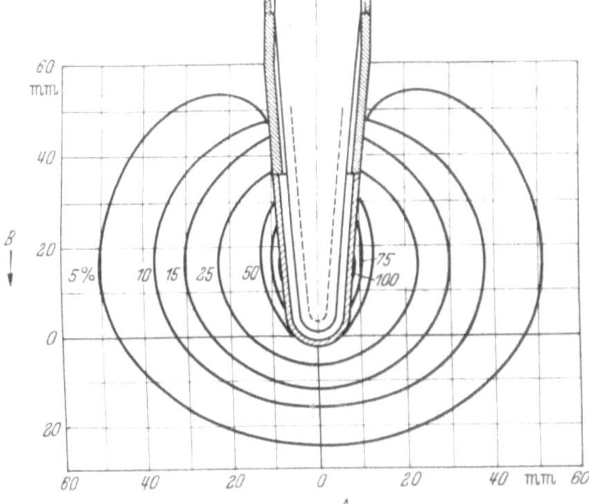

Abb. 74. Dosisverteilung bei der Spitzanodenröhre

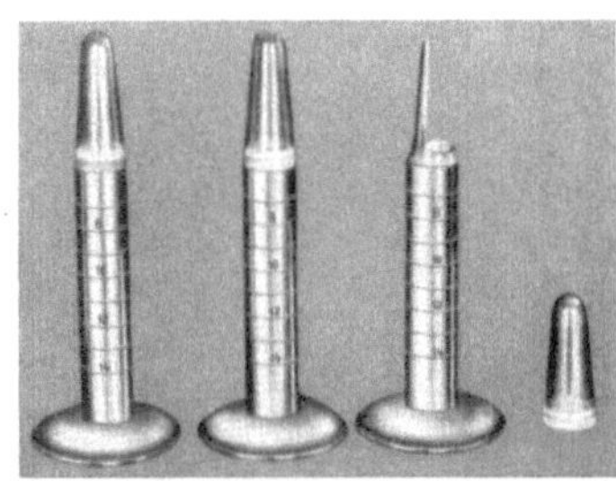

Abb. 75. Bestrahlungstubusse zur Spitzanodenröhre

c) RT 100 der Firma C. H. F. Müller

Der mit dem Schalttisch zu einer Einheit zusammengefaßte Hochspannungsgenerator des RT 100 liefert eine konstante Gleichspannung bis 100 kV und ist zum wechselweisen Betrieb von 2 Röntgenröhren eingerichtet (Abb. 76). Die Regulierung der Röhrenspannung erfolgt nicht kontinuierlich, sondern in Stufen mit fest zugeordneten Filtern. Dabei wurde eine Reihe von Betriebsbedingungen festgelegt, die bei zweckmäßiger Abstufung der Strahlenqualität gleiche Dosisleistung und gleichen Homogenitätsgrad ergeben. Eine Übersicht über diese Kombinationsmöglichkeiten vermittelt Tabelle 4. Davon können nach Wahl des Arztes durch die Firma für beide Röhren zusammen 8 Stufen eingestellt werden.

Zum Anschluß an den RT 100 stehen an Röhren zur Wahl:

Tabelle 4. *Wahlweise einstellbare Bestrahlungsbedingungen am RT 100 der Fa. C. H. F. Müller.*
(Nach Firmenangaben)

Spannung kV	Filter mm Al	HWS mm Al	FHA cm	HWT mm H$_2$O
10	Be	0,02	10	0,3
20	0,10	0,10	10	1,6
			15	1,7
			30	1,9
30	0,30	0,20	10	3,0
			15	3,1
			30	3,5
37	0,40	0,30	10	3,7
			15	4,2
			30	4,9
45	0,55	0,45	10	6,0
			15	6,5
			30	7,5
55	0,78	0,75	10	9,0
			15	9,5
			30	12,5
70	1,25	1,25	15	12,0
			30	22,5
85	1,25	1,50	15	13,7
			30	25,0
100	1,7	2,2	30	31,0
100	0,4 Cu	0,4 Cu	30	60,0

Die zur Emission von Grenzstrahlen berylliumgefensterte Röhre (Abb. 77) kann mit Spannungen von 10—100 kV betrieben werden. Bei Wahl der entsprechenden Stufe (s. Tabelle 4) und des entsprechenden Bestrahlungstubusses (Abb. 78) wird sie allen Erfordernissen der Oberflächen- und Nahbestrahlungstherapie gerecht. Die Einhaltung der festgelegten Strahlenqualität nach Tabelle 4 wird

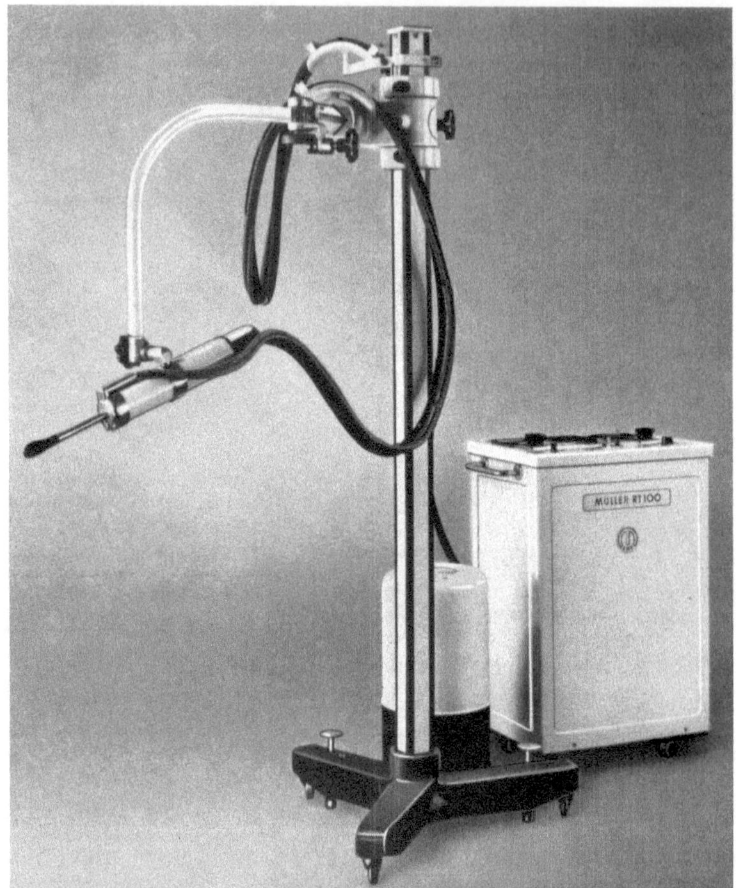

Abb. 76. RT 100 der Firma C. H. F. Müller mit Stativ und Körperoberflächentherapieröhre

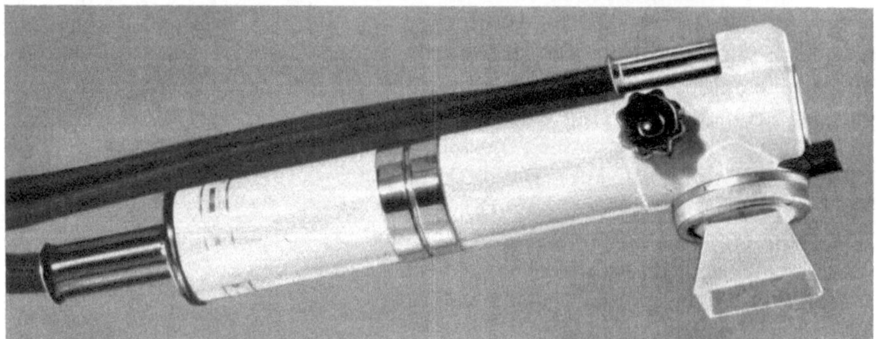

Abb. 77. Oberflächentherapieröhre zum RT 100 mit angesetztem Grenzstrahlentubus

durch Filteranzeigekästchen für 4—8 Strahlenqualitäten gewährleistet. Sie dienen der Aufbewahrung der Filterschieber und melden auf einem Leuchtfeld Spannung, Stromstärke, Dosisleistung und HWS für die gewählte Betriebsbedingung. Die Hochspannung kann nur eingeschaltet werden, wenn das Filter tatsächlich in das Röhrenschutzgehäuse eingeschoben ist (Abb. 79).

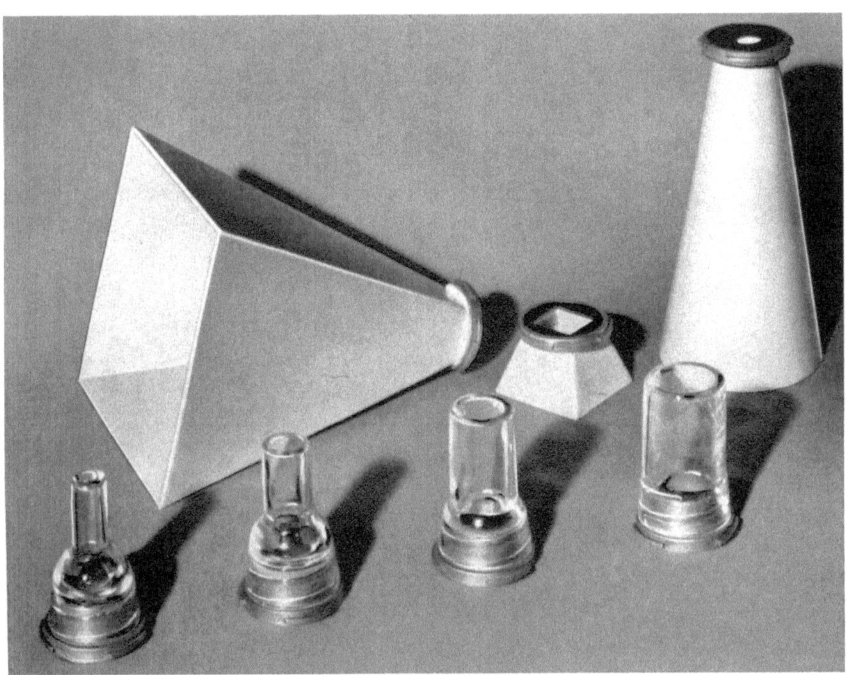

Abb. 78. Bestrahlungstubusse für die Oberflächentherapieröhre zum RT 100

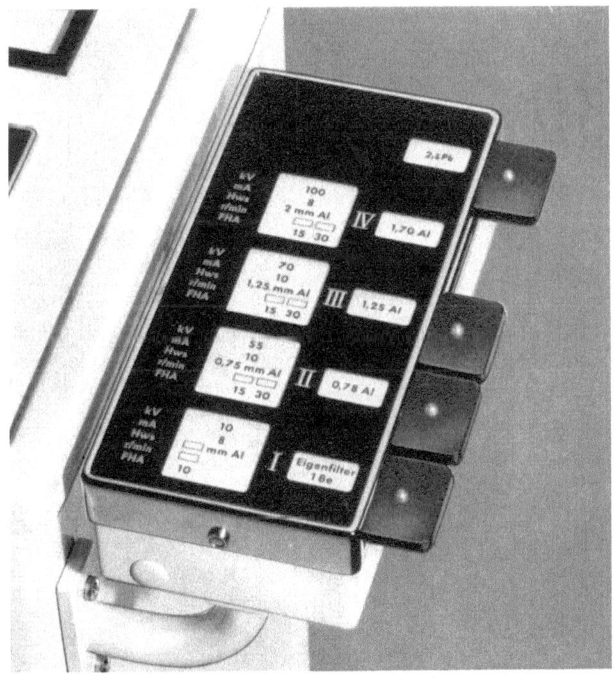

Abb. 79. Filteranzeigekästchen am RT 100

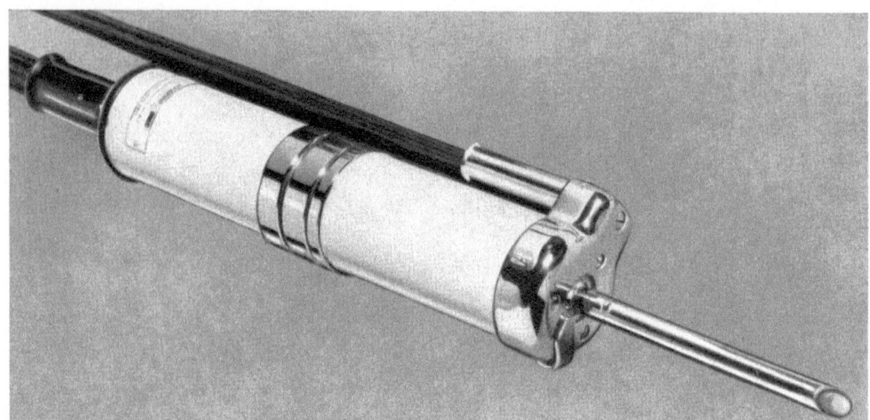

Abb. 80. Körperhöhlentherapieröhre zum RT 100

a   b

c   d

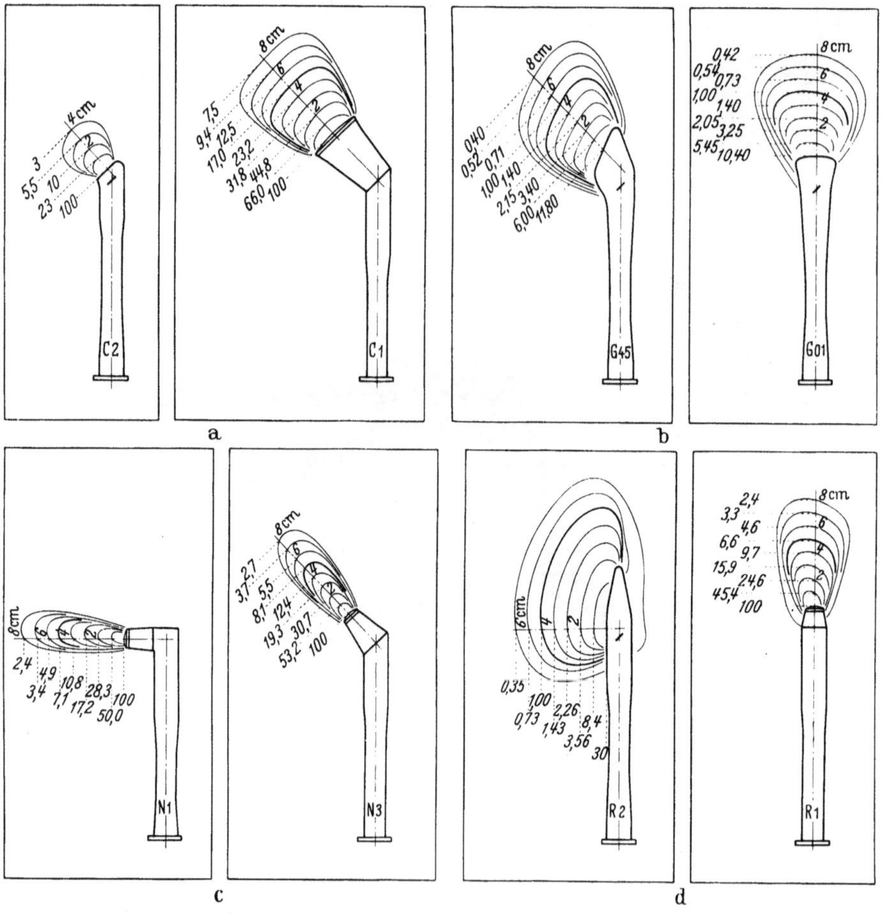

Abb. 81a—d. Bestrahlungstubusse und Dosisverteilung für die Körperhöhlentherapieröhre zum RT 100 a) für gynäkologische Bestrahlungen, b) zur Nahbestrahlung oberflächlicher Krankheitsherde, c) für Bestrahlungen im Pharynxgebiet, d) für Bestrahlungen im Rectum

β) Die Körperhöhlentherapieröhre

Die Körperhöhlentherapieröhre (Abb. 80) kann am RT 100 wahlweise mit 50 kV—5 mA, 60 kV—4 mA, 80 kV—3 mA oder 100 kV—2,5 mA betrieben werden. Der Anodenstabdurchmesser einschließlich Kühlmantel beträgt 15 mm. An Bestrahlungstubussen, die über den Anodenstab geschoben werden, stehen je eine Serie für gynäkologische Bestrahlungen (Abb. 81a), für Bestrahlungen im Pharynxgebiet (Abb. 81b), zur Nahbestrahlung oberflächlicher Krankheitsherde (Abb. 81c) sowie für Bestrahlung im Rectum (Abb. 81d) zur Verfügung.

2. Apparate für die Halbtiefen- und Tiefentherapie
a) RT 250 der Firma C. H. F. Müller

Der RT 250 (Abb. 82) liefert wahlweise kontinuierlich konstante Gleichspannung zwischen 70 und 250 kV zum Betrieb von Therapiegeräten. Er ist für

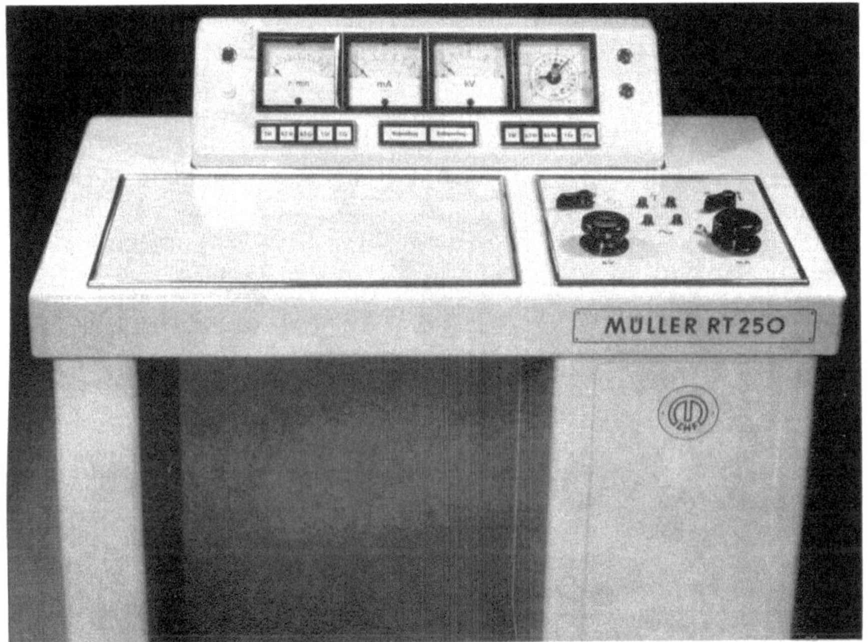

Abb. 82. RT 250 der Firma C. H. F. Müller, Schalttisch

2 Arbeitsplätze eingerichtet, wobei zum wahlweisen Betrieb entweder 2 Tiefentherapiegeräte oder 1 Tiefentherapiegerät und die Oberflächentherapie- oder Körperhöhlentherapieröhre angeschlossen werden können, wie sie sonst in Verbindung mit dem RT 100 Verwendung finden.

Alle Teile des Hochspannungserzeugers wie Transformator, Gleichrichter, Kondensatoren usw. sind in einem gemeinsamen, relativ kleinen Ölkessel untergebracht.

Der Schalttisch ist als Schreibtisch ausgebildet. Rechts der Schreibplatte befinden sich der Arbeitsplatzwähler, die Regelknöpfe für Röhrenspannung und Röhrenstrom sowie Schaltorgane zur Durchführung der Bewegungsbestrahlung mit dem TU 1. Auf einer schrägen Konsole sind die Anzeigeinstrumente für den in jede Röhrenhaube der Fa. C. H. F. Müller eingebauten Röntgenwertmesser, für Spannung, Strom und Filteranzeige sowie eine Bestrahlungsuhr angeordnet.

An Geräten für die Halbtiefen- und Tiefentherapie zum Anschluß an den RT 250 stehen zur Verfügung:

α) Einsäulen-Bestrahlungsgerät für die Stehfeldbestrahlung

Das Einsäulen-Bestrahlungsgerät verdankt seine einfache Aufstellung und hohe Standfestigkeit der Montage auf einer den Hochspannungserzeuger tragenden Grundplatte (Abb. 83). Die Röhre ist an einem längsverschiebbaren, horizontalen Arm nach allen Seiten beweglich angebracht und kann bei ausgekuppeltem Getriebe am Stativ leicht auf- und abbewegt werden. Eingekuppelt erlaubt ein großes Handrad eine feinfühlige Kompression.

Zum Gerät gehört ein Satz Bestrahlungstubusse für Focus-Haut-Abstände von 30, 40 und 50 cm sowie verschiedene Feldgrößen von 6×8—20×24 cm. Für kleine Felder sind Bleiglastubusse mit runder Öffnung von 1—4 cm ⌀ bei 30 cm FHA vorgesehen.

β) Bewegungsbestrahlungsgerät TU 1

Auf einer Grundplatte mit dem Hochspannungserzeuger als Gegengewicht ist in einem Rahmen als Hauptteil der Bewegungsmechanik des TU 1 (Abb. 84) ein Drehkörper von 125 cm ⌀ gelagert, der an einem ausfahrbaren Arm die Röhre trägt. Durch Bewegen des Drehkörpers kann der Brennfleck auf einem Kreis von 100 cm ⌀ in einem Winkel von 330⁰ um die Pendelachse herumgeführt werden. Diese liegt 80 cm über dem Boden. Der Brennfleck-Pendelachsenabstand,

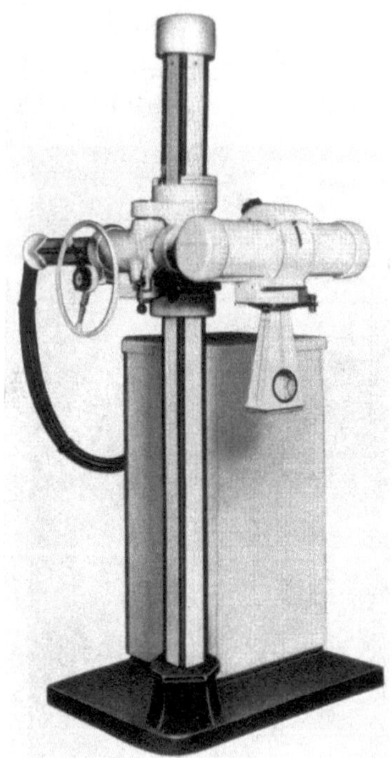

Abb. 83. Einsäulenbestrahlungsgerät der Firma C. H. F. Müller

also der Pendelradius mißt 50 cm, der tote Winkel von 30⁰ befindet sich zwischen 5 und 6 Uhr, wenn man den Drehkörper mit dem Zifferblatt einer Uhr vergleicht. Alle diese Daten sind konstruktionsbedingt gegeben und nicht veränderlich. Außer der Kreisbewegung der Röhre ist auch eine Translationsbewegung in horizontaler Richtung parallel zur Pendelachse durch motorisches Hin- und Herbewegen des Tragarmes um etwa 60 cm möglich. Dabei kann die Röhre durch eine Kuppelungsstange mit einer automatischen Steuerung verbunden werden, die bewirkt, daß der Zentralstrahl während der ganzen Translationsbewegung auf den Mittelpunkt der Kreisbewegung, also den Konvergenzpunkt, ausgerichtet bleibt, wobei ein Winkel von maximal 60⁰ beschrieben wird. Die gewünschte Winkelbewegung wird durch verstellbare Anschläge begrenzt, die für die Kreis-, also Pendelbewegung am Rande des Drehkörpers an einer Winkelteilung, für die Translationsbewegung an einer an der

Frontseite des Drehkörpers angebrachten Skala eingestellt und an entsprechenden Marken an der Geräteverkleidung bzw. am Tragarm abgelesen werden kann.

Gegenüber der Röhre befindet sich ebenfalls an einem ausziehbaren Tragarm ein aufsetzbarer Durchleuchtungsschirm mit Kassettenhalterung zur Durchleuchtung bzw. Aufnahme zur Kontrolle der Feldeinstellung. Anstelle des

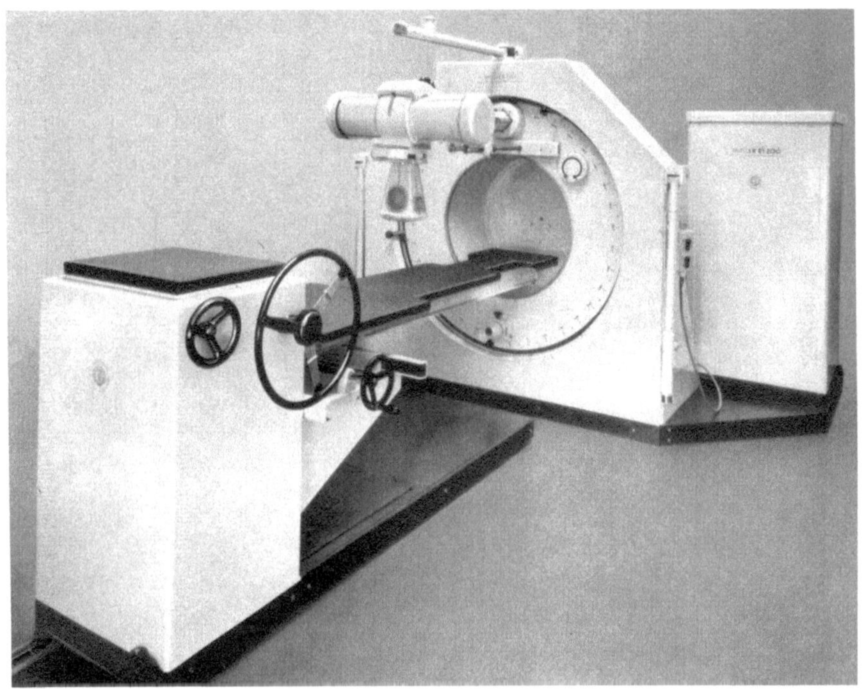

Abb. 84. Bewegungsbestrahlungsgerät TU 1 der Firma C. H. F. Müller

Leuchtschirmes kann an einem Gleitstativ die Durchstrahlungskammer zur Messung der Durchgangsdosis (vgl. S. 120) bei der Rotationsbestrahlung angeklemmt werden.

Zur Feldeinstellung dienen ein Achsenlichtvisier, das die Lage der Pendelachse anzeigt, sowie seitlich und oben am Gerät abklappbar angebrachte Lichtvisiere, deren Lichtstrahlen in Einstellstellung so justiert sind, daß sie sich mit dem Lichtstrahl des Achsenlichtvisiers im Mittelpunkt der Pendelbewegung der Röhre, also im Konvergenzpunkt, treffen.

Die Ausblendung der Feldgröße geschieht durch einen Satz auswechselbarer Steckblenden, deren Angaben sich auf Achsenfeldgrössen beziehen. Für die tangentiale Pendelbestrahlung steht eine eigene, nach dem Krümmungsradius verstellbare Tangential-Schlitzblende zur Verfügung.

Für die Durchführung der Stehfeldbestrahlung wird die Kupplungsstange abgenommen, wodurch die Röhre in der Translationsrichtung frei bewegt und durch eine Klemmschraube fixiert werden kann. Anstelle der Platte für die Steckblende können dann normale Stehfeldtubusse des Einsäulen-Bestrahlungsgerätes eingesetzt werden. Seitlich ist die Röhre am Tragarm nicht verstellbar, Schrägeinstellungen in dieser Ebene können nur durch Bewegung des Drehkörpers vorgenommen werden.

Der Lagerungstisch für den Patienten ist auf der Geräteseite freitragend und
als Ganzes parallel zur Pendelachse auf Laufschienen verschieblich.

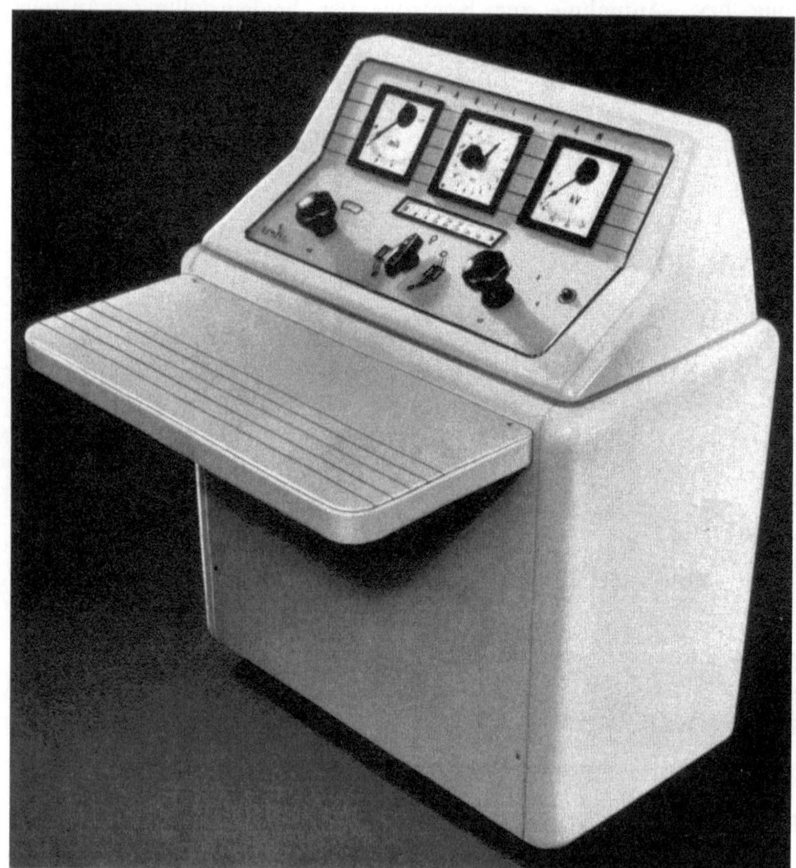

Abb. 85. Stabilipan der Siemens-Reiniger-Werke, Schalttisch

Die Tischplatte ist mittels Spindeln und Handrädern in Art eines Kreuzschlittens höhen- und seitenverstellbar, eine Neigung aus der Horizontalebene ist
nicht möglich.

b) Stabilipan der Siemens-Reiniger-Werke

Der Stabilipan (Abb. 85) ist die Apparateeinheit zur Erzeugung von Hochspannungen zwischen 50 und 250 kV für Therapieanlagen. Er besteht aus dem
Hochspannungsgenerator und dem Schalttisch.

Der Hochspannungserzeuger ist mit Trocken-Sperrschichtgleichrichtern anstelle der bisher üblichen Ventilröhren ausgerüstet und zusammen mit einem
Arbeitsplatz-Hochspannungsumschalter und allen übrigen zur Hochspannungserzeugung dienenden Bauelementen in einem Kessel unter Öl eingebaut, das durch
Wasser gekühlt wird.

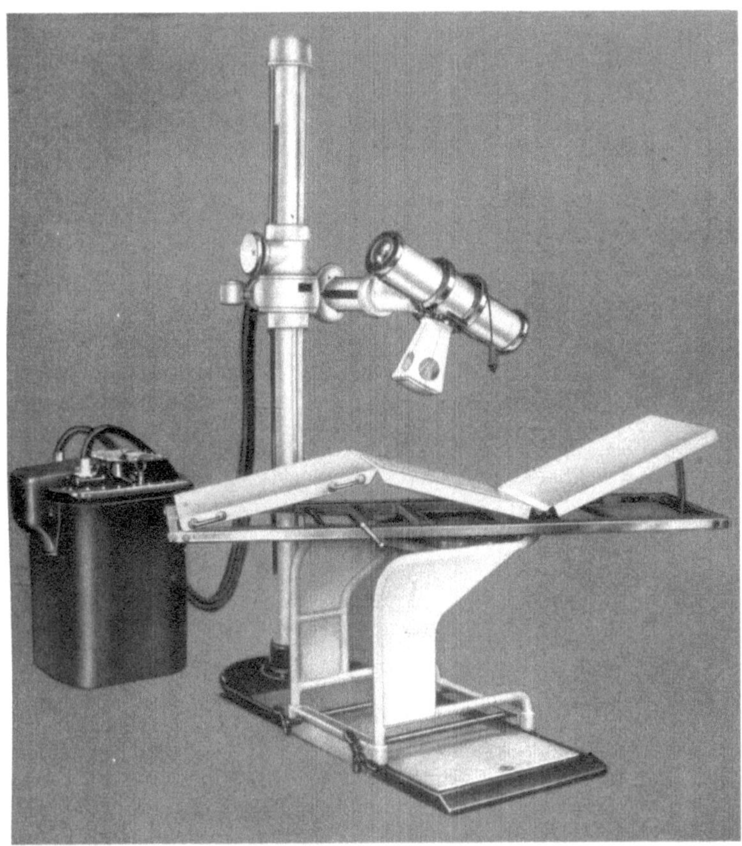

Abb. 86. Stehfeldgerät der Siemens-Reiniger-Werke

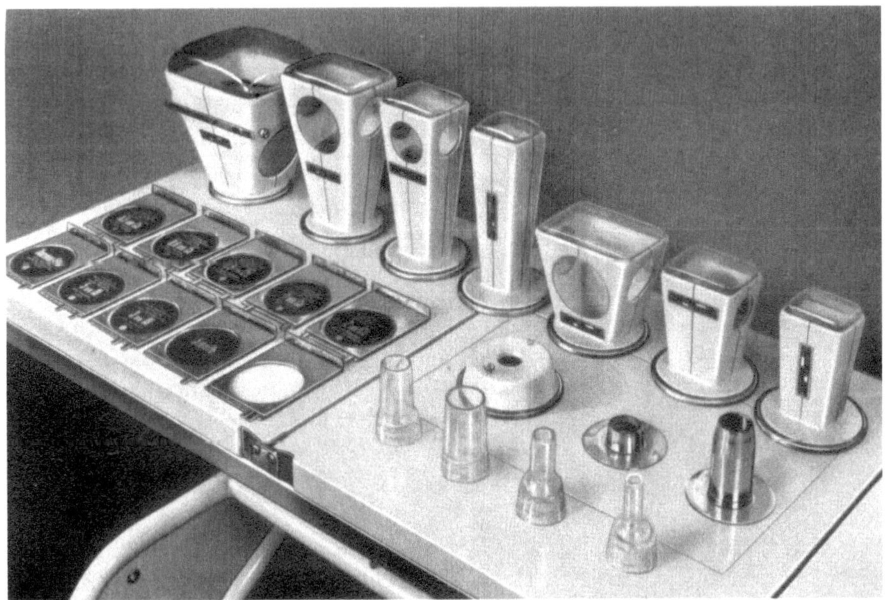

Abb. 87. Bestrahlungstubusse und Filterschieber zum Stehfeldgerät der Siemens-Reiniger-Werke

Der dazugehörige Schalttisch ist auf Rollen fahrbar und trägt vorne eine große Schreibplatte. Darüber sind auf zwei schrägen Konsolen ein Betriebsschalter für 2 Arbeitsplätze und die Schalt- und Kontrollorgane für den Betrieb der angeschlossenen Bestrahlungsgeräte angeordnet. Die eingestellten Werte werden durch eine selbsttätige Röntgenröhrenstrom- und Spannungsstabilisierung konstant gehalten.

An den Stabilipan können zum wechselweisen Betrieb angeschlossen werden:

2 Tiefentherapiearbeitsplätze oder 1 Tiefentherapiearbeitsplatz und 1 Arbeitsplatz für Oberflächen- oder Kontakttherapie, d. h. es können die Röhren des Dermopan oder des Monopan betrieben werden.

An Tiefentherapiegeräten stehen zur Verfügung:

α) Stehfeldgerät

Dieses Gerät für die Stehfeldbestrahlung mit Erzeugerspannungen bis zu 220 kV (Abb. 86) gewährt durch die Einsäulenbauweise weitestgehende Freizügigkeit in der Einstellung der gewünschten Strahlenrichtung, da die Haube

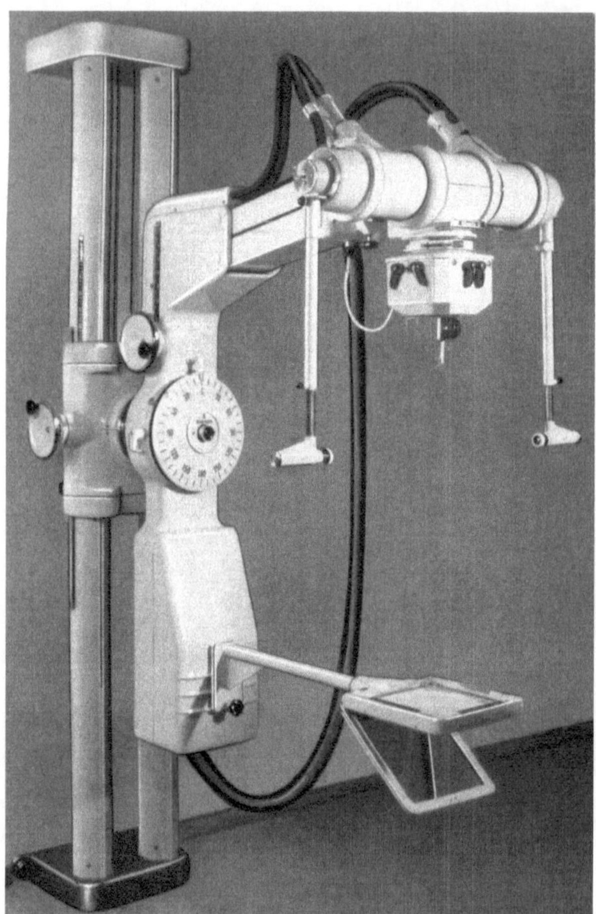

Abb. 88. Pendelgerät nach KOHLER der Siemens-Reiniger-Werke

mit der Röhre nicht nur in der Vertikalen verschieblich, sondern auch in der Horizontalen nach beiden Seiten in weitem Spielraum frei um das Stativ schwenkbar ist. Das Stativ ist mit dem Lagerungstisch auf einer gemeinsamen Grundplatte montiert, kann jedoch auch unabhängig davon mit Wandstreben geliefert werden. Abb. 87 zeigt die dazugehörigen Tubusse und Filterschieber.

β) Pendelgerät nach KOHLER der Siemens-Reiniger-Werke

Das Pendelgerät nach KOHLER ist in Abb. 88 wiedergegeben. Das Pendel, das um einen Zapfen drehbar gelagert ist, trägt an einem Ende den Pendelarm mit der Röhre, am anderen zugleich als Ausgleichsgewicht Motor und Getriebe für die Röhrenbewegung. Es ist an einem Doppelsäulenstativ in der Vertikalen in einem

Ausmaß von 80 cm höhenverstellbar. Die Arretierung in der für die jeweilige Bestrahlung optimalen Höhenlage erfolgt elektromagnetisch oder von Hand mit einer Klemmschraube.

Der Pendelradius, also die Entfernung vom Brennfleck zur Pendelachse, kann zwischen 40 und 67 cm mittels eines Handrades frei eingestellt werden, die Ablesung erfolgt an einer besonderen Skala.

Der Pendelwinkel ist in Intervallen von je 10^0 zwischen 20^0 und 340^0 wählbar. Der tote Winkel von 20^0 liegt dabei nicht an einer festen Stelle, sondern kann innerhalb eines Winkels von 60^0 je nach Bedarf verlegt werden. Dadurch wird es möglich, den für exzentrisch gelegene Herde optimalen Pendelwinkel von 220—240^0 nicht nur bei vertikaler, sondern auch bei horizontaler Pendelebene auf beiden Seiten symmetrisch anzuordnen.

Zur Ausblendung der Feldgröße dient ein Lichtvisiertubus, dessen Lichtstrahlenbündel mit dem ausfallenden Röntgenstrahlenbündel zusammenfällt. Ein im Tubus eingebautes Blendensystem gestattet die Herstellung von Feldgrößen aller Abmessungen zwischen 0—15×15 cm bei einem FHA von 40 cm auf der Hautoberfläche.

Die Feldeinstellung kann entweder nach der Methode von KOHLER mit Hilfe eines Abstandslineals oder mit Hilfe von Lichtvisieren erfolgen, wie im Kapitel über die Dosisermittlung S. 121 ff. näher ausgeführt wird. Diese sind seitlich an der Röhrenhaube angebracht und werden bei Gebrauch um 90^0 abgeklappt, so daß sie parallel zum Zentralstrahl verlaufen. Die Lichtmarken sitzen an teleskopartig ausziehbaren Stäben, die analog dem Pendelradius zwischen 40 und 67 cm verstellt werden können und deren eingravierte Marken mit denen der Skala für den Pendelradius übereinstimmen. Ferner besitzt das Gerät im Drehzapfen ein Achsenlichtvisier, das die Lage der Pendelachse anzeigt.

Zur Durchführung von tangentialer und konvergenter Pendelbestrahlung ist die Röhre in ihrer Halterung am Pendelarm in 2 Ebenen drehbar gelagert.

Für die klassische Stehfeldtherapie kann der Lichtvisiertubus abgenommen und durch die üblichen Stehfeldtubusse ersetzt werden.

Zur Lagerung findet ein Ölpumpentisch Verwendung, der auf einer Kreuzschlittenführung in 2 Ebenen verschieblich ist. Die Höhenverstellung erfolgt durch ein Teleskop, die Tischplatte ist als Ganzes durch Betätigung von Handrädern in jeder Richtung zu neigen, außerdem können Kopf- und Fußteil gesondert abgewinkelt werden. Die vielseitige Beweglichkeit ermöglicht zusammen mit ansetzbarem Zubehör wie Kopfstütze, Fußbank, Beinstützen usw. eine individuelle und optimale Lagerung für alle Erfordernisse der Bewegungsbestrahlung.

γ) Konvergenzstrahler der Siemens-Reiniger-Werke

Der Konvergenzstrahler (Abb. 89) ist am Ende eines Tragarmes an einem Wandstativ höhen- und in geringem Ausmaß auch seitenverstellbar montiert. Er kann durch Betätigung eines Handrades um die Achse des Tragarmes bis zu einem Winkel von 90^0 gedreht werden, der Röhrenablauf ist jedoch aus technischen Gründen nur bis zu einem Winkel von 60^0 nach beiden Seiten statthaft. Eine Drehung in der dazu senkrechten Ebene ist nicht möglich, der Ausgleich muß in dieser Richtung durch entsprechende Lagerung des Patienten erfolgen.

Das Prinzip des Konvergenzstrahlers besteht darin, daß die Röhre während der Bestrahlung unter gleichzeitigem Umlauf auf einem Laufkranz von der Mitte einer Kugelkalotte mit einem Radius von 45,5 cm entlang einer entsprechend

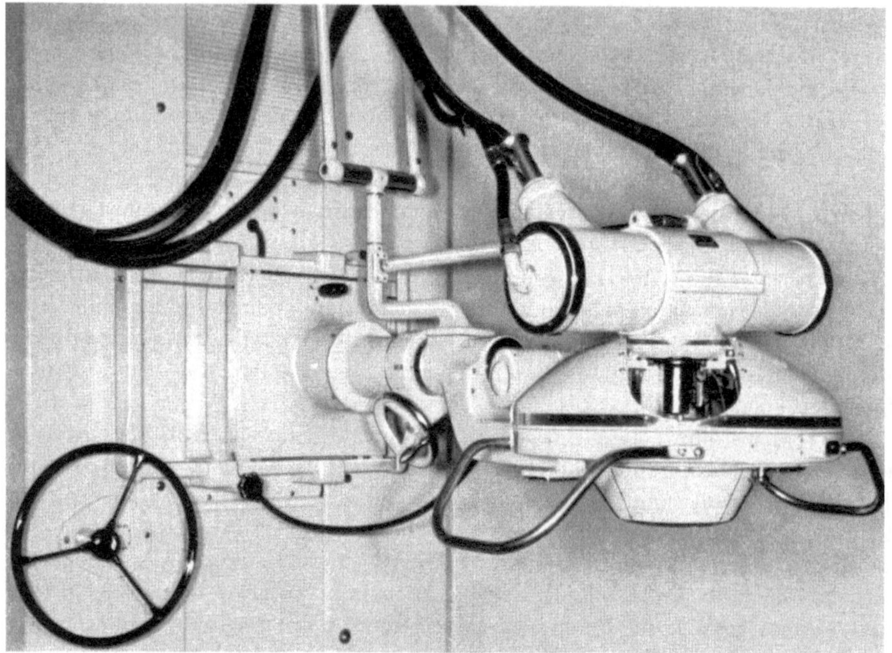

Abb. 89. Konvergenzstrahler der Siemens-Reiniger-Werke

gekrümmten Schlittenführung in 7 min innerhalb eines Winkels von 72^0 nach außen wandert bzw. wieder zurückläuft. Aus diesen beiden Bewegungen resultiert

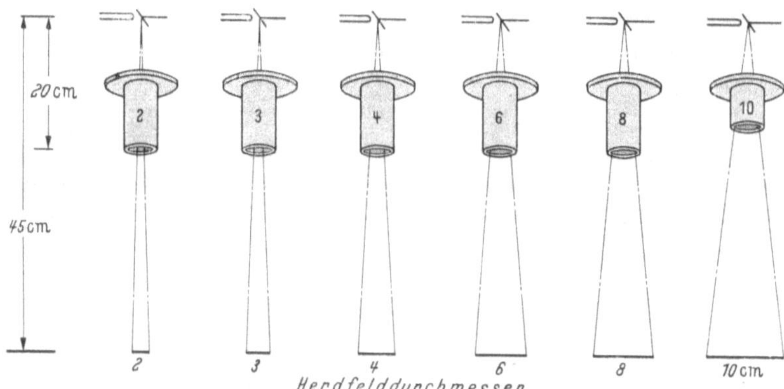

Abb. 90. Herdfeldblenden zum Konvergenzstrahler

eine Spiralbahn, wobei der Zentralstrahl stets auf den Konvergenzpunkt ausgerichtet bleibt. Die Bewegung der Röhre besorgt ein Elektromotor, der die Steigung der Spiralbahn auf der Kugelkalotte über ein Getriebe so regelt, daß eine gleichmäßige Dosisverteilung auf der Hautoberfläche gewährleistet ist, wie sie auf S. 46 dargestellt wird.

Die Ausblendung des Nutzstrahlenbündels auf Durchmesser von 2, 3, 4, 6, 8 und 10 cm im Konvergenzpunkt geschieht durch wahlweises Vorsetzen von Herdfeldblenden (Abb. 90) vor das Strahlenaustrittsfenster der Röhre. In die Herdfeldblenden ist ein Kupferfilter für eine Gesamtfilterung von 0,5 mm Cu fest eingebaut, ein Sicherungskontakt verhindert außerdem das Einschalten der Hochspannung bei fehlender oder nicht richtig eingesetzter Herdfeldblende.

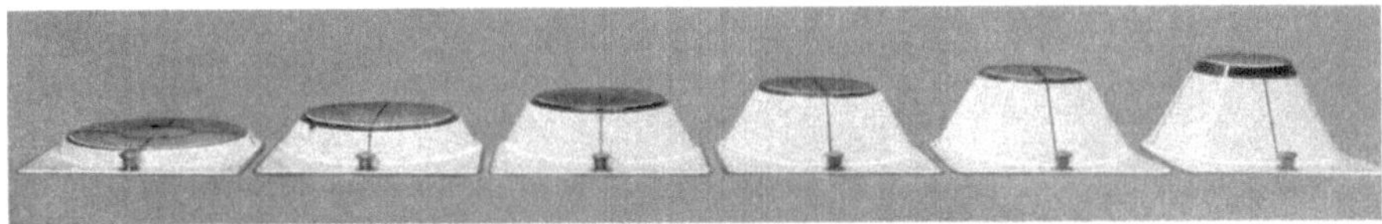

a

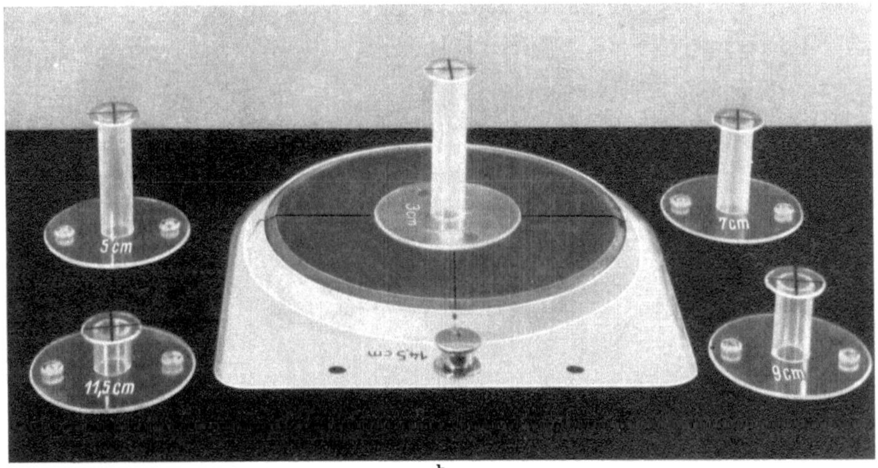

b

Abb. 91a u. b. a) Abstandstubusse zum Konvergenzstrahler; b) den Abstandstubussen entsprechende Abstandshalter. Verriegelung auf dem Abstandstubus 14,5 cm

Den Abschluß des Gerätes gegen den Patienten bilden auswechselbare Abstandstubusse (Abb. 91 a), deren Böden 3, 5, 7, 9, 11,5 und 14,5 cm vom Konvergenzpunkt entfernt sind. Mit ihrer Hilfe wird das Dosismaximum in verschiedene Körpertiefen verlegt und durch Kompression ein stets gleicher Kontakt mit dem Patienten hergestellt. Der Boden der Abstandstubusse besteht aus Celluloid und trägt in der Mitte ein Zentrierkreuz als Einstellhilfe. Als solche dienen auch Zentrierstäbe, die an den Strahler angesetzt und auf jede Tiefe zwischen Abstandstubus und Konvergenzpunkt eingestellt werden können.

Da die Bestrahlung an manchen Körperstellen, z. B. in der Supraclaviculargrube, aus anatomischen und lagerungstechnischen Gründen mit den ziemlich voluminösen, normalen Abstandstubussen nicht durchgeführt werden kann, stehen für diese Zwecke Abstandshalter aus Kunststoff (Abb. 91 b) zur Verfügung, die an den Abstandstubus für 14,5 cm angesetzt werden und eine Feldeinstellung auch an beengten Körperstellen ermöglichen.

Mit dem Konvergenzstrahler kann auch Stehfeldbestrahlung durchgeführt werden. Zu diesem Zwecke wird anstelle der Herdfeldblende eine besondere

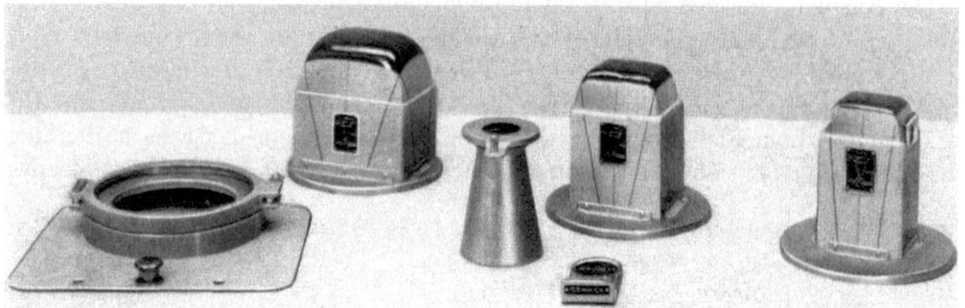

Abb. 92. Zubehör zur Durchführung der Stehfeldbestrahlung mit dem Konvergenzstrahler

Stehfeldblende mit auswechselbarem Filter, anstelle des Abstandstubusses ein Zwischenstück verwendet, an das Bestrahlungstubusse üblicher Ausführung für einen FHA von 50 cm angesetzt werden können (Abb. 92).

3. Das Betatron

Das *Betatron* oder die *Elektronenschleuder* ist eine Apparatur, in der Elektronen auf so hohe Energien beschleunigt werden, wie diese mit den üblichen Röntgenapparaturen aus Isolierungsgründen nicht gewonnen werden können.

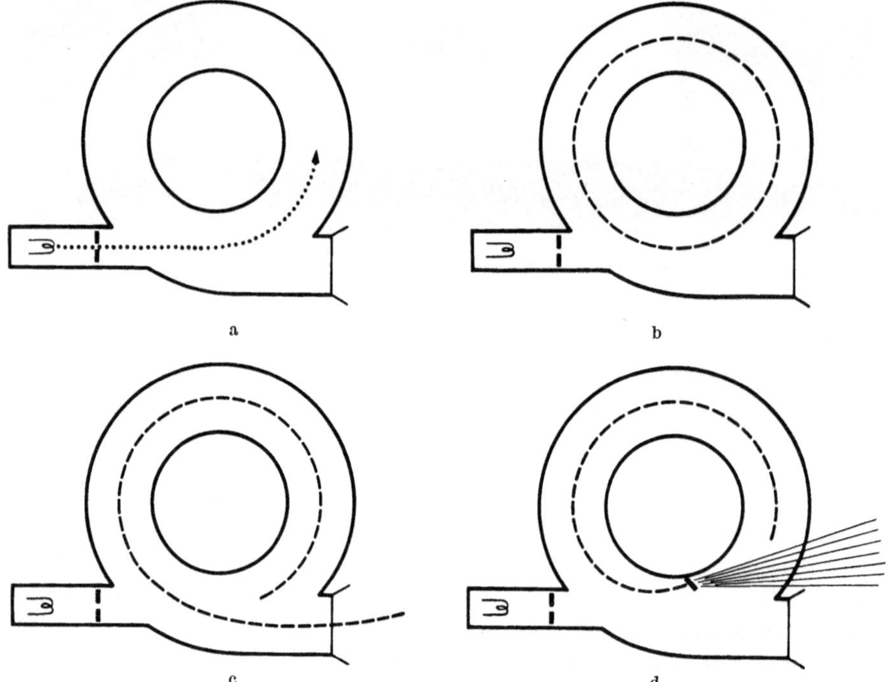

Abb. 93a—d. Schematische Darstellung der Erzeugung schneller Elektronen und ultraharter Strahlen im Betatron. a) Einschießen der Elektronen, b) Beschleunigung der Elektronen auf einer Kreisbahn, c) Ausschießen von schnellen Elektronen, d) Erzeugung ultraharter Strahlen durch Ablenkung der Elektronen auf eine Antikathode

Während in der Röntgenröhre die Elektronen die Spannungsdifferenz zwischen Kathode und Anode nur *ein*mal durchlaufen und dabei ihre Endenergie erreichen, erfolgt die Beschleunigung der Elektronen beim Betatron nach dem Prinzip der *„Vielfachbeschleunigung"*.

Sie werden durch eine besondere Vorrichtung, den Injektor, in ein luftleer gepumptes ringförmiges Keramikgefäß tangential eingeschossen und durch ein zeitlich ansteigendes Magnetfeld auf einer Kreisbahn beschleunigt. Auf dieser wird bei jedem Umlauf die Energie der Elektronen um einen kleinen Betrag erhöht, wobei je nach Bauart der Apparatur Energien bis zu mehreren 100 MeV (s. S. 2) erzielt werden.

Durch Änderung des Magnetfeldes können die Elektronen gegen eine Antikathode gelenkt werden. Dadurch entstehen Röntgenstrahlen, die durch die Gefäßwand austreten (Abb. 93 a, b, d). Diese wegen ihrer hohen Energie als ultrahart bezeichneten Strahlen unterscheiden sich von den konventionellen Strahlungen durch hohe Durchdringungsfähigkeit, straffe Bündelung und hinsichtlich ihrer Absorption im Gewebe, wie auf S. 19 näher ausgeführt ist.

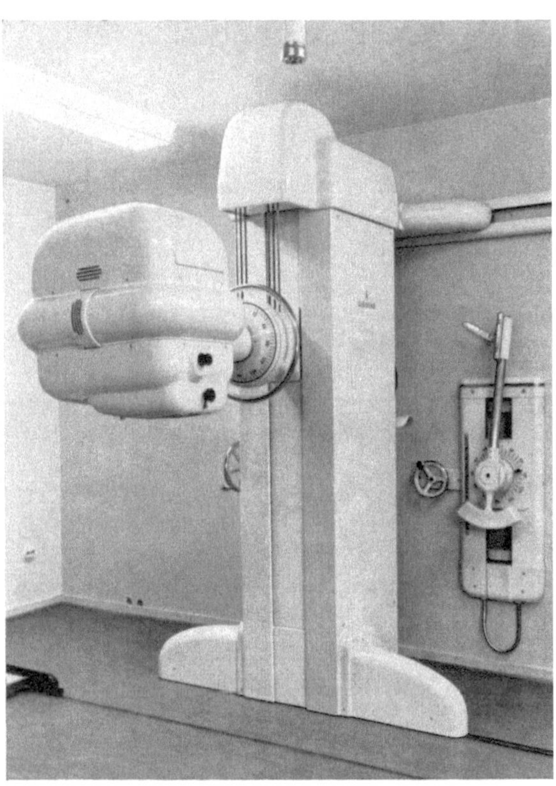

Abb. 94. Betatron der Siemens-Reiniger-Werke für 15 MeV

Es besteht aber auch die Möglichkeit, die Elektronen nach Beschleunigung nicht auf eine Antikathode zu lenken, sondern durch eine andersartige Störung des Magnetfeldes der Zentrifugalkraft folgend durch ein dünnes Fenster aus dem Gefäß austreten zu lassen und unmittelbar der Therapie nutzbar zu machen (Abb. 93 c). Der Unterschied zwischen Elektronen- und Röntgenstrahlung besteht in erster Linie darin, daß Elektronen im Gewebe eine je nach Energie begrenzte Reichweite besitzen und dadurch das daruntergelegene Gewebe absolut geschont wird. Durch Wahl der Energie kann die Eindringtiefe variiert und den Erfordernissen der Therapie angepaßt werden.

Das Betatron der Siemens-Reiniger-Werke (Abb. 94) ist so dimensioniert, daß es ultraharte Strahlen mit einer Energie von 15 MeV und Elektronenstrahlungen mit einer solchen von 4—15 MeV liefert. Während bei ersteren, wie bereits auf S. 19 dargelegt, am menschlichen Körper von 20 cm Dicke die Austrittsdosis etwa ebenso groß ist wie die Oberflächendosis, also Herde in jeder beliebigen

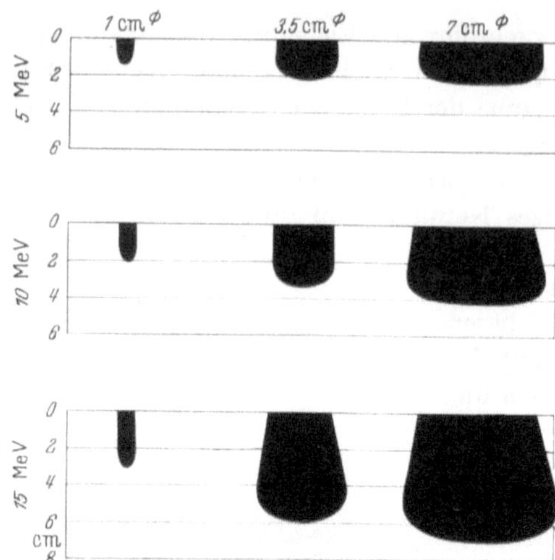

Abb. 95. Dosisverteilung bei der Bestrahlung mit schnellen Elektronen in Abhängigkeit von Energie und Feldgröße. (Nach GUND und SCHITTENHELM)

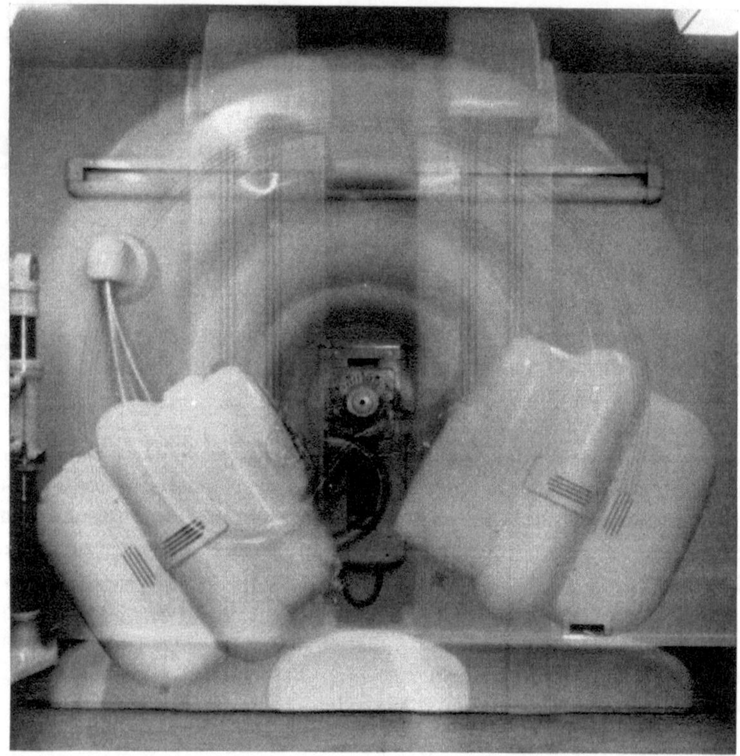

Abb. 96. Darstellung der Pendelbewegung des Betatrons

Tiefe angegangen werden können, eignen sich letztere nur für solche von 1—5 cm Tiefe unter der Hautoberfläche (Abb. 95).

Der Hauptteil des Betatrons, der Strahler, konnte bei dieser für medizinische Zwecke günstigen Dimensionierung so klein und relativ leicht gehalten werden, daß durch drehbare Lagerung an einem Turmstativ auch Pendelbestrahlung durchgeführt werden kann. Zu diesem Zwecke wird die Drehachse des Strahlers mit einer an der Wand hinter dem Stativ montierten Pendeleinrichtung gekuppelt. Die kreisförmige Bewegung setzt sich dann aus einer Vertikalbewegung und Drehung des Strahlers am Stativ und einer gleichzeitigen Horizontalbewegung des Turmes zusammen, wobei das Strahlenbündel auf die Pendelachse ausgerichtet bleibt (Abb. 96). Der größtmögliche Pendelwinkel beträgt 240°, der in jedem Falle ausreicht. Der Pendelradius kann zwischen 40 und 65 cm, die Lage der Pendelachse über dem Boden zwischen 74 und 120 cm variiert werden.

Zur Feldeinstellung dienen Lichtvisiere, die am Strahler selbst und unabhängig davon im Raum angebracht sind und deren Lichtstrahlenbündel sich im Drehpunkt schneiden. Bewährt hat sich außerdem eine neben dem Betatron angeordnete Durch-

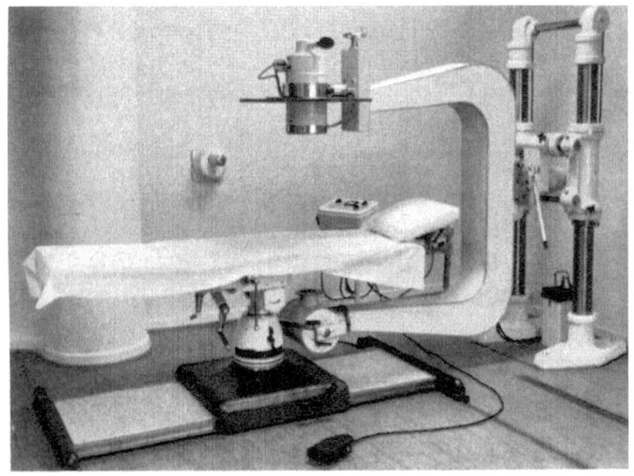

a

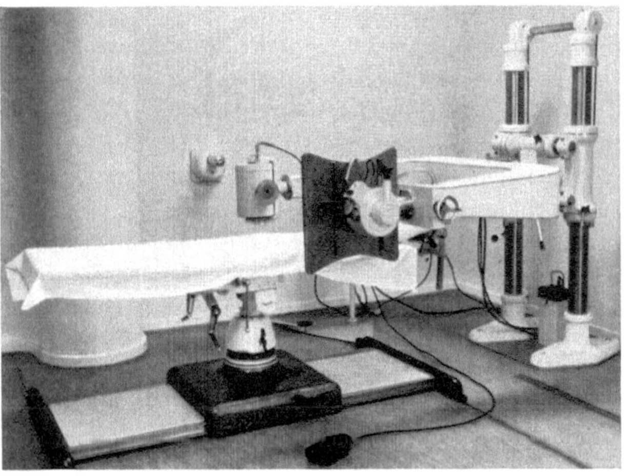

b

Abb. 97a u. b. Durchleuchtungseinrichtung mit Bildverstärker zur Feldeinstellung am Betatron a) in vertikaler b) in horizontaler Einstellrichtung

leuchtungseinrichtung, die auf den Drehpunkt des Betatrons justiert ist (Abb. 97a und b). Die Einstellung des Feldes erfolgt unter Durchleuchtung mit dem Bildwandler, dann wird der Patient mit dem Lagerungstisch in den Drehpunkt des Betatrons verschoben, womit eine genau gezielte Bestrahlung gewährleistet ist.

Für die Lagerung des Patienten findet ein Spezial-Lagerungstisch wie am Pendelgerät nach KOHLER Verwendung.

G. Dosismessung

Grundlegende Voraussetzung für jede Verabfolgung von Röntgenstrahlen auf den menschlichen Organismus ist eine exakte Dosierung, die ihrerseits eine einwandfreie Dosismessung voraussetzt. Wenn auch häufig die Lieferfirmen die ersten Messungen vor Inbetriebnahme neuer Apparaturen vorzunehmen pflegen, so hat die Verantwortung für die Dosismessung doch der jeweils bestrahlende Arzt. Es erscheint deshalb notwendig, die Grundlagen und Durchführung der Dosismessung für den praktischen Betrieb eingehend zu besprechen.

I. Allgemeiner Aufbau und Wirkungsweise von Meßeinrichtungen

In dem Bestreben, zu einer brauchbaren Dosierungsgrundlage für Röntgenstrahlen zu kommen, wurden im Laufe der letzten Jahrzehnte zahlreiche Methoden ausgearbeitet, die auf den auf S. 1 ff. beschriebenen Eigenschaften und Wirkungen von Röntgenstrahlen beruhen. Bekannt sind die sog. Radiometer von SABOURAUD-NOIRÉ und von HOLZKNECHT. Bei diesen stellte der Farbumschlag chemischer Substanzen unter Einwirkung von Röntgenstrahlen ein grobes Maß für die absorbierte Dosis dar. Die Differenzierung der Nuancen des Farbumschlags erfolgte durch Vergleich mit einer Farbskala.

Beim Quantimeter nach KIENBÖCK diente die Schwärzung photographischen Papiers nach Röntgenstrahleneinwirkung und nach Entwicklung unter bestimmten Bedingungen als Dosismaß, das an einer Vergleichsskala abgeschätzt wurde. Mit dieser Methode konnten erstmalig Tiefendosismessungen vorgenommen werden, indem Photopapier während der Bestrahlung in zugängige Körperhöhlen wie in die Scheide oder das Rectum eingelegt wurde.

Auf der Änderung der elektrischen Leitfähigkeit von Substanzen wie Selen und Tellur unter Röntgenstrahleneinwirkung beruhten das *Fürstenau*-Intensimeter und das Dosierungsgerät nach THALLER. Allen diesen Methoden hafteten große Fehlerbreiten an.

DESSAUER und GLOCKER leiteten schließlich durch ihre Messungen mit dem Elektroskop die Entwicklung der Dosismeßgeräte auf der Grundlage der Ionisation (S. 6) ein. Diese haben wegen ihrer physikalisch exakten und jederzeit reproduzierbaren Meßgrundlagen allgemein Eingang in die Praxis gefunden, seit auf dem Internationalen Radiologenkongreß in Chicago 1937 die auf dem Ionisationseffekt aufgebaute Dosiseinheit „r" international eingeführt wurde.

1. Darstellung des Meßprinzips

Da gemäß der Definition als 1 r diejenige Menge Röntgenstrahlen bezeichnet wird, die in 1 cm³ Luft unter bestimmten Bedingungen eine bestimmte Anzahl von Ionenpaaren erzeugt, geht es also bei der praktischen Dosismessung darum, die Anzahl der durch Röntgenstrahlen je cm³ Luft gebildeten Ionenpaare zu messen. Dies erfolgt in der Weise, daß ein bekanntes Volumen Luft, das in einer sog. „*Meßkammer*" gegen den umgebenden Luftraum abgegrenzt ist, der zu messenden Röntgenstrahlung ausgesetzt wird, wodurch Ionisation eintritt, d. h. die Luftmoleküle in gleichviel positiv und negativ geladene Teilchen zerlegt werden. Je energiereicher die zu messende Röntgenstrahlung ist und je länger das Luftvolumen in der Meßkammer einer Strahlung ausgesetzt wird, desto mehr

Luftmoleküle werden in positiv und negativ geladene Ionen gespalten. Da bekannt ist, wie viele Ionen aus Luftmolekülen durch die Röntgenstrahlenmenge von 1 r erzeugt werden, kann umgekehrt aus der Zahl der entstandenen Ionen die Anzahl „r" errechnet werden, die zu ihrer Erzeugung erforderlich waren.

Die Zählung der gebildeten Ionenpaare erfolgt indirekt in der Weise, daß das ionisierte, zur Messung bestimmte Luftvolumen in der Meßkammer in ein elektrisches Feld gebracht wird. Dies geschieht praktisch dadurch, daß die Umhüllung der Meßkammer leitend gemacht wird und so die eine Elektrode darstellt, während als zweite Elektrode ein Metallstift oder ein Metallteller, gegen die Umhüllung gut isoliert, in den Meßluftraum der Kammer eingebracht wird. Setzt man die beiden Elektroden durch Anschluß an eine Gleichstromquelle unter Spannung, so wandern die positiven Ionen zur negativen Elektrode, die negativen Ionen zur positiven Elektrode und geben dort ihre Ladung ab. Dadurch wird entweder ein Kondensator aufgeladen oder in einem stromdurchflossenen System, z. B. in einem Meßwiderstand, eine Spannungsänderung hervorgerufen. Die Kondensatorladung bzw. die Spannungsänderungen im Meßwiderstand können alsdann durch ein parallelgeschaltetes Elektrometer gemessen und bei entsprechender Eichung der Meßskala direkt als „r-Wert" abgelesen werden.

Voraussetzung für eine gültige Messung ist jedoch, daß alle entstehenden Ionen die ihnen zugeordnete Elektrode erreichen und dort ihre Ladung abgeben. Um dies zu gewährleisten, muß an die Elektrode so viel Spannung gelegt werden, daß das innerhalb der Meßkammer am entferntesten gelegene Ion mit Sicherheit noch an die entgegengesetzt geladene Elektrode angezogen und damit bei der Messung erfaßt wird. Die dazu erforderliche Spannung heißt „Sättigungsspannung".

Zu jeder Meßeinrichtung gehören demnach als wesentliche Bestandteile eine Meßkammer, die die Luft enthält, deren Ionisation gemessen werden soll, und ein Meßinstrument, das den gemessenen Wert anzeigt.

2. Beschreibung und Verwendungsbereich von Meßkammern

Der Bau von Meßkammern ist keineswegs so einfach, wie es den Anschein hat. Nach der Definition des „r" erfolgt das Messen der Ionisation in Luft ohne jede zusätzliche Rückstreuung aus der Umgebung durch andere Elemente. Um das

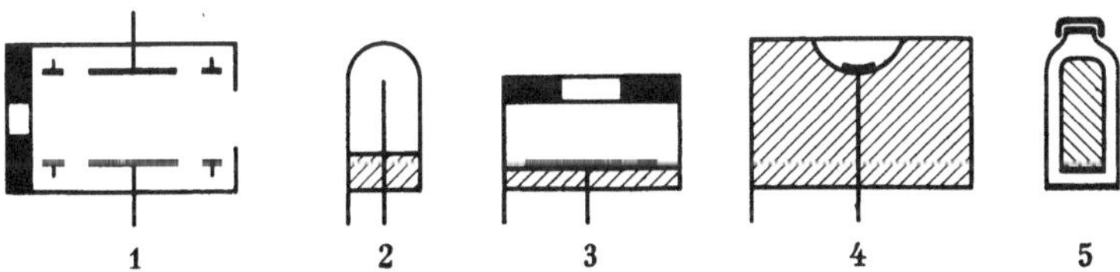

Abb. 98. Schematische Darstellung der gebräuchlichen Meßkammern. *1* Faßkammer; *2* Fingerhutkammer; *3* Topfkammer; *4* Phantomkammer; *5* Kondensatorkammer. (Nach Wachsmann)

zu messende Luftvolumen gegen die umgebende Luft abzugrenzen, muß daher für die Kammerwandung ein Material verwendet werden, das die gleichen Eigenschaften hinsichtlich der Rückstreuung besitzt wie Luft. Dieses Material wurde in Bakelit mit Magnesium und anderen Zusätzen gefunden und wird als „Luftwändematerial" bezeichnet. Jede Kammer muß zwei gut gegeneinander isolierte Elektroden haben, wovon eine die Kammerwand darstellt. Nach Bauart und Verwendungsbereich unterscheidet man folgende, für die praktische Dosimetrie üblichen Meßkammern (Abb. 98).

6*

a) Die Faßkammer

Bei der Faßkammer wird das zu messende Luftvolumen durch geeignete Anordnung von Blenden und Elektroden gegen den übrigen Luftraum abgegrenzt, wodurch jegliche Wandeinflüsse vermieden werden und die Kammer wellenlängenunabhängig mißt. Da das Meßverfahren mit Faßkammern aus hier nicht angeführten Gründen ziemlich umständlich und zeitraubend ist, finden Meßeinrichtungen mit Faßkammern nur zu Labor- und vergleichenden Eichmessungen Verwendung (Abb. 98, 1).

b) Die Fingerhutkammer

Die Fingerhutkammer ist eine nach ihrer Form benannte Kleinkammer und stellt wegen ihrer vielseitigen Verwendbarkeit die Standardkammer im praktischen Röntgenbetrieb dar (Abb. 98, 2).

c) Die Topfkammer

Der zur Messung dienende Luftraum ist bei der Topfkammer in ein kleines, topfähnliches Gehäuse eingeschlossen, das nur an der Oberseite ein Strahleneintrittsfenster aufweist. (Abb. 98, 3).

d) Die Phantomkammer

Der zu messende Luftraum ist bei der Phantomkammer in einen etwa körperäquivalenten Streukörper aus Paraffin eingebettet, so daß bei Messung der Ionisation der eingeschlossenen Luft nicht nur die Primärstrahlung, sondern auch die Streuzusatzstrahlung des Phantomkörpers erfaßt wird. Mit dieser Kammer kann demnach nur die *Oberflächendosis* = Einfallsdosis + Streuzusatzdosis, nicht aber die Einfallsdosis allein gemessen werden (Abb. 98, 4).

e) Die Streustrahlenkammer

Bei Streustrahlen handelt es sich um sehr kleine Dosisbeträge in der Größenordnung von Milliröntgen (= Tausendstelröntgen). Um bei den relativ wenigen Ionisationen, die durch diese geringen Strahlenenergien ausgelöst werden, noch auswertbare Meßwerte zu erhalten, verwendet man für die Streustrahlenmessung Kammern mit großem Luftinhalt (Abb. 102, 5).

f) Die Kondensatorkammer

Die Kondensatorkammer unterscheidet sich von den übrigen Kammern dadurch, daß sie nicht mit einem Meßinstrument ständig verbunden ist. Sie besteht aus einem äußeren Mantel — meist in Kugel- oder Zylinderform —, in den eine gleichgestaltete, aber kleinere Kugel bzw. ein kleinerer Zylinder, durch Bernsteinsplitter isoliert, eingelagert ist. Die beiden konzentrischen Hüllen stellen einen Kondensator dar, der durch Anschluß an ein geeignetes Gerät auf eine bestimmte Kapazität aufgeladen wird. Wenn nun die so geladene Kammer Röntgenstrahlen ausgesetzt wird, findet durch die Ionisation im Luftraum zwischen den Kondensatorwänden Entladung statt. Das Maß der Entladung ist proportional der eingestrahlten Dosis und gibt diese somit an. Kondensatorkammern werden in verschiedenen Größen und Kapazitäten hergestellt (Abb. 98, 5).

3. Meßinstrumente

Die mit den Meßkammern leitend verbundenen Meßinstrumente bestehen in der Hauptsache aus hochempfindlichen Elektrometern, die kleinste Ströme anzuzeigen vermögen. Die Skalen dieser Elektrometer sind meist nach „r-Wert" geeicht, so daß eine direkte Ablesung ohne Umrechnung erfolgen kann. Im einzelnen werden die Instrumente bei der Besprechung der Dosimeter erläutert.

4. Meßmethoden

Man unterscheidet grundsätzlich 2 Meßmethoden: a) die *Dosis*messung b) die *Dosisleistungs*messung.

Bei der Dosismessung, man spricht auch von integrierender oder fortlaufender Dosismessung, wird der in der Meßkammer während der Dauer der Bestrahlung durch Ionisation entstehende Stromfluß auf einen Kondensator geleitet, wodurch dieser immer mehr aufgeladen wird. Das mit diesem verbundene Meßinstrument zeigt dabei kontinuierlich den jeweiligen Ladungszustand des Kondensators und damit die in der Kammer absorbierte Strahlung in „r" an. Die exakte Ablesung der erreichten r-Zahl erfolgt nach Abschaltung der Röntgenstrahlung, wodurch die Instrumentenanzeige zum Stillstand kommt. Vor jeder neuen Messung wird der Kondensator durch Erdung entladen, die Instrumentenanzeige geht dann auf den Null-Wert zurück.

Will man wissen, wieviel r in der Zeiteinheit, z. B. in 1 min, in die Meßkammern eingestrahlt wurden, muß die gemessene Dosis durch die Anzahl der Minuten dividiert werden, in denen sie zustande kam. Man erhält so die *Dosisleistung* in r/min.

Die *Dosisleistung* kann auch ohne Umweg über die integrierende Dosismessung direkt gemessen werden. In diesem Fall wird der durch die Ionisation in der Meßkammer unter dem Einfluß von Röntgenstrahlen entstehende Stromfluß nicht auf einen Kondensator, sondern auf einen geeigneten Meßwiderstand geleitet und ruft dort Spannungsänderungen hervor. Das mit dem Widerstand verbundene Meßgerät zeigt dann laufend die jeweils herrschenden Spannungsverhältnisse, umgerechnet in r/min, an. Das Instrument gibt dann laufend so vieler an, wie in der Meßkammer zur Wirkung kämen, wenn die auf sie einwirkende Röntgenstrahlung 1 min lang absolut gleichbliebe. Da demnach jeweils der augenblicklich herrschende „r/min-Zufluß" gemessen wird, spricht man auch von *Momentandosismessung*. Wird der r/min-Zufluß 0, d. h. die Röntgenstrahlung von der Meßkammer weggenommen, geht auch die Spannung im Meßwiderstand auf die Ausgangslage und damit das Meßinstrument auf den Ausgangswert „0" von selbst zurück; es ist sofort wieder meßbereit.

II. Die zur Zeit in Deutschland gebräuchlichen Dosimeter

1. Der Siemens-Universaldosismesser

Der Siemens-Universaldosismesser ist in Verbindung mit seinen Meßkammern für ·alle in der Röntgentherapie vorkommenden Strahlenbereiche geeignet. Er gestattet nicht nur eine integrierende Dosismessung, sondern durch einfache Umschaltung auch die direkte Dosisleistungsmessung, was für die praktische

Dosierung zeitsparend und einfach ist. Die Wirkungsweise des Universaldosismessers entspricht der Beschreibung des vorhergehenden Abschnitts (S. 85) und ist in Abb. 99 a für integrierende, Abb. 99 b für Dosisleistungsmessung schematisch dargestellt.

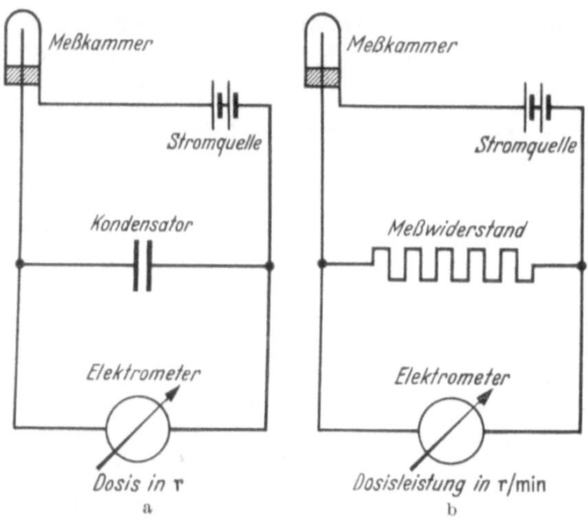

Abb. 99a u. b. Schematische Darstellung des Meßvorgangs beim Siemens-Universal-Dosismesser a) bei integrierender Dosismessung, b) bei Dosisleistungsmessung

Der Universaldosismesser besteht aus dem Meßinstrument, dem Meßkabel und einem Satz Meßkammern für verschiedene Strahlenbereiche (Abb. 100). An Zubehör stehen Metallbodenstativ für Fingerhutkammer und Meßinstrument, ein Halbwertschichtmesser und ein Radiumstandard zur Nachprüfung der einwandfreien Funktion des Meßgerätes zur Verfügung.

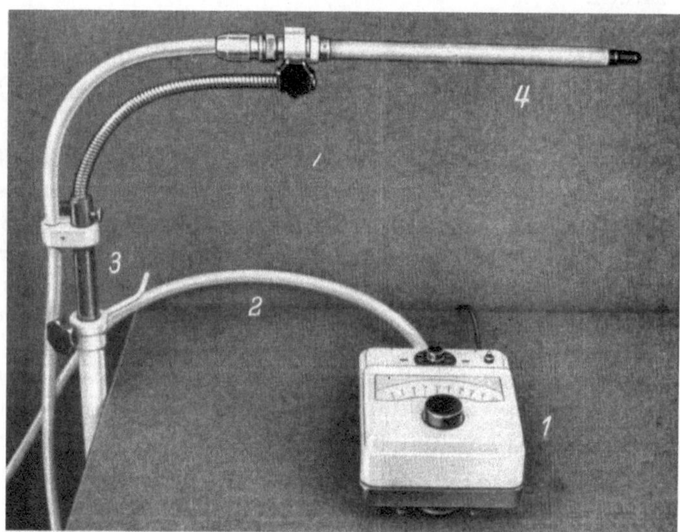

Abb. 100. Siemens-Universal-Dosismesser. *1* Meßinstrument; *2* Meßkabel; *3* Stativ; *4* Fingerhutkammer

a) Das Meßinstrument

Das Meßinstrument (Abb. 101) vereinigt in einem staubdicht abgeschlossenen Preßstoffgehäuse alle wichtigen Bauelemente. Der Anschluß erfolgt direkt an Wechselstrom von wahlweise 125 oder 220 V, der im Gerät in Gleichstrom von geeigneter Spannung für den Betrieb von Meßkammer und Meßwerk umgeformt wird. Als weitere Bestandteile enthält das Meßinstrument Meßkondensatoren und Meßwiderstände, die über den sog. „Meßbereichsumschalter" wahlweise auf das

„Meßwerk" geschaltet werden können. Letzteres besteht in einem hochisolierten und sehr empfindlichen Quadrantenelektrometer, dessen Anzeige über einen Spiegel mit einer Lichtmarke erfolgt, die auf eine Ableseskala projiziert wird. Die Ableseskala zeigt 4 Meßbereiche: Die beiden oberen mit der Bezeichnung „20 r/min" und „200 r/min" dienen der *Dosisleistungsmessung*, die beiden unteren mit den Bezeichnungen „200 r" und „1000 r" der *integrierenden* Dosismessung.

Die Einschaltung der Meßbereiche erfolgt mit dem bereits erwähnten Meßbereichsumschalter, der jeweils so gedreht wird, daß seine weiße Dreiecksmarke auf die entsprechende Meßbereichsangabe zeigt. Außerdem sind noch 2 Eichstellungen vorgesehen, deren Bedeutung und Handhabung später erläutert wird (S. 90).

Da Luftfeuchtigkeit die Isolation beeinträchtigt und Selbst-Ablauf des Instruments verursachen kann, ist im Boden des Gehäuses eine auswechselbare „Entfeuchterkapsel" eingeschraubt, die mit „*Silica-Gel*", einer stark wasseranziehenden Substanz, gefüllt ist. Verliert dieses seine tiefblaue Farbe und wird rötlich, muß es ausgewechselt werden. Durch Erhitzen in einem Brutschrank

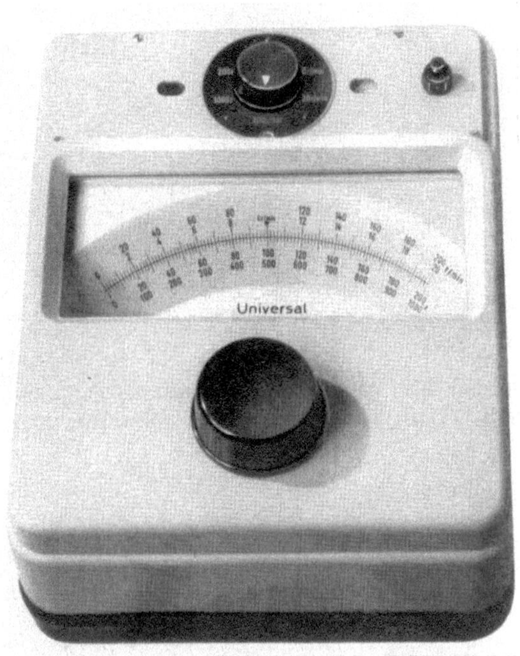

Abb. 101. Meßinstrument des Siemens-Universal-Dosismessers

oder Trockensterilisator auf 200⁰ für die Dauer von 15 min kann es beliebig oft regeneriert und nach Ausblasen des sich bildenden feinen Kristallstaubes wieder verwendet werden.

Zum Anschluß an das Meßkabel trägt das Gehäuse an der Stirnseite ein bernsteinisoliertes Anschlußstück, das vor Staub, Feuchtigkeit und Verkratzen sorgfältig zu schützen ist und bei Nichtgebrauch mit einer Metallkapsel verschlossen wird.

b) Das Meßkabel

Der Verbindung der im Strahlengang liegenden Meßkammer mit dem strahlengeschützt aufgestellten Meßinstrument dient ein biegsames, hochisoliertes Kabel, das an seinen Enden bernsteinisolierte Schraubverschlüsse trägt. Ist das Kabel außer Gebrauch, so sind die Endverschlüsse mit Metallkappen zu verschließen oder gegenseitig zu verschrauben, um sie vor Beschädigung und Verschmutzung zu schützen. Das Kabel wird zweckmäßig immer in großen Schleifen gelegt und auch in großen Schleifen auf einem besonderen, halbrunden Gestell aufgehängt, da starke Verbiegungen bereits nach kurzer Zeit Brüche im Kabel verursachen können.

c) Die Meßkammern

Den Satz der gebräuchlichsten Ionisationskammern zum Siemens-Universal-
dosismesser zeigt Abb. 102. Die Fingerhutkammer und die Streustrahlenkammer

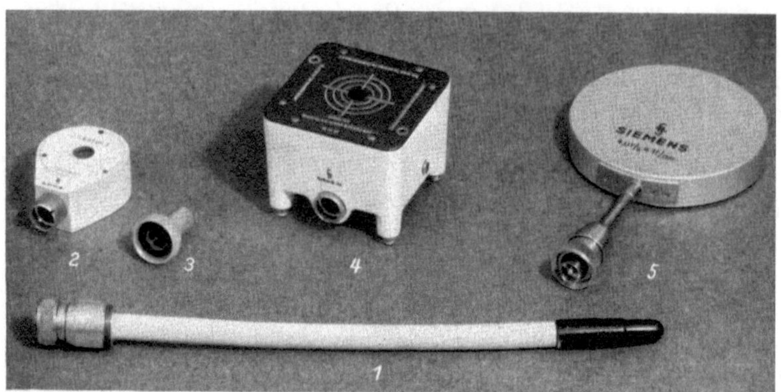

Abb. 102. Meßkammern zum Siemens-Universal-Dosismesser. *1* Fingerhutkammer mit Stiel; *2* Topfkammer;
3 Verbindungsstück; *4* Phantomkammer; *5* Streustrahlenkammer

werden direkt, die übrigen Spezialkammern mit Hilfe eines Zwischenstückes an
das Meßkabel und damit das Meßinstrument angeschlossen.

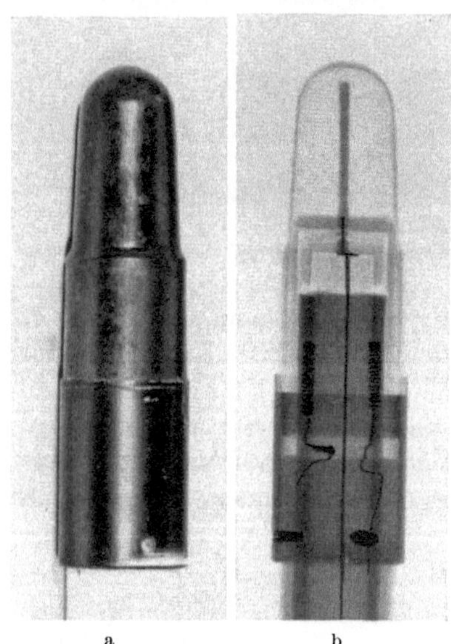

a   b

Abb. 103a u. b. Aufbau der Fingerhutkammer
des Siemens-Universal-Dosismessers. a) Realaufnahme; b) Röntgenaufnahme

α) Die Fingerhutkammer

Die Fingerhutkammer ist die Standard-
kammer für Meßbereiche von 80 bis 400 kV,
und zwar sowohl für Frei-Luft-Messungen
als auch für Phantommessungen, da die
dabei entstehende Sekundärstrahlung zuverlässig mitgemessen wird (Abb. 103). Die
Fingerhutkammer schließt einen Luftraum
von genau 5 cm³ ein. Die Ableseskala des
Meßinstrumentes ist auf diese Kammer
abgestimmt, d.h. sie gestattet eine direkte
Ablesung nur bei Verwendung von Meßkammern mit 5 cm³ Rauminhalt. Die Fingerhutkammer sitzt auf einem 40 cm langen
biegsamen Gummistiel, um sie bei Messungen
an Körperoberflächen oder in Körperhöhlen
bequem allen Lagen anpassen zu können.
Bei letzteren Messungen wird ein Gummifingerling übergezogen, für Messungen in
Wasserphantomen und ähnlichen flüssigen
Medien hat es sich bewährt, den Gummistiel
unmittelbar unterhalb des Kammeransatzes dick mit Vaseline einzufetten, den
Gummifingerling darüber hinwegzuziehen und mit einem starken Faden in mehreren Lagen abzubinden. Die Kammer ist so gegen das Eindringen von Feuchtigkeit
zuverlässig geschützt. Für Frei-Luft-Messungen kann der Gummistiel durch ein

Überwurfrohr versteift werden, auf das als Schutz bei Nichtgebrauch der Kammer eine Kappe aufgesetzt wird.

β) Die Becherkammer

Für Messungen kleiner Dosisbeträge, z. B. der Durchgangsdosen bei der Bewegungsbestrahlung, dient die Becherkammer, die mittels Zwischenstück angeschlossen wird. Sie entspricht in allem der Fingerhutkammer, schließt jedoch ein 6mal größeres Luftvolumen, also 30 cm³, ein. Da die Ableseskala des Meßinstrumentes auf ein Volumen von 5 cm³ = $^1/_6$ von 30 cm³ geeicht ist, müssen die mit der Becherkammer gemessenen Werte mit $^1/_6$ multipliziert werden. Diese Zahl heißt *Kammerfaktor* und ist auf der Kammer angegeben.

γ) Die Topfkammer

Die Topfkammer dient der Messung der *Einfallsdosis* im Bereich von 30 bis 100 kV, also vorwiegend von Strahlungen der Oberflächentherapie und der Diagnostik. Ihr Volumen beträgt 5 cm³, der Kammerfaktor ist demnach 1, eine Korrektur der Ablesung entfällt.

Boden und Seitenwände der Topfkammer sind strahlengeschützt, so daß die Kammer zur Messung auf jede Unterlage gelegt werden kann, da die Sekundärstrahlung nicht mitgemessen wird. Die Topfkammer ist daher ausschließlich zur Messung von *Einfallsdosen* geeignet. Der Anschluß erfolgt mittels Zwischenstück.

δ) Die Grenzstrahlenkammer

Die Grenzstrahlenkammer gleicht in allen Dingen der Topfkammer. Da jedoch bei Grenzstrahlen sehr hohe Dosisleistungen auftreten, reichen die Meßskalen des Instrumentes zur unmittelbaren Ablesung nicht mehr aus, deshalb werden die Strahleneintrittsöffnung und das Meßvolumen kleiner gehalten. Das abgelesene Meßergebnis muß dann mit dem auf der Kammer eingravierten „Kammerfaktor" multipliziert werden.

Da Grenzstrahlen dem Abstandsgesetz nicht gehorchen, muß die Messung stets im Bestrahlungsabstand erfolgen. Eine Umrechnung auf andere Focus-Haut-Abstände wie bei den übrigen Strahlenbereichen ist nicht statthaft. Außerdem ist darauf hinzuweisen, daß wegen außerhalb der Meßeinrichtung liegender Bedingungen an die Meßgenauigkeit nicht so hohe Anforderungen gestellt werden dürfen wie bei den anderen Kammern. Der Anschluß erfolgt über das Zwischenstück.

ε) Die Phantomkammer

Die Phantomkammer dient zur Messung von *Oberflächendosen* (also Einfallsdosis plus Streuzusatzdosis) bis maximal 60 kV. Sie findet daher Verwendung für Messungen im Bereich der Oberflächentherapie und insbesondere der Nahbestrahlung. Der Durchmesser der Einfallsfelder muß zwischen 16 mm und 50 mm betragen. Wegen der bei diesen Messungen auftretenden hohen Dosisleistungen hat die Phantomkammer ein kleines Wirkvolumen an Luft, so daß wiederum die abgelesenen Werte mit dem „Kammerfaktor" multipliziert werden müssen.

ζ) Die Streustrahlenkammer

Da es sich bei der Streustrahlenmessung um extrem kleine Dosisbeträge handelt, besitzt die Streustrahlenkammer ein großes Meßvolumen. Die abgelesenen Werte sind daher nach den auf der Kammer angegebenen Faktoren umzurechnen.

d) Inbetriebnahme, Bedienung und Fehlerquellen

Um das Dosimeter stets meßbereit zu halten, wird es an einem möglichst trockenen Ort aufbewahrt. Ferner ist stets darauf zu achten, daß das in der Entfeuchterkapsel befindliche Blau-Gel nicht verbraucht ist. Bei beginnender Entfärbung ist dieses auszutauschen. Außerdem wird man das Instrument etwa $1/_2$ Std vor Beginn der Messung unter Strom setzen, um eine ausgeglichene Erwärmung zu gewährleisten, die ein häufiges Nacheichen während des Betriebes überflüssig macht.

Die Aufstellung muß strahlengeschützt, meist im Schalthaus, waagerecht und erschütterungsfrei erfolgen. Da Kondensatoren eingebaut sind, würden auftreffende Röntgenstrahlen zusätzlich mitgemessen; ein falsches Ergebnis wäre die Folge. Mittels des Meßkabels wird das Meßinstrument mit der für die beabsichtigte Messung erforderlichen Kammer, die in den Strahlengang gebracht wird, verbunden.

Beim Anschluß an das Lichtnetz ist zu beachten, daß das Instrument auf die verwendete Netzspannung eingestellt ist. Sodann wird der Meßbereichumschalter auf die Bezeichnung „100 r" gedreht. Der Lichtzeiger spielt dann auf die Null-Marke der Ableseskala ein. Bei Abweichung wird die Null-Punkt-Einstellung an einem schwarzen Knopf unter dem Skalenfenster nachreguliert.

Vor der Messung muß das Meßinstrument so eingestellt = geeicht werden, daß ein in ihm eingebautes Standard-Radium-Präparat unter den jeweils am Meßort zur Meßzeit herrschenden atmosphärischen Bedingungen den gleichen Wert anzeigt, der für dieses Präparat bei einer Temperatur von 0^0 C und einem Luftdruck von 760 mm Hg bekannt ist. Dadurch sind für die folgende Messung die durch Temperatur und Barometerstand bedingten Abweichungen ausgeschaltet. Zur Eichung wird der Meßbereichumschalter auf die Stellung „Cr/min" gestellt. Dadurch werden Meßkabel und Meßkammer abgeschaltet und das Standard-Radium-Präparat angeschlossen. Durch Drehen einer Scheibe am Boden des Gehäuses wird dann der Lichtzeiger auf die rote Kontrollmarke des Instrumentes eingestellt.

Anschließend wird der Meßbereichumschalter auf den Meßbereich gedreht, in dem die kommende Messung erfolgen soll. Der Lichtzeiger spielt wieder auf die Null-Marke ein, die Meßeinrichtung ist betriebsbereit.

Bei Messungen im Momentanbereich, also der direkten Dosisleistungsmessung darf die Ablesung erst erfolgen, wenn der Lichtzeiger endgültig steht, wozu es infolge einer gewissen Trägheit der Meßeinrichtung längerer Zeit (etwa 1 min) bedarf. Die Ablesung muß erfolgen, solange die Kammer der Röntgenstrahlung ausgesetzt ist, weil nach ihrer Wegnahme der Lichtzeiger selbsttätig auf die Null-Stellung zurückgeht.

Bei integrierender Dosismessung erfolgt die Ablesung nach Abschaltung der Hochspannung, da erst dann der Lichtzeiger zum Stillstand kommt und den erreichten Dosiswert exakt angibt. Für eine neue Messung muß der Meßkondensator erst entladen werden. Hierfür wird der Meßbereichumschalter kurz auf eine Nachbarstellung gedreht, worauf der Lichtzeiger in die Null-Stellung zurückgeht.

Es kommt gelegentlich vor, daß die Lichtmarke nicht auf 0 stehenbleibt, sondern wandert, ohne daß Strahlung auf die Kammer trifft. Der Grund ist auf eine schadhafte Isolierung zurückzuführen, die in der Meßkammer, im Meßkabel oder im Meßinstrument selbst liegt. Man sucht den Ort des Fehlers, indem man zunächst die Meßkammer vom Kabel trennt. Steht der Lichtanzeiger, dann liegt der Fehler in der Kammer, läuft er weiter, trennt man das Kabel vom Meßinstrument. Steht jetzt die Lichtmarke still, so liegt der Fehler im Kabel, andernfalls im Instrument selber. Die häufigste Ursache ist Feuchtigkeit oder Staub an den bernsteinisolierten Endverschlüssen. Dazu genügt schon ihre Berührung mit feuchter Hand. Durch Ausblasen mit einem elektrischen Föhn oder vorsichtiges Auspinseln mit einem weichen Pinsel ist der Schaden meist zu beheben. Reiben mit einem Tuch ist zu vermeiden, da dadurch auf Bernstein Elektrizität erzeugt wird.

Kommt es vor, daß der Lichtzeiger plötzlich größere Ausschläge macht, besonders beim Berühren des Kabels, so besteht der Verdacht auf eine Bruchstelle im Kabel. Eine Beseitigung des Fehlers kann nur durch den Fachmann erfolgen.

2. Das Hammer-Dosimeter[1]

Beim Hammer-Dosimeter (*Physikalisch-Technische Werkstätten*, Freiburg) wird der durch auftreffende Röntgenstrahlung in einer Meßkammer erzeugte Ionisationsstrom gemessen. Es ist in seiner Normalausführung *nur* für *integrierende* Dosismessung eingerichtet und mißt Dosisbeträge nicht kontinuierlich, sondern in sog. „*Sprüngen*", wobei jeder Sprung einer bestimmten Anzahl von r entspricht,

die dem Prüfprotokoll der verwendeten Meßkammer zu entnehmen ist. Die *Dosisleistung* muß aus der gemessenen Dosis durch Division mit der Zeit errechnet werden.

a) Wirkungsweise

Die Wirkungsweise des Hammer-Dosimeters erläutert Abbildung 104. Trifft Röntgenstrahlung auf die Meßkammer auf, so fließt zwischen ihren beiden Elektroden Strom, der

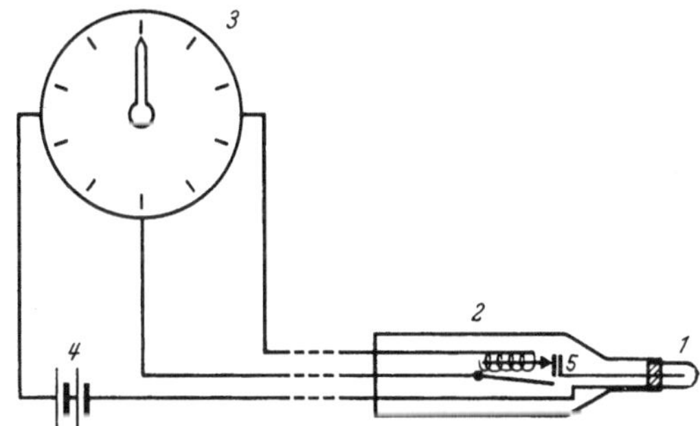

Abb. 104. Schematische Darstellung des Meßprinzips beim Hammer-Dosimeter der Physikalisch-Technischen Werkstätten, Freiburg i. Br. *1* Fingerhutkammer; *2* Universalrelais; *3* Zählwerk; *4* Stromquelle; *5* Elektrometer

auf ein sog. Meßrelais geleitet wird. Dieses besteht in der Hauptsache aus einem Elektrometer, das bei Erreichen einer bestimmten Ladung, die je nach verwendeter Kammerart einem bestimmten Dosisbetrag entspricht, einen Kontakt schließt. Dadurch werden im Zählwerk das Vorrücken des Zeigers auf der Dosisskala um einen „Sprung" ausgelöst und die Schreibwerke angeschlossener Zusatzapparate wie Dosisdrucker oder Dosisleistungsschreiber betätigt. Gleichzeitig wird eine

---

[1] Dieses von dem Physiker HAMMER entwickelte Dosimeter wird zwar nicht mehr hergestellt, ist aber noch in vielen Röntgeninstituten in Gebrauch.

im Meßrelais eingebaute Magnetspule erregt und dadurch ein Kontaktstift angezogen; die auf dem Elektrometer liegende Spannung wird zur Erde abgeleitet
und damit der Ausgangszustand wiederhergestellt. Der beschriebene Vorgang
wiederholt sich dann immer wieder von neuem, solange die Meßkammer unter
Strahlung steht.

Das *Hammer-Dosimeter* besteht aus Meßrelais mit Meßkammer und Zählwerk,
an das als Zubehör Dosisdrucker, Dosisleistungsschreiber, r/min-Anzeiger und
eine Stoppuhr für Eichzwecke angeschlossen werden können.

b) Meßrelais und Kammern

Das Meßrelais des Hammer-Dosimeters wird unmittelbar mit der jeweiligen
Meßkammer verbunden und bildet mit ihr zusammen eine Einheit. Sie enthält
als wesentlichen Bestandteil ein Elektrometer und Zusatzeinrichtungen für

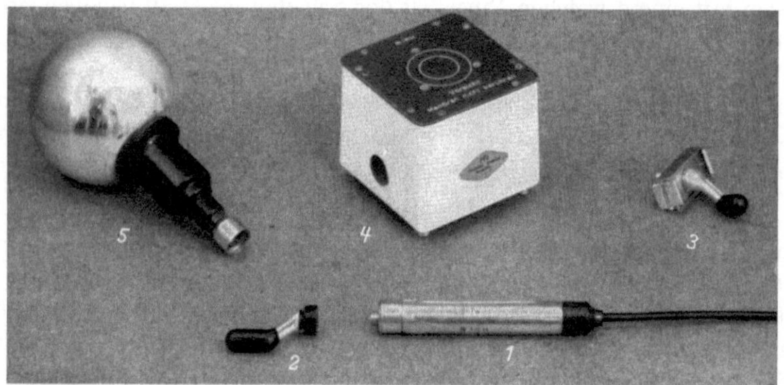

Abb. 105. Relais und Kammern zum Hammer-Dosimeter. *1* Universalrelais; *2* Fingerhutkammer;
3 Tubuskammer mit Tubusrelais; *4* Phantomkammer; *5* Streustrahlenkammer

Kontaktgabe zum Zählwerk und zum Entladen des Elektrometers. Bei der Messung ist zu beachten, daß die Meßrelais nie direkter Strahlung ausgesetzt werden,
da das Elektrometer als zusätzliche Kammer wirksam wird und falsche Dosiswerte anzeigt. Das Strahlenbündel ist also stets auf die Meßkammer zu richten,
das Relais gegebenenfalls mit Blei von etwa 2 mm Stärke abzudecken.

α) Das Universalrelais mit seinen Kammern

Das Universalrelais (Abb. 105, *1*) besitzt die äußere Form einer Stablampe. Das
eine Ende ist für den Anschluß des Verbindungskabels zum Zählwerk mittels
eines mehrpoligen Steckers eingerichtet, auf das andere Ende sind die nachfolgend beschriebenen Meßkammern für die verschiedenen Strahlenbereiche auf-
setzbar.

Die Normalkammer ist eine Fingerhutkammer für Spannungen zwischen 100
und 200 kV. Sie wird in 2 Größen geliefert, wobei ein Dosimetersprung 5 bzw.
10 r entspricht.

Die Kammer für die Hauttherapie ist ihrer Bauart nach eine Topfkammer,
die sich wegen ihres Bleischutzes nur für Messung der „*Einfallsdosis*" eignet.
Sie mißt wellenlängenunabhängig im Bereich von 30—100 kV, ihre Größe ist so
bemessen, daß ein Dosimetersprung 10—12 r (s. Prüfprotokoll) entspricht.

Auch die Grenzstrahlenkammer stellt eine Topfkammer dar und eignet sich für Messungen innerhalb der Strahlungen von 8—11 kV. Sie ist so dimensioniert, daß ein Dosimetersprung 30—40 r anzeigt. Genaue Angaben sind dem Prüfprotokoll zu entnehmen.

Die Nahstrahlenkammer ist ihrer Bauart nach eine Phantomkammer und für direkte Messungen der „*Oberflächendosis*" im Bereich der Oberflächentherapie und der Nahbestrahlung geeignet. Ihre Empfindlichkeit liegt zwischen 75 und 150 r je Dosimetersprung, worüber das zu jeder Kammer gehörige Prüfprotokoll genauen Aufschluß gibt.

Beim Messen mit dieser Kammer sind zur Ausschaltung der Tubuseigenstrahlung besondere Maßnahmen zu treffen, die der Gebrauchsanweisung zu entnehmen sind.

Die Streustrahlenkammer ist eine großvolumige Kugelkammer aus versilbertem Glas mit hoher Empfindlichkeit. Die Umrechnung der damit gemessenen Dosimetersprünge erfolgt nach den Angaben des zur Kammer gehörigen Prüfprotokolls.

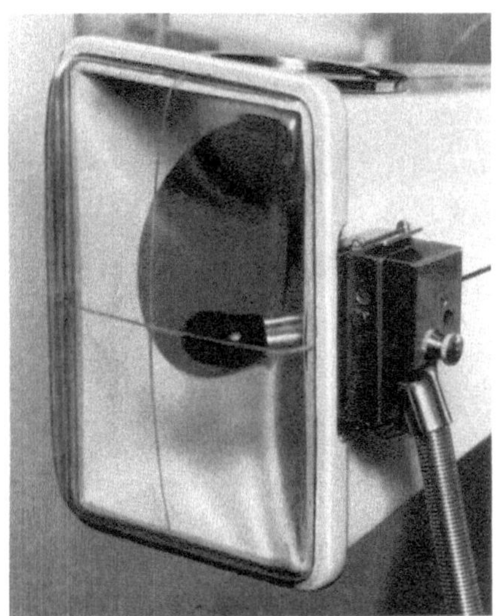

Abb. 106. Tubusrelais mit Tubuskammer in Bestrahlungsstellung im Tubus

β) Das Tubusrelais mit Sonderkammer

Für die Messung der Oberflächendosis am Patienten *während* der Bestrahlung gibt es ein besonderes Meßrelais mit einer gekröpften Fingerhutkammer (Abb. 105, *3*). Es hat etwa die Größe und Form einer Streichholzschachtel und liegt in Meßstellung in einer Rasterung außerhalb des Bestrahlungstubus, also strahlengeschützt, so daß eine besondere Bleiab deckung nicht erforderlich ist. Durch eine runde Öffnung im Tubusmantel wird die fest am Relais angebaute Fingerhutkammer so eingeführt (Abb. 106), daß sie dem Boden des Bestrahlungstubusses innen fest anliegt und auch die Rückstreuung aus dem Patienten mitmißt. Der Anschluß an das Zählwerk erfolgt mit Hilfe einer Winkelkupplung über ein loses oder fest im Raum verlegtes Kabel. Bei Nichtverwendung sind Tubusrelais und Tubuskammern vor mechanischen Beschädigungen zu schützen. Sie können z. B. in einen sog. „Ruhesitz" eingesetzt werden (Abb. 107).

Das Tubusrelais mit dieser Sonderkammer ist verwendbar für mitlaufende Dosismessung im Bereich von 100—200 kV.

c) Zählwerk und Zubehör

Das Zählwerk (Abb. 108) enthält die gesamte elektrische Anlage für den Betrieb von Meßkammer, Meßrelais und Dosisanzeige.

Letztere erfolgt mittels eines im Uhrzeigersinn sprungweise vorrückenden Meßzeigers auf einer zifferblattähnlichen Scheibe, auf der die Anzahl der Dosimetersprünge bzw. die verabreichte Dosis angezeigt wird. Ein zweiter Zeiger kann vor Beginn der Messung auf die beabsichtigte Dosis voreingestellt werden.

Ist bei der Bestrahlung der Meßzeiger so viele Sprünge vorgerückt, daß er sich mit dem Einstellzeiger deckt, schaltet das Zählwerk die Hochspannung selbständig ab oder betätigt bei alten Apparaturen den Abdeckschieber.

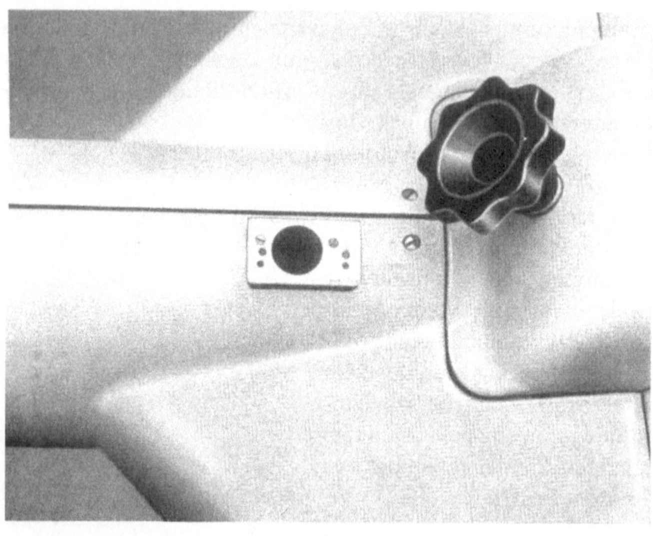

a

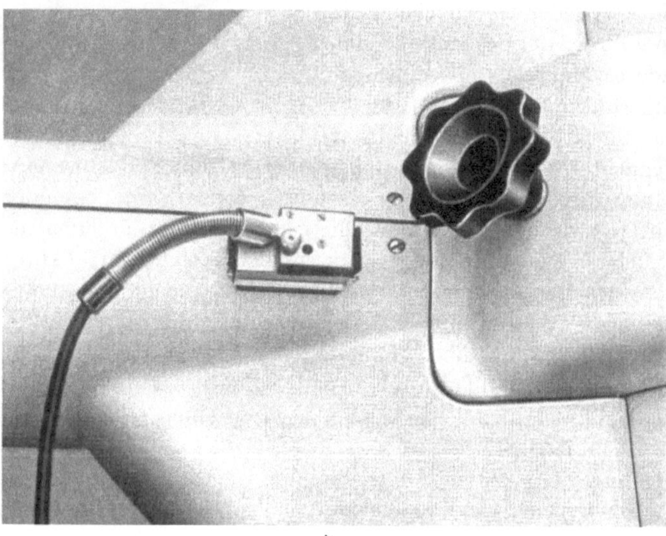

b

Abb. 107a u. b. Ruhesitz für Tubusrelais und Kammer auf der Haube des RT 200 a) ohne, b) mit eingesetzter Meßkammer

Mit dieser Einrichtung kann ein *Dosisdrucker* gekoppelt werden, mit dem die jeweils gemessene Dosis in das Bestrahlungsprotokoll eingedruckt werden kann (Abb. 109). Durch Betätigung des Dosisdruckers wird dieser automatisch wieder auf Null gestellt.

Auf die Beschreibung eines zusätzlich anschließbaren r/min-Anzeigers oder eines Dosisleistungsschreibers wird in diesem Rahmen verzichtet.

d) Durchführung der Dosismessung

α) Eichung

Die Definition des r setzt einen Luftdruck von 760 mm Quecksilber und eine Lufttemperatur von 0^0 C voraus. Da diese Bedingungen meist nicht gegeben sind, müssen Abweichungen vor Beginn der Messung durch Einstellung der Empfindlichkeit der Elektrometer auf die augenblicklich herrschenden Luftbedingungen berücksichtigt werden, die Meßeinrichtung ist also zu eichen.

Beim *Universalrelais* erfolgt dies, indem es mit aufgesetzter Normalkammer und bei angeschlossenem Zählwerk der konstanten, bekannten Strahlung eines Radium-Kontrollgerätes ausgesetzt wird. Dieses ist im Transportkasten des Universalrelais fest eingebaut und enthält ein radioaktives Präparat (Abb. 110). Zur Verbindung mit diesem

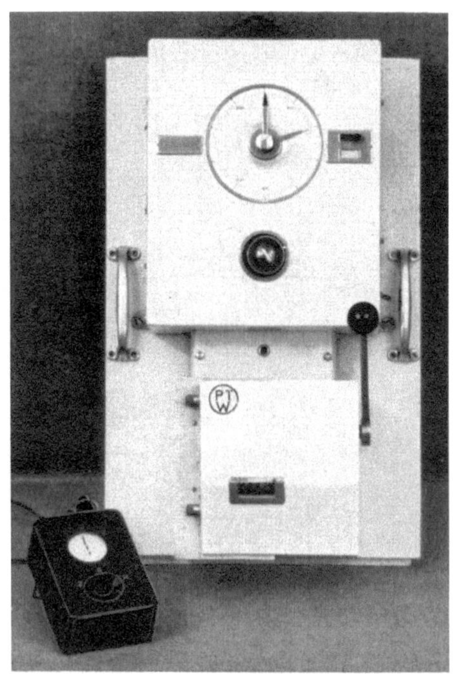

Abb. 108. Zählwerk mit elektrischer Stoppuhr zum Hammer-Dosimeter

Gesamt-Dosis		Sicht-ver-merk	Verlauf	Dosis-kontrolle r				
Oberfläche r	Herd							
50	–		*Juni, 03*	0	0	5	0	
100	–			0	0	5	0	
200	–			0	1	0	0	
300	–			0	1	0	0	
500	–			0	2	0	0	

Abb. 109. Ausschnitt aus dem Bestrahlungsblatt mit eingedruckter Dosis

Gerät wird am Kupplungsstück des Universalrelais eine Ringmuffe verschoben, wodurch eine Kontaktöffnung freigegeben wird. Mit dieser Öffnung nach unten wird sodann das Relais auf die Haltegabel gelegt und mit dieser zusammen niedergedrückt, bis sie einrastet. Das Elektrometer mißt jetzt die Dosis, die von der Strahlung des radioaktiven Kontrollpräparates herrührt. Auf Grund des Prüfprotokolls ist bekannt, wie viele Sekunden die Kammer für die Auslösung eines Dosimetersprunges benötigen darf, um wahre, der Definition entsprechende r anzuzeigen. Dazu mißt man das Intervall zwischen 2 Dosimetersprüngen des Zählwerkes mit der Stoppuhr und vergleicht diese gemessene Zeit mit der für die Kammer im Prüfprotokoll angegebenen „Radiumzeit". Beträgt die Differenz mehr als 2 % von der Radiumzeit, so muß die Empfindlichkeit des Elektrometers nachgestellt werden. Dazu wird ein Stift in die dafür vorgesehene Öffnung des Kupplungsstückes eingesetzt und entsprechend der Aufschrift auf seinem gerändelten Kopf in Richtung „länger" oder „kürzer" so lange gedreht, bis die nach jeder Korrektur für einen Sprung gemessene Zeit der Radiumzeit entspricht.

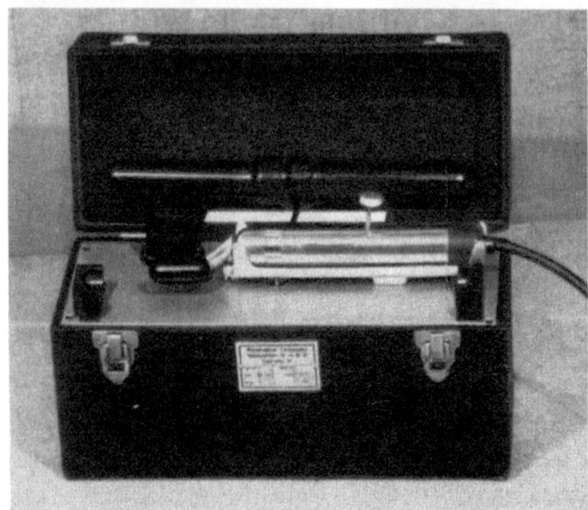

Abb. 110. Universalrelais mit Fingerhutkammer in Eichstellung

Mit Vorteil benutzt man eine *elektrische* Stoppuhr, die an das Zählwerk anzuschließen ist und die dann selbsttätig die Zeit für einen oder mehrere Dosimetersprünge fixiert.

In analoger Weise wird das *Tubusrelais* mit der Sonderkammer durch Anschluß an das ebenfalls in seinem Transportkasten eingebaute Radium-Kontrollgerät „geeicht" (Abb. 111).

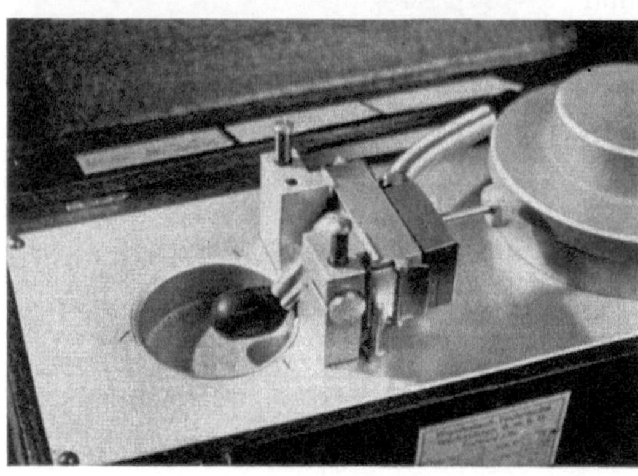

Abb. 111. Tubusrelais mit Tubuskammer in Eichstellung

Die Radiumkontrolle muß vor jeder Meßserie erfolgen. Bei täglichem Gebrauch der Meßkammer zur Mitmessung bei der Bestrahlung wird es genügen, die Radiumkontrollzeit alle 8—14 Tage zu überprüfen, vor allem aber beim Eintreten anderer atmosphärischer Bedingungen.

β) Dosismessung

Zur Dosismessung wird die für die beabsichtigte Messung erforderliche Kammer auf das Universalrelais aufgesetzt und in den Strahlengang gebracht. Es sei in diesem Zusammenhang nochmals darauf hingewiesen, daß das Relais selbst nicht der Strahlung ausgesetzt werden darf, sondern gegebenenfalls mit Blei abzudecken ist.

Bei der *integrierenden* Dosismessung wird die Anzahl der im Verlauf der Messung erfolgten Dosimetersprünge mit der Anzahl r, die im Prüfprotokoll der Kammer angegeben ist, multipliziert. Wenn z. B. 20 Dosimetersprünge erfolgt sind, was am Zählwerk abgelesen werden kann, und die Kammer für 1 Sprung 5 r benötigt, so beträgt die Dosis $20 \times 5 = 100$ r.

Diese Dosis ist durch Betätigen des angeschlossenen Dosisdruckers im Krankenblatt fixierbar. Dosisdrucker und Meßkammern müssen natürlich auf die gleiche r-Zahl/Sprung abgestimmt sein.

Die *Dosisleistungsmessung* erfolgt indirekt, indem z. B. die Zeit für 20 Sprünge mit einer Stoppuhr festgestellt wird. Durch Division dieser Dosis durch die gemessene Zeit ergibt sich die Dosisleistung in r/min. Wurden z. B. für 100 r 80 sec benötigt, so ergibt sich eine Dosisleistung von $\dfrac{100 \times 60}{80} = 75$ r/min.

Im Interesse größerer Genauigkeit ist es immer zweckmäßig, die Zeit nicht nur für einen Dosimetersprung zu nehmen, sondern für mehrere, um den Stoppfehler möglichst klein zu halten. Auch hier bedient man sich mit Vorteil der bereits beim Eichen erwähnten elektrischen Uhr. Man stellt einen bestimmten Dosisbetrag mittels der beiden Zeiger der Anzeigenskala des Zählwerkes ein; dann stoppt die Uhr selbsttätig die dafür benötigte Zeit. Man gewinnt so sehr exakte Ergebnisse.

e) Wartung

Meßrelais und Kammer sind gegen Luftfeuchtigkeit sehr empfindlich. Man bewahrt sie deshalb zweckmäßig in den Transportkästen an trockenen

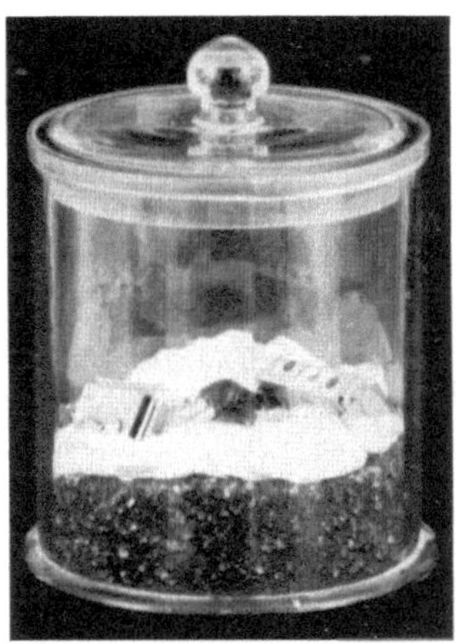

Abb. 112. Standgefäß mit Silica-Gel zur Trockenhaltung der Meßkammern bei Nichtgebrauch

Stellen auf. Für die in täglichem Gebrauch befindlichen Tubusrelais und ihre Kammern hat es sich bewährt, sie bei Nichtgebrauch in ein Standgefäß (Abb. 112) mit eingeschliffenem Deckel einzulegen, in das am Boden, durch Mull abgedeckt, eine etwa 2—3 cm hohe Schicht Blau-Gel eingefüllt ist, das bei Entfärbung durch Feuchtigkeitsaufnahme ausgetauscht bzw. regeneriert wird.

Tubusrelais und Kammern sind dann stets gebrauchsfertig, zumal wenn sie in dem Bestrahlungsraum stehen und so immer den Luftbedingungen ausgesetzt sind, die am Verwendungsort herrschen.

3. Das Duplex-Dosimeter

Das Duplex-Dosimeter (*Physikalisch-Technische Werkstätten*, Freiburg) ist eine Fortentwicklung des Hammer-Dosimeters, wobei anstelle des elektrischen Meßsystems eine etwa tausendfach empfindlichere Elektrometerröhre Verwendung findet. Es war so möglich, die Meßkammern zu verkleinern und längere Zuleitungen zu verwenden, so daß eine vielseitigere Anwendung z. B. auch in schwer zugänglichen Körperhöhlen möglich wurde. Außerdem ist das Dosimeter für gleichzeitig integrierende und Dosisleistungsmessung eingerichtet. Es wird in 2 Ausführungen geliefert: Duplex I mit Zeigerwerk und Zifferblatt wie das Hammer-Dosimeter, Duplex II mit Stempelwerk, das Zeit und Dosis registriert und in das Bestrahlungsblatt einzudrucken gestattet. Die integrierende Dosisanzeige erfolgt bei dieser Ausführung außerdem an einem Sprungzähler unterhalb des Stempelwerkes. Mittels einer aufsteckbaren elektrischen Stoppuhr kann die für die gemessene Dosis benötigte Zeit mitgemessen werden.

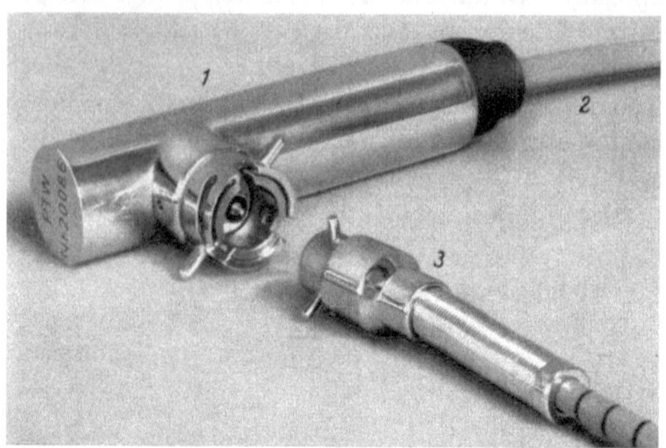

Abb. 113. Duplex-Dosimeter der Physikalisch-Technischen Werkstätten, Freiburg i. Br. *1* Meßkopf; *2* Anschlußkabel zum Spannungsgerät; *3* Meßkammer

a) Bau und Wirkungsweise

Der wesentliche Bestandteil des Duplexdosimeters ist der „*Meßkopf*" (Abb. 113), der die Elektrometerröhre und einen kleinen Meßkondensator enthält. Er kann für die mitlaufende Dosimetrie an der Röhrenhaube mit einer Spezialklemme befestigt oder für sonstige Messungen frei verwendet werden. An den Meßkopf werden einerseits die Meßkammern mittels Bajonettverschluß, andererseits das „Spannungsgerät" und das „Meßinstrument" (Abb. 114) angeschlossen.

Durch die einfallende Röntgenstrahlung entsteht in der Meßkammer ein Ionisationsstrom, der den im Meßkopf untergebrachten Kondensator auflädt. Sobald eine Ladung eine bestimmte Höhe erreicht hat, wird durch die ebenfalls im Meßkopf untergebrachte Elektrometerröhre ein Impuls ausgelöst, der zum sog. Spannungsgerät geleitet wird und gleichzeitig den Kondensator entlädt, so daß seine Aufladung von neuem beginnen kann. Im Spannungsgerät wird der ankommende Impuls umgeformt und einerseits zum Zählwerk für integrierende Dosismessung bzw. zum Stempelwerk, andererseits zum Dosisleistungsanzeiger geleitet.

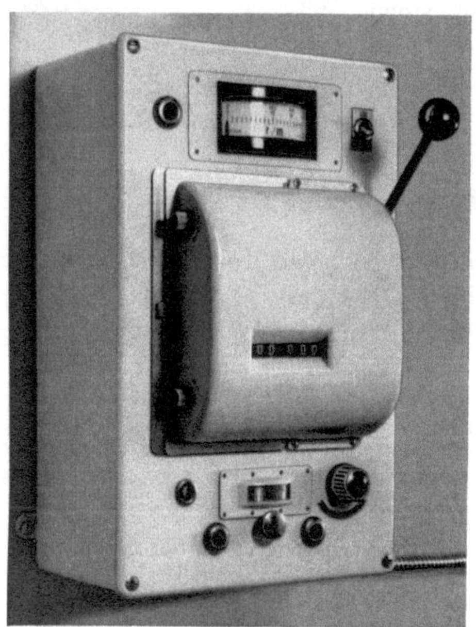

Abb. 114. Duplex-Dosimeter. Meßinstrument mit Dosisdrucker

Der Dosisleistungsanzeiger arbeitet in zwei nach Wahl einstellbaren Meßbereichen, von 0—100 r/min und von 0—400 r/min. Das Zählwerk summiert jeweils 20 ankommende Impulse, von denen jeder 0,25 r entspricht, und zeigt die Dosis in „Sprüngen" zu 5 r an wie das Hammerdosimeter.

Für Spezialmessungen mit sehr kleinen Dosisbeträgen kann das Zählwerk so umgeschaltet werden, daß jeder einzelne Impuls als „Sprung" registriert wird. Für die Berechnung der Dosis ist dabei die Empfindlichkeit der verwendeten Kammer zu berücksichtigen, die aus dem Prüfprotokoll zu ersehen ist.

b) Die Meßkammern

Beim Duplex-Dosimeter finden folgende Meßkammern (Abb. 115) Verwendung:

α) Die Tiefentherapiekammer „T"

Die Tiefentherapiekammer ist eine Fingerhutkammer, die am Ende einer 50 cm langen, 10 mm dicken, graduierten Sonde wasserdicht untergebracht ist. Die Abb. 116 zeigt sie in ihrer Verwendung zur mitlaufenden Dosimetrie. Am anderen Ende trägt die Sonde einen Bajonettansatz zum Anschluß an den Meßkopf. Die Tiefentherapiekammer eignet sich für alle Arten von Messungen im Bereich von 100 bis 200 kV, sie ist so dimensioniert, daß 20 von ihr ausgelöste Impulse eine Dosis von $5\,r = 1$ Dosimetersprung am Zählwerk ausmachen.

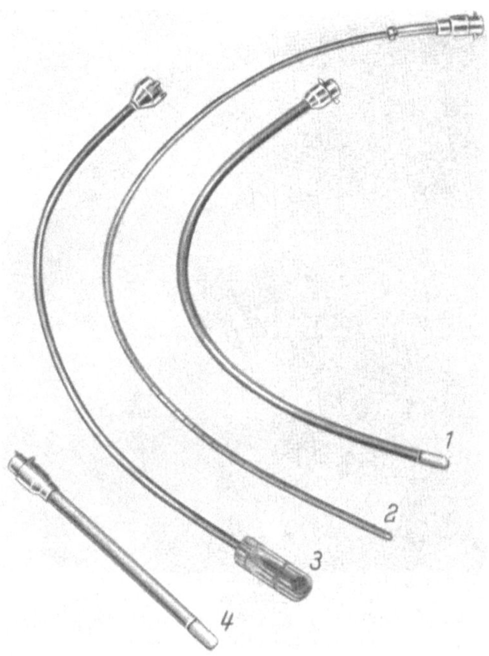

Abb. 115. Meßkammern zum Duplex-Dosimeter. *1* Tiefentherapiekammer; *2* Mikrokammer; *3* Weichstrahlkammer; *4* Durchstrahlungskammer

β) Die Mikrokammer „M"

Die Mikrokammer *M* ist eine verkleinerte Fingerhutkammer, die an einem Ende einer Magensonde von 80 oder 100 cm Länge sitzt und besonders für Herddosismessungen in schwer zugänglichen Körperhöhlen, wie z. B. im Oesophagus, im Magen, in der Blase usw., geeignet ist. Bei ihrer Verwendung muß das Zählwerk, wie oben beschrieben, auf „Einzelimpulsanzeige" umgestellt werden, dann bedeutet jeder von ihr ausgelöste Sprung „5 r".

γ) Die Weichstrahlkammer „W"

Die Kammer *W* ist nach ihrer Bauart eine Topfkammer mit starrem Stiel. Sie dient zur Messung der „*Einfallsdosis*" im Bereich von 8—100 kV, wobei ein aus dem Prüfprotokoll ersichtlicher „Kammerfaktor" zu berücksichtigen ist. Die Berechnung der „*Oberflächendosis*" erfolgt — wie weiter unten dargestellt — mit Hilfe von Tabellen.

δ) Die Durchstrahlungskammer „D"

Die Kammer *D* ist eine Spezialkammer zur Messung der Durchgangsdosis bei der Rotationsbestrahlung. Sie besteht aus einer Fingerhutkammer mit einer

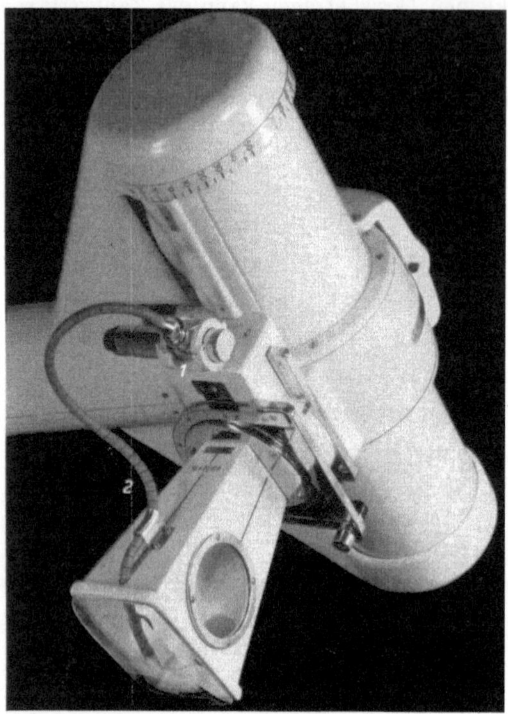

Abb. 116. *1* Meßkopf; *2* Tiefentherapiekammer des Duplex-Dosimeters in Meßstellung zur mitlaufenden Dosismessung bei der Stehfeldbestrahlung

Empfindlichkeit von 0,05 r/Impuls und sitzt auf einem starren Stiel; sie wird in einem bestimmten Abstand vom Brennfleck der Röhre fixiert und mißt bei deren Bewegung mit.

c) Eichung

Die Eichung des Duplex-Dosimeters, d. h. die Anpassung seiner Empfindlichkeit an die augenblicklich gegebenen atmosphärischen Verhältnisse, erfolgt in einfacher Weise dadurch, daß die Tiefentherapiekammer in eine Kapsel mit einem standardisierten Radiumpräparat eingesteckt und das Meßgerät durch Drehen an einer auf die im Prüfprotokoll vorgeschriebene Radiumzeit einreguliert wird.

4. Das Simplex-Dosimeter

Das Simplex-Dosimeter (*Physikalisch-Technische Werkstätten*, Freiburg) stellt eine vereinfachte Ausführung des Duplex-Dosimeters dar; es ist auf der gleichen elektronischen Grundlage, jedoch nur für integrierende Dosismessung eingerichtet (Abb. 117). Es findet auch bei diesem

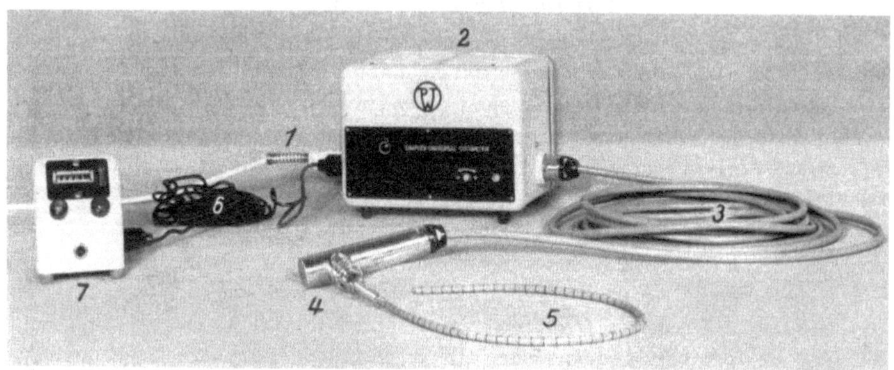

Abb. 117. Simplex-Dosimeter der Physikalisch-Technischen Werkstätten, Freiburg i. Br. *1* Netzanschluß; *2* Spannungsgerät; *3* Verbindungskabel zum Meßkopf; *4* Meßkopf; *5* Schlauchkammer; *6* Verbindungskabel zum Zählwerk; *7* Zählwerk

Gerät ein Meßkopf mit verschiedenen Meßkammern Verwendung; ebenso wird die Radiumkontrolle in gleicher Weise durchgeführt.

Die vom Meßkopf kommenden Impulse werden in einem Spannungsgerät, das keiner besonderen Wartung bedarf, umgeformt und zu einem gesonderten „Zählwerk" geleitet. Dieses registriert fortlaufend die Anzahl der „Sprünge", von denen jeder bei Verwendung der Standard-Kammer eine Dosis von 1 r bedeutet. Bei der Messung mit den anderen Meßkammern muß der jeweilige Kammerfaktor berücksichtigt werden.

Bei einer erweiterten Ausführung ist in das Spannungsgerät zusätzlich ein Zeigerinstrument eingebaut, das die Ablesung von Zwischenwerten ermöglicht. Bei der Messung wandert der Zeiger aus der Nullstellung bis zum Endwert einer in 10 Teilstriche eingeteilten Skala. Sobald dieser erreicht ist, springt das Zählwerk um eine Einheit weiter, wobei der Zeiger in die Nullstellung zurückfällt und der Vorgang von neuem beginnt.

5. Das Kondiometer

Das Kondiometer (*Physikalisch-Technische Werkstätten*, Freiburg) unterscheidet sich von den üblichen Meßgeräten dadurch, daß Meßgerät und Kammern nicht leitend verbunden, sondern völlig getrennt sind und nicht die *Aufladung*, soudern die *Entladung* eines Kondensators zur Messung dient.

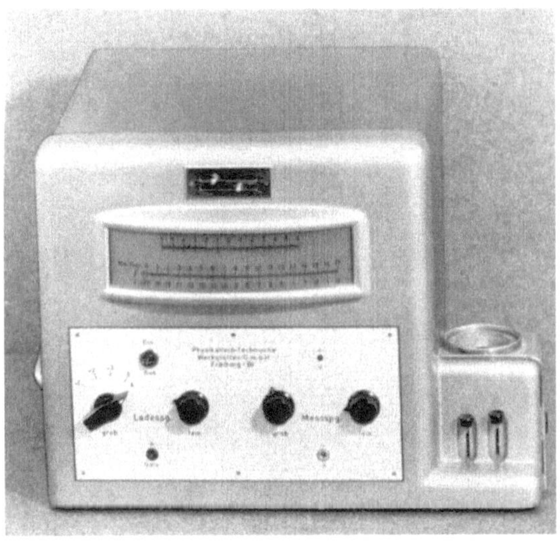

Abb. 118. Kondiometer der Physikalisch-Technischen Werkstätten, Freiburg i. Br.

a) Das Meßgerät

Das Kondiometer (Abb. 118) enthält in einem Blechgehäuse als wesentliche Bestandteile ein *Elektrometer* mit Lichtanzeige auf der oberen Skala und ein *Voltmeter* mit Lichtanzeige auf der unteren Skala. Links unterhalb dieser sind die Regelorgane für die Aufladung angeordnet, rechts diejenigen für die Messung der Entladung der Meßkammern. Rechts außen befindet sich ein Kästchen mit einer Halterung zum Aufsetzen der Meßkammer zum Laden und Messen; der Vorgang wird durch Betätigung der „Ladetaste" bzw. der „Meßtaste" ausgelöst.

b) Die Meßkammern

Es finden Kondensatorkammern in Kugel- oder Zylinderform aus bakelit-
ähnlichem Preßstoff Verwendung (Abb. 119). Sie bestehen aus einem Außenmantel
und einem Innenmantel, die durch Bernsteinsplitter gegeneinander isoliert sind
und mit der zwischen ihnen befindlichen Luftschicht den Meßkondensator darstellen. Die Kondensatorkammern werden in verschiedenen Größen und für verschiedene Kapazitäten gebaut, je nachdem, welche Dosisbeträge gemessen werden

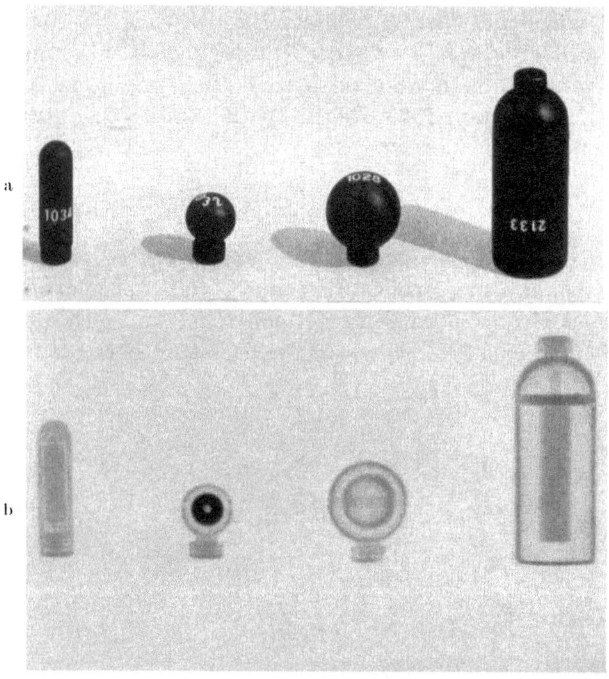

Abb. 119a u. b. Kondensatorkammern zum Kondiometer. a) Realaufnahme, b) Röntgenaufnahme

sollen. Die Verwendbarkeit der Einzelkammer liegt dabei in ziemlich engen
Grenzen.

Die Kammern sind weitgehend wellenlängenunabhängig und eignen sich für
Freiluft- und Phantommessungen im Bereich von 100—200 kV.

c) Der Meßvorgang

Zur Inbetriebnahme wird das Kondiometer an das Lichtnetz angeschlossen
und die Lichtmarke des Elektrometers auf 0, die des Voltmeters auf die 0-Marke
der verwendeten Kammerart (Kugel-, Zylinderkammer usw.) eingestellt. Zur
Messung wird die Verschlußkappe der Kammer abgenommen und letztere auf die
Haltevorrichtung des Kondiometers aufgesetzt. Durch Niederdrücken der
„Ladetaste" dringt durch die Öffnung der Kammer ein Kontaktstift ein und stellt
die Verbindung mit dem Innenmantel her.

Dadurch erfolgt die Aufladung der Kammer auf eine bestimmte Kapazität,
welche durch Betätigung eines Stufenschalters wahlweise in 3 Stufen geschehen
kann. Nach Loslassen der „Ladetaste" wird die Verbindung der Innenelektrode

zum Instrument gelöst, die Kammer aus der Haltevorrichtung herausgenommen und die Verschlußkappe zum Schutz gegen Eindringen von Feuchtigkeit und Staub wieder aufgesetzt.

Die Kammer ist jetzt meßbereit und kann völlig unabhängig vom Meßgerät irgendwo in den Strahlengang einer Röntgenröhre gebracht werden. Durch Ionisation der Luft zwischen dem Innen- und Außenmantel der Kondensatorkammer tritt eine teilweise oder völlige Entladung der Meßkammer ein.

Zur Messung der Entladung und damit der auf die Kammer eingestrahlten Röntgenstrahlendosis wird die Kammer wieder zum Meßgerät gebracht und wie vorher zum Laden in die Haltevorrichtung eingesetzt. Durch Niederdrücken der „*Meßtaste*" werden die beiden Elektroden in der Kammer mit dem Meßwerk leitend verbunden. Dabei wandert zunächst der Lichtzeiger des Elektrometers seitlich aus.

Durch Betätigung eines Drehknopfes für die „Meßspannung" wird sodann der Lichtzeiger des *Elektro*meters wieder zur 0-Marke zurückgestellt; die Lichtmarke des *Volt*meters zeigt jetzt die unter dem Einfluß der Röntgenstrahlen verlorengegangene Spannung in Teilstrichen auf der unteren Ableseskala an. Dabei ist zu beachten, daß zum Messen der Stufenschalter auf die gleiche Stufe eingestellt sein muß wie beim Laden der Kammer. Durch Multiplikation der Anzahl von Teilstrichen mit der „Eichzahl" der Kammer, die aus dem Prüfprotokoll zu ersehen ist, erhält man die auf die Kammer eingestrahlte Dosis in r.

Das Messen mittels Kondensatorkammern gestattet völlige Unabhängigkeit vom Aufstellungsort des Meßgerätes. Da die Kammern sehr klein sind, eignen sie sich für Messungen auch in schwer zugänglichen Körperhöhlen, z. B. im Oesophagus oder im Nasen-Rachenraum, wozu die üblichen Kammern im allgemeinen ungeeignet sind.

Ein weiterer Vorteil besteht darin, daß innerhalb eines Bestrahlungsfeldes mehrere Meßkammern *gleichzeitig* der Strahlung ausgesetzt und dann nacheinander ausgemessen werden können.

Man hat so die Möglichkeit, während ein und desselben Feldablaufs an praktisch beliebig vielen Punkten, z. B. an der Oberfläche und in verschiedenen Tiefen eines Phantoms, gleichzeitig bei absolut gleichen Meßbedingungen die Dosis zu ermitteln. Auch die Dosisverhältnisse innerhalb unregelmäßig und unübersichtlich gestalteter Körperoberflächen bei der Bewegungsbestrahlung lassen sich damit bequem und zuverlässig erfassen.

Den genannten Vorteilen steht als Nachteil gegenüber, daß der Meßbereich der einzelnen Kammern eng begrenzt ist. Man muß daher bei Verwendung von Kondensatorkammern *vor der Messung* übersehen können, welche Dosisbeträge sich voraussichtlich ergeben werden, um die entsprechende Kammer und Ladespannung zu wählen. Andernfalls sind häufige Wiederholungen der Messungen erforderlich, bis man brauchbare Meßergebnisse erhält.

6. Das Ionognom

Ein robustes, in der Anwendung einfaches Meßgerät zur Eichung von Röntgenapparaturen aller Strahlenbereiche ist das Ionognom (*Physikalisch-Technische*

Werkstätten, Freiburg). Das Meßgerät ist in einem Transportkoffer fest eingebaut, der Anschluß erfolgt an das Lichtnetz (Abb. 120). Zum Ionognom gehören zwei Meßkammern und eine Radiumkontrollkammer, die wahlweise mittels einer Überwurfmutter seitlich am Meßgerät angeschlossen werden.

Die Kammer „W" mißt *Einfallsdosen* im Strahlenbereich von 8—100 kV, die Kammer „T" im Bereich von 40—200 kV. Die Kammern sind auf eine ganz bestimmte Dosis geeicht, die aus dem Prüfprotokoll hervorgeht. Wenn z. B. die Empfindlichkeit einer Meßkammer mit 10 r angegeben ist, so errechnet sich aus der Zeit, in der diese Dosis von 10 r erreicht wird, die Dosisleistung.

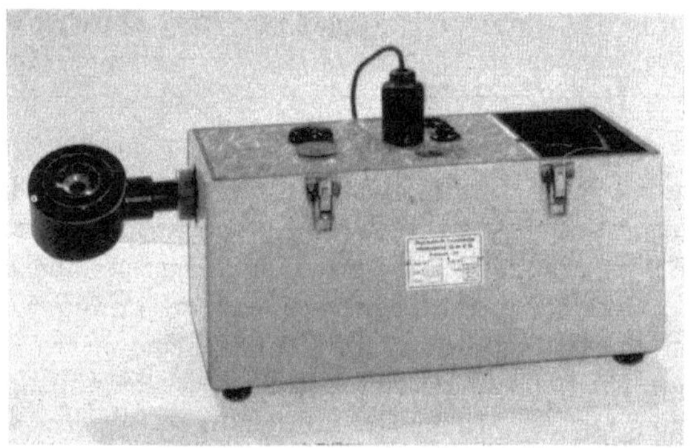

Abb. 120. Ionognom der Physikalisch-Technischen Werkstätten, Freiburg i. Br.

Zur Einstellung der Empfindlichkeit des Ionognoms auf die am Meßort und zur Meßzeit herrschenden Verhältnisse wird die Radiumkontrollkammer angesetzt. Abweichungen von der im Eichschein vorgeschriebenen Radiumkontrollzeit können am Meßgerät durch eine Korrekturvorrichtung ausgeglichen werden.

Zur Messung wird das Ionognom mit aufgesetzter Meßkammer so aufgestellt, daß durch entsprechende Ausblendung nur die Meßkammer — nicht das Meßgerät — im Strahlengang liegt. Dann wird der für die Messung erforderliche Abstand Brennfleck — Kammeroberfläche, z. B. bei Röntgenwert-Messungen 50 cm, eingestellt und das Meßgerät an das Lichtnetz angeschlossen. Mittels Stecker und Kabel wird das Ionognom mit einer dazugehörigen elektrischen Stoppuhr verbunden, die zweckmäßig am Schalttisch aufgestellt und dort bedient wird. Nachdem die zu messenden Bestrahlungsbedingungen hergestellt sind (kV, mA, Filter) wird die Messung durch Druck auf den Knopf an der elektrischen Stoppuhr eingeleitet.

Von diesem Augenblick an registriert die Kammer die einfallende Strahlung, die Uhr beginnt zu laufen. Sobald die Dosis, auf die die Kammer geeicht ist, z. B. 10 r, das Kammerfenster passiert hat, schaltet sich die elektrische Stoppuhr ab. Aus der Anzahl der Sekunden, in denen die Dosis von z. B. 10 r erreicht wurde, kann die Einfallsdosis in r/min berechnet oder direkt an einer Tabelle abgelesen werden, die im Innern des Kofferdeckels des Ionognoms angebracht ist. Die Tabelle gibt auch an, welche Bestrahlungszeit bei dem gefundenen r/min-Wert für eine Dosis von 100 r erforderlich ist.

7. Das Bomke-Dosimeter

Das Bomke-Dosimeter (*Physikalisch-Technische Werkstätten*, Freiburg) ist ursprünglich für Messungen von Radium- und Isotopenstrahlungen entwickelt worden (Abb. 121). Durch Verwendung einer Spezialkammer von 3 mm $\varnothing$ kann

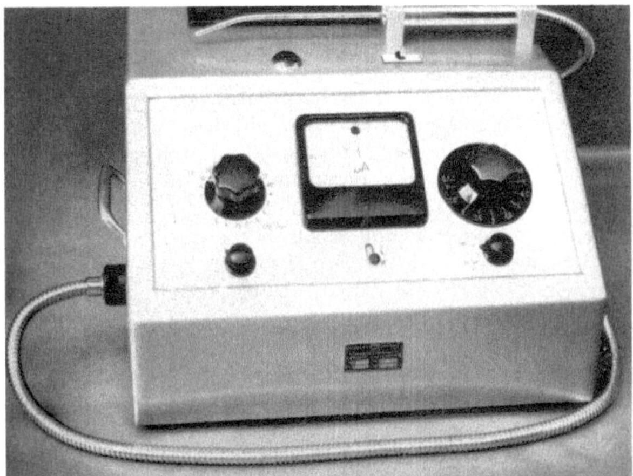

Abb. 121. Dosimeter nach Bomke. Physikalisch-Technische Werkstätten, Freiburg i. Br.

das Dosimeter jedoch auch zur Messung von Röntgenstrahlen im Bereich von 100—200 kV benutzt werden. Außerdem lassen sich mit einer weiteren Spezialkammer Streustrahlenmessungen durchführen.

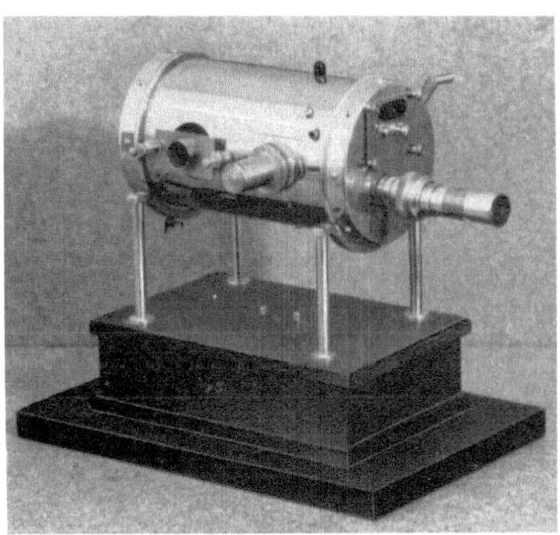

Abb. 122. Kleines Eichstandgerät nach Küstner

8. Das Eichstandgerät nach Küstner

Das Eichstandgerät nach Küstner (Abb. 122) verwendet zur Dosismessung eine Faßkammer. Es mißt daher in allen Strahlenbereichen absolut wellenlängenunabhängig. Im allgemeinen findet es nur für subtile Labormessungen und zur Überprüfung anderer Meßeinrichtungen und Meßkammern Verwendung.

III. Verantwortlichkeit und Zeitpunkt für die Dosismessung

Dosismessung und Aufstellung der Dosierungstabellen erfolgen durch den für die Bestrahlung verantwortlichen Arzt oder eine besonders damit beauftragte Person mit entsprechender Ausbildung. Steht eine solche nicht ständig zur Verfügung, kann die Ausdosierung der Apparaturen von Zeit zu Zeit durch die Physikalisch-Technische Bundesanstalt oder eine der nachfolgend aufgeführten Prüf- und Beratungsstellen durchgeführt werden:

1. Bonn, Prof. Dr. SCHMITZ (Röntgen-Forschungsinstitut der Universität),
2. Erlangen, Priv.-Doz. Dr. WACHSMANN (Medizinische Universitätsklinik),
3. Frankfurt (Main) Süd 10, Prof. Dr. Dr. Dr. RAJEWSKY (Max-Plank-Institut für Biophysik),
4. Freiburg (Breisgau), Prof. Dr. LANGENDORFF (Radiolog. Institut der Universität),
5. Göttingen, Prof. Dr. WITTE (Institut für med. Physik),
6. Hamburg, Prof. Dr. HOLTHUSEN (Krankenhaus St. Georg),
7. Regensburg, Prof. Dr. HESS (Physik. Institut der Phil.-Theol. Hochschule),
8. Stuttgart, Prof. Dr. GLOCKER (Röntgen-Institut der Technischen Hochschule).

Die Meßergebnisse sind unter Angabe aller Einzelheiten (Datum, Apparatur, Dosismesser, Spannung, Stromstärke, Filterung usw.) in ein Protokoll einzutragen, so daß später jederzeit alle Dosisangaben reproduziert werden können. Verwendet dürfen nur Meßeinrichtungen werden, die amtlich geprüft sind und einen Eichschein besitzen.

Dosismessungen werden durchgeführt: 1. bei Neuerrichtung von Anlagen; 2. routinemäßig in bestimmten Zeitabständen, z. B. bei ständig mitlaufender Dosismessung alle 3 Monate, sonst alle 4 Wochen. Durch Altern der Röhre oder der Ventile kann die Dosisleistung unbemerkt absinken; 3. nach Austausch von Röhren, Ventilen oder nach sonstigen Reparaturen; 4. bei allen Beobachtungen, die den Verdacht auf Unstimmigkeiten aufkommen lassen, z. B. ungewöhnlich starke oder geringe Hautreaktionen usw.

H. Die Dosismessung im praktischen Bestrahlungsbetrieb und die Berechnung von Dosierungstabellen für die Stehfeldbestrahlung

Die Dosierung bei der Stehfeldtherapie erfolgt ausschließlich unter Zugrundelegung der Oberflächendosis, die verabfolgt werden soll. Sie ist bekanntlich die Summe aus Einfallsdosis und Streuzusatzdosis. Erstere ist bedingt durch die Röhrenspannung (kV), den Röhrenstrom (mA), die Filterung und den Focus-Haut-Abstand, letztere durch die Strahlenqualität, die durch die Röhrenspannung und die Filterung gegeben ist, und durch die Feldgröße. Bei der Vielzahl dieser Faktoren hat es sich als zweckmäßig erwiesen, sich auf wenige Kombinationen zu beschränken, die allen vorkommenden strahlenklinischen Erfordernissen gerecht werden.

So hat es sich eingebürgert und bewährt, sich für jede Bestrahlungsmethode auf *eine* bestimmte Spannung, *eine* bestimmte Röhrenstromstärke und *eine* bestimmte Filterung festzulegen.

Damit werden von vornherein viele Verwechslungsmöglichkeiten mit all ihren Folgen ausgeschaltet. Variabel bleiben der FHA und die Feldgröße, die beide durch Verwendung des entsprechenden Tubus, also mit nur *einem* Handgriff, geändert werden können. Die Verabfolgung der vorgesehenen Strahlendosis erfolgt unter Konstanthaltung der festgelegten Röhrenspannung, des Röhrenstromes und der Filterung nach Zeit. Die für die vorgesehenen Dosen erforderlichen Bestrahlungs*zeiten* werden besonderen Dosierungs*tabellen* entnommen, die zweckmäßig an jedem Therapiearbeitsplatz für den dort aufgestellten Apparat aufgehängt und routinemäßig oder bei besonderen Anlässen, wie z. B. nach Reparaturen usw., überprüft werden.

Der Ausgangswert für die Aufstellung dieser Dosierungstabellen ist die Dosisleistung in r/min. Diese wird entweder als Einfallsdosisleistung oder direkt als Oberflächendosisleistung durch Messung ermittelt.

Im einzelnen werden die Messung der Dosisleistungen und die Berechnung der Dosierungstabellen für die einzelnen Bestrahlungsmethoden wie folgt durchgeführt.

I. Oberflächentherapie

In der Oberflächentherapie ist es üblich und zweckmäßig, unmittelbar die *Oberflächendosisleistung* in r/min für jede zur Bestrahlung verwendete Kombination von Spannung, Röhrenstrom, Filterung und Focus-Haut-Abstand zu messen. Dazu findet die Phantomkammer Verwendung, auf die der Bestrahlungstubus direkt aufgesetzt wird (Abb. 123). Dabei ist darauf zu achten, daß der abgelesene Wert mit dem auf der Kammer angegebenen Kammerfaktor multipliziert werden muß, um die richtige Dosisleistung zu erhalten.

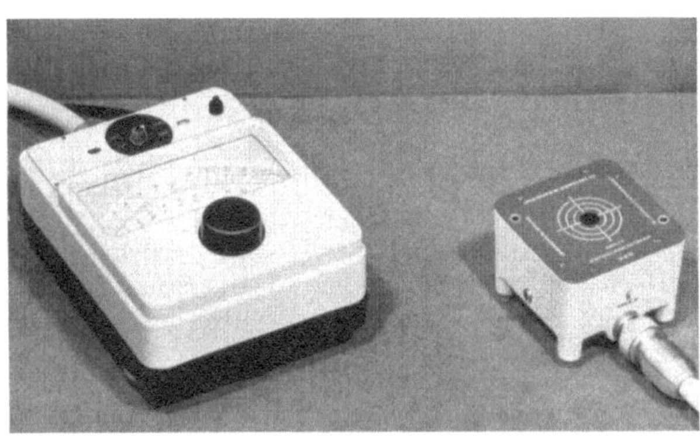

Abb. 123. Meßeinrichtung für Oberflächentherapie und Nahbestrahlung
Siemens-Universal-Dosismesser mit Phantomkammer

Bei der Messung der Dosisleistung von Grenzstrahlen ist zu berücksichtigen, daß ein Teil der zu messenden Strahlen durch die Cellonmembran, die die Kammer nach oben abschließt, bereits absorbiert wird und damit nicht zur Messung gelangt. Man rechnet daher nach allgemeiner Übereinkunft bei Grenzstrahlen 10% der gemessenen Dosisleistung dieser hinzu und legt diesen Wert der Dosierungstabelle zugrunde.

Aus diesem Dosisleistungswert läßt sich am einfachsten mit Hilfe des Rechenschiebers oder durch Dreisatzrechnung die Bestrahlungszeit für jede gewünschte Einzeldosis berechnen.

Hat man z. B. eine Oberflächendosisleistung von 158 r/min gemessen, so ergibt sich für eine Dosis von 200 r folgende Bestrahlungszeit

$$158\,\text{r} = 60$$
$$200\,\text{r} = x$$
$$x = \frac{60 \times 200}{158} = 76'' = 1'16''.$$

Um nicht jedesmal neu rechnen zu müssen, stellt man die Bestrahlungszeiten für die in der Praxis vorkommenden Einzeldosen in einer Tabelle, der *Dosierungstabelle*, zusammen, der die erforderlichen Angaben jederzeit ohne weiteres entnommen werden können. Tabelle 5 gibt ein Beispiel für eine Dosierungstabelle für die Oberflächentherapie wieder.

Tabelle 5. *Muster einer Dosierungstabelle für die Oberflächentherapie*

Röhren-spannung kV	Röhren-strom mA	Filterung	FHA cm	Oberflächen-dosis-leistung r/min	Bestrahlungszeiten für eine Oberflächendosis von					
					30 r	50 r	100 r	200 r	300 r	500 r
10	25	Beryllium	10	1073	—	—	6″	12″	18″	30″
29	25	0,3 mm Al	30	130	14″	23″	46″	1′32″	2′18″	—
43	25	0,6 mm Al	30	130	14″	23″	46″	1′32″	2′18″	—
50	25	1,0 mm Al	30	116	15″	26″	52″	1′44″	2′36″	—

Es besteht auch die Möglichkeit, nicht die *Oberflächen*dosisleistung unmittelbar, sondern die *Einfallsdosisleistung* zu messen; daraus kann man unter Zuhilfenahme der Tabellen von GREBE-NITZGE und von HERGARTEN und VOGLER die Oberflächendosisleistung berechnen, wie bei der Halbtiefentherapie und Tiefentherapie ausgeführt wird.

Zur Messung der Einfallsdosisleistung ist für Strahlungen der Oberflächentherapie (30—100 kV) die Topfkammer, für Grenzstrahlen die Grenzstrahlenkammer erforderlich. Dabei ist zu bedenken, daß eine Umrechnung auf einen anderen als den bei der Messung vorhandenen FHA bei Grenzstrahlen nicht statthaft ist, da Grenzstrahlen dem Abstandsgesetz nicht gehorchen, weil sie so weich sind, daß sie bereits in Luft stark absorbiert werden.

II. Nahbestrahlung

In der Nahbestrahlung wird grundsätzlich unter Verwendung der Phantomkammer (s. Abb. 123) die *Oberflächendosisleistung* gemessen, und zwar für jeden möglichen Focus-Haut-Abstand.

1. Messung mit der Schräganode

Bei Ausmessung der Schräganodenröhre wird der Tubus für den kleinsten Abstand (bis 1,5 cm FHA) direkt auf die Kammer aufgesetzt, wobei zu beachten ist, daß der Tubusrand vollkommen eben der Kammeroberfläche aufliegt (Abb. 124a, b). Bei der Ausmessung von größeren Abständen (über 1,5 cm) wird zwischen Tubus und Abschlußmembran der Kammer eine 0,15 mm starke Al-Folie eingeschoben, um die Tubussekundärstrahlung auszuschalten. Die Messungen erfolgen unter den jeweiligen praktischen Betriebsbedingungen am Schalttisch unter Konstanthaltung von Spannung und Strom. Dabei darf nicht vergessen werden, den Kammerfaktor zu berücksichtigen.

2. Messung mit der Spitzanode

Bei der Spitzanode ist zu beachten, daß sie ringsherum vom ganzen Kegelmantel abstrahlt und das Dosismaximum sich nicht an der Spitze, sondern etwa

15 mm proximal davon befindet (vgl. Abb. 74). Die Spitzanode muß bei aufgesetztem Tubus mit ihrem Kegelmantel so auf die Kammer gebracht werden, daß dieser plan anliegt und die Stelle des Dosismaximums auf Kammermitte liegt

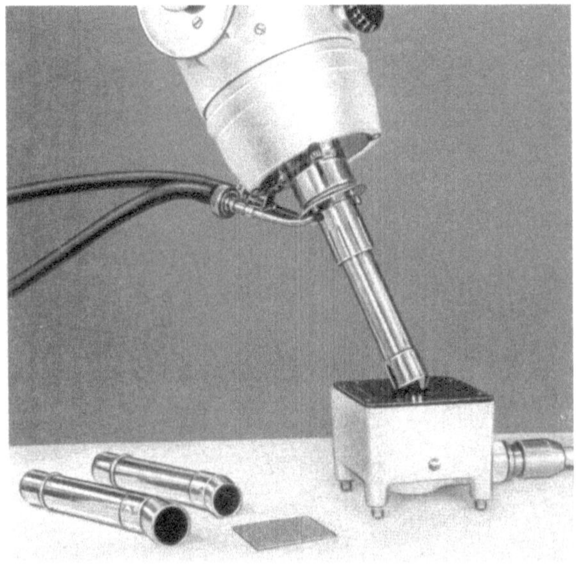

a

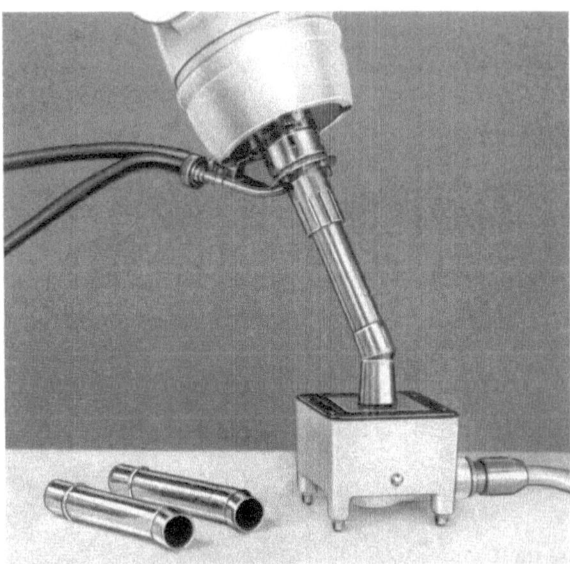

b

Abb. 124a u. b. Dosismessung an der Schräganodenröhre mit Tubus für Focus-Haut-Abstand a) 1,5 cm, b) 5 cm

(Abb. 125a, b). Ferner muß die Messung an verschiedenen Stellen entlang des Umfangs der Spitzanode, z. B. in Abständen von je 90^0, vorgenommen werden, da dabei Dosisabweichungen bis zu 20% vorkommen können. Eine entsprechende

Markierung macht es dann möglich, jeweils die Stelle der höchsten Dosisleistung auf den Herd einzurichten. Auch hierbei ist wiederum der Kammerfaktor in Rechnung zu stellen.

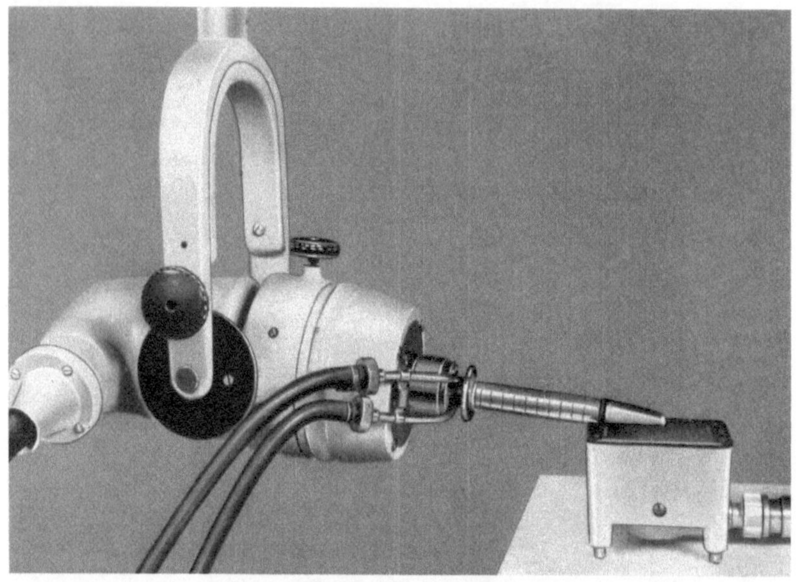

a

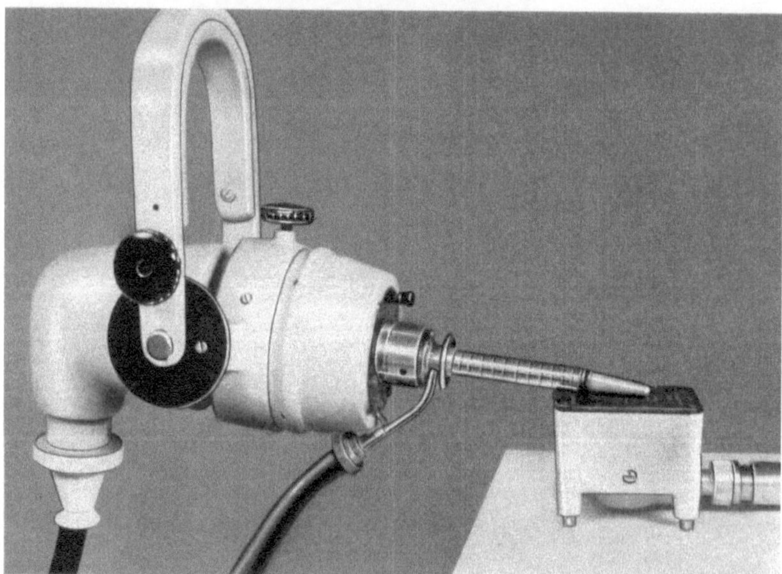

b

Abb. 125a u. b. Dosismessung an der Spitzanodenröhre in zwei um 90° gegeneinander versetzten Richtungen

3. Messung mit dem Körperhöhlenrohr

Bei der gynäkologischen Kleinraum-Bestrahlung mit dem Körperhöhlenrohr nach SCHÄFER-WITTE wird nicht die Oberflächendosis gemessen, sondern die

*Tiefen*dosis in 5 cm Gewebstiefe. Dazu verwendet man einen Phantomwürfel, in den die Fingerhutkammer eingeführt wird (Abb. 126). Die Kammermitte liegt

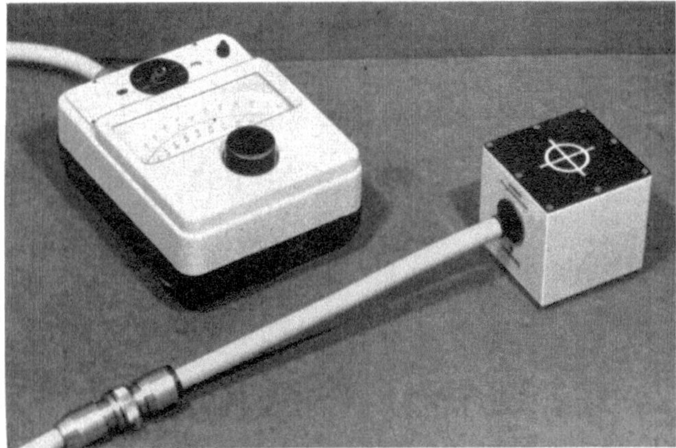

Abb. 126. Phantomwürfel mit Fingerhutkammer des Siemens-Universal-Dosismessers

dann genau 5 cm unter dem Einstellkreuz auf der Würfeloberfläche. Die Messung erfolgt für jeden der zur Verwendung kommenden gynäkologischen Tubusse getrennt. Den Aufbau der Meßanordnung zeigt Abb. 127.

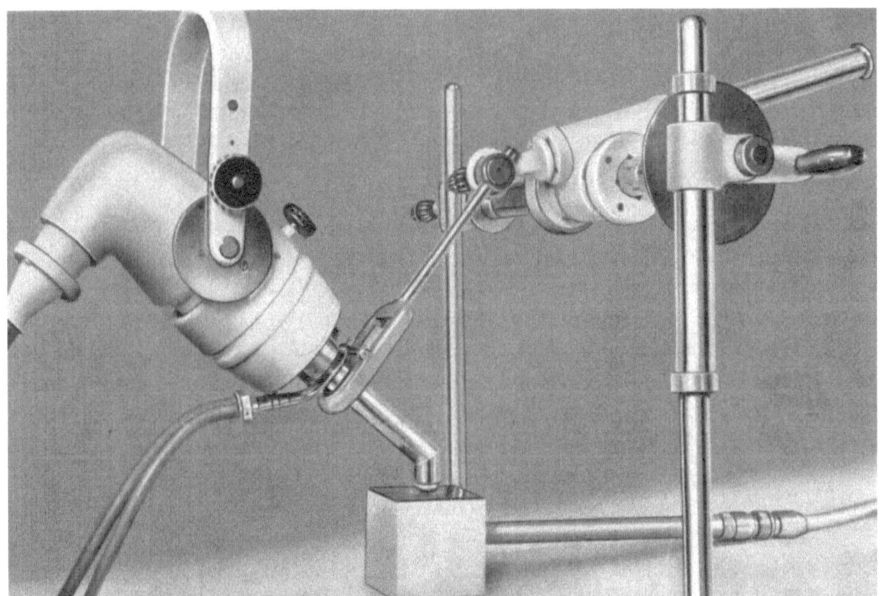

Abb. 127. Meßanordnung für die Dosismessung mit dem Körperhöhlenrohr

Die Berechnung der Dosierungstabelle für die einzelnen Bestrahlungsbedingungen erfolgt nach Kenntnis der Dosisleistung in analoger Weise, wie bei der Oberflächentherapie beschrieben. Ein Muster einer solchen Dosierungstabelle wird auf Seite 112 wiedergegeben.

Tabelle 6. *Muster einer Dosierungstabelle für die Nahbestrahlung mit dem Monopan*

Tubus	Dosis-leistung r/min	Dosis r	Bestrahlungszeiten bei 185 V (Tisch) 4 mA	Tubus	Dosis-leistung r/min	Dosis r	Bestrahlungszeiten bei 185 V (Tisch) 4 mA
1,5 cm FHA	930	100 OD	6,5″	5 cm FHA	122	100 OD	49″
		200 OD	12,9″			200 OD	1′37″
		300 OD	19,4″			300 OD	2′25″
		400 OD	25,8″			400 OD	3′14″
		500 OD	32,4″			500 OD	4′ 2″
3 cm FHA	286	100 OD	21″	Schrägtubus für SCHÄFER-WITTE	15	150 HD	9′54″
		200 OD	42″			200 HD	12′56″
		300 OD	1′ 3″	Spitzanode	273	100 OD	22″
		400 OD	1′24″			200 OD	44″
		500 OD	1′45″			300 OD	1′ 6″
						400 OD	1′28″
						500 OD	1′50″

III. Halbtiefen- und Tiefentherapie

Dieses Gebiet nimmt den breitesten Raum in der Röntgentherapie ein. Zur individuellen Anpassung an die verschiedenen Bestrahlungsobjekte werden dabei Focus-Hautabstand und Feldgröße häufig variiert. Für jede dieser in Frage kommenden Bedingungen müßte daher jeweils die Dosisleistung eigens ausgemessen werden. Um dies zu vermeiden haben GREBE und NITZGE das Tabellenwerk „Tafeln zur Dosierung von Röntgenstrahlen" geschaffen, mit dessen Hilfe bei Kenntnis des *Röntgenwertes* — das ist die Dosisleistung in freier Luft in 50 cm Abstand vom Brennfleck der Röhre — und der *Halbwertschicht*, die Dosisleistungen für die gebräuchlichsten Focus-Hautabstände von 100—23 cm und Feldgrößen von 400—50 cm² rasch und zuverlässig errechnet werden können.

a) Messung des Röntgenwertes

Zur Messung des Röntgenwertes bringt man die Fingerhutkammer in den Zentralstrahl der Röhre, 50 cm vom Brennfleck entfernt. Dabei ist zu beachten, daß die Kammer nicht auf einen Tisch oder sonstige Unterlagen gelegt werden darf, da sonst die Rückstreuung aus diesen Materialien mit zur Messung gelangt. In der Praxis geht man so vor, daß man z. B. den Tubus für 30 cm FHA an die Haube ansetzt und dann die Fingerhutkammer mit ihrer Mitte unter das Zentrierkreuz auf dem Boden des Tubusses bringt, um die Kammer im Zentralstrahl liegen zu haben. Anschließend fährt man die Röhre parallel zum eingestellten Zentralstrahl nach oben, bis die Kammer genau 20 cm unter dem Tubusboden steht, was mit einem starren Meßstab leicht einzurichten ist (Abb. 128). Zur Messung wird der Tubus wieder abgenommen, nachdem Kammer und Röhre in ihrer Lage unverrückbar fixiert sind (Abb. 129).

Für jede einzelne Betriebsart, d. h. jede in der Praxis verwendete Kombination von kV, mA und Filter, wird dann die Dosisleistung in r/min, der Röntgenwert, ermittelt und in das Meßprotokoll eingetragen.

b) Messung der Halbwertschicht

Als zweiter Wert ist grundsätzlich die Halbwertschicht zu messen, die über die verwendete Strahlenqualität Aufschluß gibt. Auch sie ist für jede

Bestrahlungsbedingung (Spannung, Filter) getrennt zu bestimmen und schriftlich zu fixieren.

Die Messung erfolgt, indem man zwischen Röhre und Meßkammer so lange Metallfolien in den Strahlengang bringt, bis der ohne Folien gemessene Wert auf

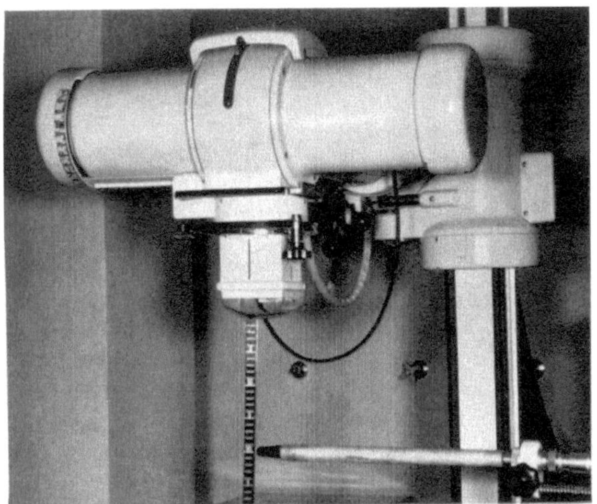

Abb. 128. Messung des Röntgenwerts am Stehfeldgerät

die Hälfte abgesunken ist. Für Strahlungen bis 120 kV verwendet man dazu Aluminiumfolien, für Strahlungen von 120—250 kV Kupferfolien.

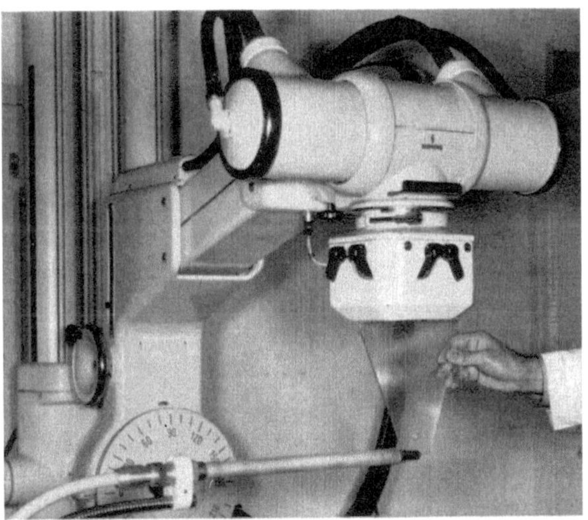

Abb. 129. Messung des Röntgenwerts am Pendelgerät nach KOHLER

Da es sich bei dieser Messung um einen relativen Wert handelt, ist es gleichgültig, in welchem Abstand vom Brennfleck der Röhre gemessen wird; wichtig ist nur, daß während der ganzen Meßserie an dem Abstand zwischen Röhre und Kammer nichts geändert und immer unter gleichen Betriebsbedingungen wie

Spannung, mA, Filter usw. gearbeitet wird. Zweckmäßig ist es, den Abstand Focus-Meßkammer nicht zu groß zu wählen, damit auch noch nach Verringerung der Dosis auf die Hälfte leicht ablesbare Werte auftreten. Die Folien sollen dabei mindestens 10 cm von der Kammer entfernt sein und dieser nicht aufliegen.

In der Praxis verwendet man zur Halbwertschichtmessung einen Bock (Abb. 130), auf den so lange Folien verschiedener Dicke aufgelegt werden, bis die Hälfte der Ausgangsdosisleistung erreicht ist.

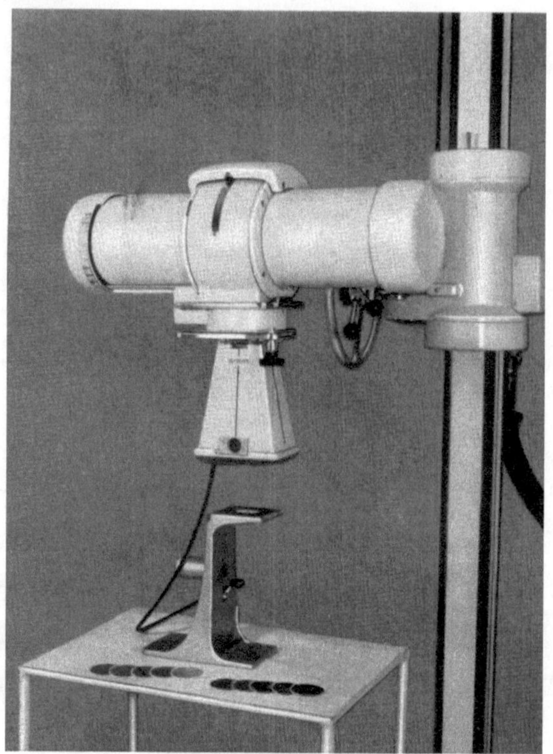

Abb. 130. Messung der Halbwertschicht mit Bock und Kupfer- bzw. Aluminium-Folien

Notfalls kann man auch ein Klemmstativ zum Festhalten der Folien im Strahlengang benutzen.

Neuerdings liefert die Industrie Halbwertschichtmesser mit sehr bequemer Handhabung. Abb. 131 zeigt den Halbwertschichtmesser der Siemens-Reiniger-Werke, bei dem vom Schalthaus aus mittels Schnurzug je nach Strahlenart auswechselbare Aluminium- bzw. Kupferkeile kontinuierlich verschoben werden können. Zu Beginn der Messung werden die Keile so eingestellt, daß das Strahlenbündel durch ein Fenster ungeschwächt auf die Fingerhutkammer fällt. Nachdem das Meßinstrument auf den herrschenden r/min-Dosiswert eingespielt und die Anzeige konstant ist, werden durch den Schnurzug die beiden Keile langsam von außen her vor das Fenster geschoben, bis die halbe ursprüngliche Dosisleistung angezeigt ist. Nach Abschaltung der Hochspannung kann an der Strichmarke des Fensters des Halbwertschichtmessers die Halbwertschicht in mm Al bzw. Cu abgelesen werden. Dieses Verfahren ist zeitsparend und sehr genau, da die Bestrahlungsbedingungen (Spannung und Strom) leichter konstant gehalten werden können, wenn während des ganzen Meßvorgangs nicht abgeschaltet zu werden braucht.

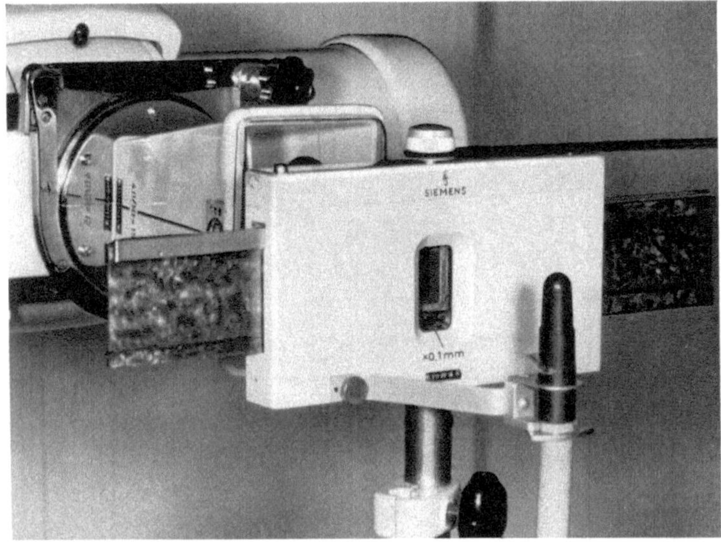

Abb. 131. Messung der Halbwertschicht mit dem Halbwertschichtmesser der Siemens-Reiniger-Werke

c) Berechnung der Dosierungstabelle

Nach Kenntnis von Röntgenwert und Halbwertschicht erfolgt die Berechnung der Dosierungstabelle mit Hilfe des Tabellenwerkes von GREBE-NITZGE. Tabelle 7 zeigt eine Seite aus diesem Tabellenwerk. Die Überschrift „H.W.S. 1,0 Cu" besagt, daß die Angaben dieser Tabelle nur Gültigkeit für eine Strahlung mit einer Halbwertschicht von 1,0 mm Cu haben. Da der Röntgenwert grundsätzlich in 50 cm Entfernung vom Brennfleck gemessen wurde, muß dieser bei Verwendung anderer Focus-Haut-Abstände zunächst nach dem Quadratgesetz auf diese umgerechnet werden. Die Faktoren, mit denen dazu der Röntgenwert multipliziert werden muß, findet man in der linken Spalte „F.H.". Im angeführten Beispiel sind die Faktoren f für die Focus-Haut-Abstände 40 cm ($f = 1,563$) und 30 cm ($f = 2,777$) angegeben. Man erhält so den Dosisleistungswert, das ist die *Einfallsdosisleistung*, in 40 bzw. 30 cm FHA. Zu dieser Einfallsdosisleistung muß bei Berechnung der *Oberflächendosisleistung* die Rückstreuung aus dem Gewebe, bei Berechnung der *Tiefendosisleistung* die Rückstreuung aus dem Gewebe *und* die Schwächung der Strahlung beim Durchdringen desselben hinzugerechnet werden. Die Größe der Rückstreuung ist abhängig von der Feldgröße; die Zahlenangaben innerhalb der Abschnitte für die einzelnen Focus-Haut-Abstände sind daher nach Feldgrößen unterteilt. Innerhalb der Zahlenreihen für die jeweilige Feldgröße findet sich eine Spalte „s" und eine Spalte „p". Die Zahlen in Spalte „s" geben an, wieviel Prozent der *Einfallsdosisleistung* an der Oberfläche (bei

8*

Tabelle 7. *Auszug aus den Dosistabellen von* GREBE-NITZGE.
Halbwertschicht 1,0 mm Cu

F-H	Tiefe	Feldgrößen in Quadratzentimetern											
		400		200		150		100		75		50	
		s	p	s	p	s	p	s	p	s	p	s	p
40	0	141	100	137	100	134	100	127	100	123	100	118	100
	1	145	103	141	103	138	103	130	102	124	101	113	96
$(f = 1{,}563)$	2	131	93	123	90	119	89	110	87	105	85	96	81
	3	120	85	110	80	106	79	98	77	91	74	81	69
	4	109	77	97	71	94	70	85	67	80	65	70	59
	5	99	70	86	63	83	62	75	59	69	56	60	51
	6	90	64	78	57	74	55	65	51	60	49	52	44
	7	82	58	68	50	64	48	56	44	53	43	45	38
	8	73	52	59	43	56	41	48	38	44	36	38	32
	9	65	46	52	38	48	36	42	33	38	31	33	28
	10	58	41	45	33	42	31	37	29	33	27	28	24
	11	52	37	40	29	36	27	32	25	28	23	25	21
	12	47	33	36	26	32	24	27	21	24	20	21	18
	13	41	29	32	23	28	21	24	19	21	17	19	16
	14	37	26	28	20	24	18	20	16	18	15	17	14
	15	32	23	25	18	21	16	18	14	16	13	14	12
30	0	141	100	137	100	134	100	127	100	123	100	118	100
	1	138	98	134	98	131	98	123	97	118	96	107	91
$(f = 2{,}777)$	2	124	88	116	85	112	84	104	82	98	80	90	76
	3	113	80	103	75	99	74	91	72	86	70	77	65
	4	103	73	92	67	87	65	80	63	75	61	66	56
	5	93	66	81	59	77	58	70	55	65	53	57	48
	6	85	60	73	53	68	51	61	48	57	46	48	41
	7	76	54	63	46	59	44	52	41	48	39	42	36
	8	66	47	54	40	51	38	44	35	41	33	36	30
	9	59	42	48	35	44	33	38	30	34	28	31	26
	10	53	38	42	30	39	29	34	27	30	25	27	23
	11	48	34	36	26	33	25	29	23	27	22	23	20
	12	42	30	32	23	28	21	24	19	23	19	20	17
	13	37	26	28	20	25	19	21	17	20	16	18	15
	14	32	23	25	18	22	16	18	14	17	14	15	13
	15	28	20	21	15	19	14	15	12	15	12	13	11

Tabelle 8. *Streuzusatzdosen in Prozent der Einfallsdosis bei Kleinfeldern.*
(Nach HERGARTEN und VOGLER)

Feldgröße		Halbwertschicht in mm Cu										
kreisförmig cm ⌀	quadratisch cm²	0,02	0,05	0,10	0,15	0,20	0,40	0,60	0,70	0,80	0,90	1,00
1	1	0	0	1	1	1	2	2	2	2	2	2
2	3	1	1	2	2	2	3	4	4	4	5	5
2,5	5	1	2	3	3	3	4	5	6	6	6	6
3	7	1	2	3	4	4	6	7	7	7	8	8
	10	2	3	4	5	6	7	8	9	9	10	10
4	13	2	4	5	6	7	9	11	11	11	12	12
	15	3	4	6	7	8	10	12	12	12	13	13
5	20	3	5	7	8	9	12	14	15	15	15	15
6	30	4	7	9	11	12	15	18	19	19	20	20
7	40	5	9	11	13	14	18	21	22	22	22	22
8	50	7	10	13	15	17	22	24	24	25	25	25
10	75	9	14	18	20	22	27	29	30	30	30	30
	100	11	16	20	23	25	30	33	34	34	35	35

Tiefe 0) oder in der Tiefe (1—15 cm) eines homogenen, praktisch unendlich großen Wasserphantoms herrschen. Durch Multiplikation der bei Tiefe 0 unter Spalte „s" angegebenen Zahl mit dem Faktor $\dfrac{\text{Einfallsdosisleistung}}{100}$ erhält man die *Oberflächendosis*leistung, durch Multiplikation der bei den Tiefen 1—15 cm angegebenen Zahlen mit dem gleichen Faktor $\dfrac{\text{Einfallsdosisleistung}}{100}$ die jeweilige *Tiefendosisleistung* für die entsprechende Tiefe. In der Spalte „p" ist die so gewonnene *Oberflächendosisleistung* = 100% gesetzt, die darunter stehenden *Tiefendosisleistungen* sind als *relative Tiefendosen* in Prozent der Oberflächendosisleistung angegeben. Für die in der Tabelle nicht angeführten Feldgrößen müssen die Zahlenwerte durch Interpolation ermittelt werden.

Nachfolgend sei der Gebrauch der Tabelle an einem Zahlenbeispiel erläutert:

Ausgangswerte: 200 kV, 20 mA, Filter 0,5 mm Cu, HWS 1,0 mm Cu, Röntgenwert 75 r/min.

Zu berechnen:

I. Oberflächendosisleistung bei Verwendung des Bestrahlungstubus 10×15 cm für 40 cm FHA.

Berechnung. Einfallsdosisleistung in 50 cm FHA (Röntgenwert): 75 r/min;

Einfallsdosisleistung in 40 cm FHA: $75 \times 1{,}563 = 118$ r/min;

Oberflächendosisleistung bei 40 cm FHA und 10×15 cm Feldgröße: $\dfrac{118 \times 134}{100} = 158$ r/min.

II. Tiefendosisleistung in 7 cm Gewebstiefe bei Verwendung des Bestrahlungstubus 10×15 cm für FHA 40 cm:

Berechnung. Einfallsdosisleistung in 40 cm FHA: 118 r/min;

Oberflächendosisleistung in 40 cm FHA: 158 r/min;

Tiefendosisleistung in 7 cm Tiefe: 64% der EfD $= \dfrac{118 \times 64}{100} = 76$ r/min

oder   48% der OD $= \dfrac{158 \times 48}{100} = 76$ r/min.

Die Berechnung kleinerer Feldgrößen als 50 cm² ist nach den Tabellen von GREBE-NITZGE nicht möglich. Da aber solche in der Praxis, besonders bei der Benutzung von Rundtubussen, Verwendung finden, wird als Tabelle 8 eine Zusatztabelle von HERGARTEN und VOGLER wiedergegeben, die die Streuzusatzdosen bis 1 cm² Feldgröße herunter für alle praktisch vorkommenden Halbwertschichten angibt. Zur Berechnung der Oberflächendosis solcher Felder nach dieser Tabelle müssen zur Einfallsdosis so viel Prozent dieser Einfallsdosis zugerechnet werden, als unter der entsprechenden Strahlenqualität und bei der betreffenden Feldgröße angegeben sind. Wird also z. B. ein Rundtubus von 5 cm $\varnothing$ unter sonst gleichen Bedingungen wie oben verwendet, so beträgt die Streuzusatzdosis 15%, die Oberflächendosis ist also $118 + \dfrac{118 \times 15}{100} = 136$ r/min.

Tabelle 9 zeigt das Muster einer Dosierungstabelle für die Halbtiefen- und Tiefentherapie.

Janker u. Roßmann, Röntgentherapie   8a

Tabelle 9. *Muster einer Dosierungstabelle für die Halbtiefen- und Tiefentherapie*

| Bedingungen | FHA | Feldgröße | Oberflächendosisleistung | Bestrahlungszeiten für eine Oberflächendosis von | | | | | | |
	cm	cm	r/min	20 r	50 r	75 r	100 r	150 r	200 r	300 r
Tiefentherapie Röhrenspannung 200 kV	30	2 cm ⌀	125	9″	24″	36″	48″	1′12″	1′36″	2′24″
Röhrenstrom 20 mA		3 cm ⌀	128	9″	23″	35″	47″	1′10″	1′34″	2′20″
Filterung 1,0 mm Cu		5 cm ⌀	137	8″	22″	33″	44″	1′06″	1′28″	2′12″
Röntgenwert 43 r/min		6 × 8	140	9″	21″	32″	43″	1′04″	1′26″	2′09″
Halbwertschicht 1,45 mm Cu		8 × 10	147	8″	20″	31″	41″	1′01″	1′22″	2′03″
		10 × 15	159	7″	19″	28″	38″	57″	1′16″	1′53″
	40	6 × 8	79	15″	38″	57″	1′16″	1′54″	2′32″	3′48″
		8 × 10	83	14″	36″	54″	1′12″	1′48″	2′25″	3′36″
		10 × 15	90	13″	33″	50″	1′07″	1′40″	2′12″	3′20″
		15 × 20	93	13″	32″	48″	1′05″	1′37″	2′09″	3′14″
Halbtiefentherapie Röhrenspannung 120 kV	30	2 cm ⌀	121	10″	25″	37″	49″	1′14″	1′39″	2′29″
Röhrenstrom 15 mA		3 cm ⌀	124	10″	24″	36″	48″	1′12″	1′37″	2′25″
Filterung 2,0 mm Al		5 cm ⌀	130	9″	23″	35″	46″	1′09″	1′32″	2′19″
Röntgenwert 43 r/min		6 × 8	139	9″	22″	32″	43″	1′05″	1′26″	2′10″
Halbwertschicht 0,25 mm Cu		8 × 10	144	8″	21″	31″	42″	1′03″	1′23″	2′05″
		10 × 15	155	7″	19″	29″	39″	58″	1′17″	1′56″

J. Verfahren zur Dosisermittlung bei der Bewegungsbestrahlung

Im Gegensatz zur Stehfeldbestrahlung erfolgt die Dosierung bei der Bewegungsbestrahlung grundsätzlich nach der Herddosis, während die Oberflächendosis erst in zweiter Linie eine Rolle spielt. Doch sei bereits an dieser Stelle der vielfach vertretenen Meinung, daß der Oberflächendosis bei der Bewegungsbestrahlung keine Bedeutung mehr zukomme und sie daher vernachlässigt werden könne, mit Nachdruck entgegengetreten. Es gibt auch bei der Bewegungsbestrahlung Fälle, bei denen an bestimmten Stellen die Oberflächendosis ebenso hoch, ja sogar höher als die Herddosis sein kann. Hierbei setzt nicht die Herddosis, sondern die Oberflächendosis der Dosierung die Grenze. Darüber hinaus handelt es sich bei Patienten, die der Bewegungsbestrahlung zugeführt werden, sehr häufig um solche, bei denen wegen Rezidiven wiederholte Serien erforderlich werden. Auch hierbei bietet oft die Belastung der Haut und nicht die des Herdes die Richtschnur für das weitere strahlentherapeutische Handeln.

Es ist daher erforderlich, auch bei der Bewegungsbestrahlung neben der Herddosis die jeweilige Haut-, also die Oberflächendosis zu bestimmen.

Die Oberflächendosis kann in jedem Falle durch Messung leicht und zuverlässig festgestellt werden. Für die Dosisermittlung am Herd sind im Laufe der Zeit verschiedene Verfahren entwickelt worden, deren wichtigste nachfolgend kurz erläutert werden. Ausführliche Angaben sind in „Grundlagen und Praxis der Bewegungsbestrahlung"[1] enthalten und außerdem den von den Herstellerfirmen den Geräten mitgegebenen Gebrauchsanleitungen zu entnehmen.

Die Bewegungsbestrahlung wird stets unter Tiefentherapiebedingungen durchgeführt. Wie bei der Stehfeldmethode sind daher sämtliche Berechnungsver-

---

[1] LANGENDORFF, LELBACH, JANKER, ROSSMANN: Grundlagen und Praxis der Bewegungsbestrahlung. Wuppertal-Elberfeld: Verlag Girardet 1955.

fahren für Herd- und Oberflächendosis bei allen Bewegungsbestrahlungsgeräten mit Ausnahme des Siemens-Konvergenzstrahlers auf der Kenntnis von Röntgenwert und Halbwertschicht aufgebaut.

I. Direkte Messung am Patienten

Am einfachsten ist die Herddosisermittlung durch Mitmessung am Patienten. Doch kommt diese Methode trotz der heute zur Verfügung stehenden Kleinkammern an flexiblen Stielen praktisch nur im Bereich größerer Körperöffnungen wie des Rectums oder der Vagina, selten jedoch im Oesophagus und in der Blase in Frage.

II. Herddosisermittlung mit Hilfe der *Durchgangsdosismessung*

Ein elegantes Verfahren, die Herddosis zu bestimmen, stellt die von NEUMANN und WACHSMANN entwickelte *Durchgangsdosismessung* dar. Leider ist die Methode auf wenige Indikationen beschränkt, da sie nur anwendbar ist für die Rotation um 360^0 oder für zwei um 180^0 gegeneinander versetzte gleichgroße Winkelabschnitte.

Das Verfahren beruht darauf, daß im Verlauf einer Sitzung während des Umlaufes der Röhre um 360^0 entweder in 6—8 Durchmessern durch Anhalten der Röhrenbewegung die Durchgangsdosisleistung (DDL) oder während des ganzen Umlaufs integrierend die Durchgangsdosis (DD) in einem bestimmten Abstand des Focus von der Meßkammer gemessen wird. Daraus wird die „Mittlere Durchgangsdosisleistung" (DDL) errechnet, indem entweder das arithmetische Mittel der in verschiedenen Durchmessern gemessenen einzelnen Durchgangsdosisleistungen gebildet bzw. bei integrierender Messung die Durchgangsdosis durch die Zeit in Minuten, während der sie zustande kam, dividiert wird.

Beispiel. Summe der in 8 Durchmessern gemessenen DDL: 6,52 r/min;
mittlere Durchgangsdosisleistung: 6,522:8 = 0,84 r/min.

oder Bei 1 Vollrotation gemessene DD: 3,7 r;
gestoppte Bestrahlungszeit für diese Vollrotation: $4'24'' = 4,4'$;
mittlere DDL: 3,7:4,4 = 0,84 r/min.

Aus dieser mittleren Durchgangsdosisleistung wird die *prozentuale Durchgangsdosis* bestimmt. Diese gibt an, wieviel Prozent des der Messung zugrunde liegenden Röntgenwertes die mittlere Durchgangsdosisleistung darstellt.

Beispiel. Röntgenwert in 50 cm frei Luft: 70 r/min;
mittlere DDL: 0,84 r/min;
prozentuale Durchgangsdosis: $\dfrac{0,84 \times 100}{70} = 1,2\%$.

Aus der prozentualen Durchgangsdosis kann mit Hilfe des in Abb. 132 wiedergegebenen Nomogramms die mittlere *Herd*dosisleistung abgelesen werden. Voraussetzung für die Gültigkeit des Nomogramms ist, daß die Durchgangsdosismessung in einem Focus-Kammer-Abstand von 80 cm mit der Herdfeldblende 3×8 cm und bei einer Strahlenqualität von 1,0 mm Cu gemessen wurde. Man geht dazu mit der prozentualen DD links in das Nomogramm ein, verfolgt die Abszisse bis zum Schnittpunkt mit der Kurve, die der Herdfeldgröße $3 \times 8 = 24$ cm^2 zugeordnet ist, geht senkrecht entlang der Ordinate nach oben bis zum Schnittpunkt mit der Kurve, die für die zur Bestrahlung vorgesehene Feldgröße Gültigkeit besitzt, und liest am rechten Rand des Nomogramms die mittlere *Herddosis-leistung* in Prozent des Röntgenwertes ab. In Abb. 132 ist der beschriebene Vorgang mit einer dick ausgezogenen Linie gekennzeichnet.

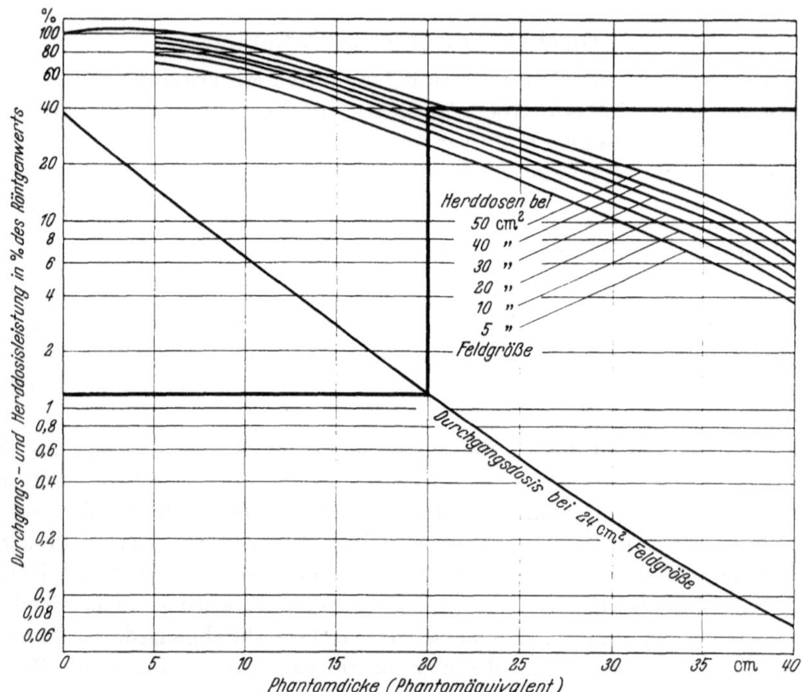

Abb. 132. Nomogramm zur Ermittlung der mittleren Herddosisleistung aus der Durchgangsdosis bei der Rotationbestrahlung. (Nach Neumann und Wachsmann)

In Fortführung der eingangs gewählten Zahlenbeispiele beträgt demnach die mittlere Herddosisleistung bei einer Herdfeldgröße von $4 \times 10 = 40$ cm² 40% des Röntgenwertes $= \dfrac{40 \times 70}{100} = 28$ r/min.

Tabelle 10. *Herddosisleistungen in Prozent des Röntgenwertes in Abhängigkeit von der Durchgangsdosisleistung und der Feldgröße bei der Rotationsbestrahlung mit dem Müller TU 1.* (Nach Wichmann)

DDL	Feldgröße in cm²				
r/min	20	30	40	50	75
2,0	48	52	58	62	70
1,5	43	46	50	56	63
1 0	35	38	41	46	53
0,9	33	36	39	44	50
0,8	31	34	37	41	47
0,7	29	32	35	38	44

Bei der Rotationsbestrahlung mit dem TU 1 (C. H. F. Müller) wird die Durchgangsdosisleistung konstruktionsbedingt in einem Focus-Kammer-Abstand von 90 cm gemessen. Die den so gewonnenen Durchgangsdosisleistungen entsprechenden mittleren *Herddosisleistungen* können für die verwendete Herdfeldgröße ebenfalls in Prozent des Röntgenwertes ohne weitere Umrechnung aus einer Tabelle von Wichmann entnommen werden, die auszugsweise als Tabelle 10 wiedergegeben ist. Die Tabellenwerte gelten für Strahlungen mit einer Halbwertschicht von 0,7 mm Cu. Bei Verwendung anderer Halbwertschichten ist ein Korrekturfaktor zu verwenden (Tabelle 20, S. 139).

III. Dosisberechnung am Pendelgerät nach KOHLER

Mit dem Pendelgerät nach KOHLER können verschiedene Arten der Bewegungsbestrahlung durchgeführt werden, deren jede ihre eigenen Verfahren für Einstellung und Dosisermittlung besitzt. Sie werden daher getrennt dargestellt.

1. Pendelbestrahlung

Bei der Pendelbestrahlung mit dem Pendelgerät nach KOHLER kann der Pendelradius zwichen 40 und 67 cm beliebig gewählt und damit dem Einzelfall optimal angepaßt werden. Die Feldeinstellung und damit auch die Dosisberechnung kann nach zwei verschiedenen Verfahren durchgeführt werden, je nachdem, ob die Feldeinstellung mit konstantem Focus-Haut-Abstand (KOHLER) oder mit konstantem Focus-Pendelachsen-Abstand erfolgt. Daher muß in diesem Zusammenhang auch auf die Einstellverfahren eingegangen werden.

a) Dosisermittlung bei der Einstellmethode nach KOHLER

Bei der von KOHLER angegebenen Methode erfolgt die Feldeinstellung grundsätzlich mit einem Focus-Haut-Abstand von 50 cm. Die angegebene *Feldgröße* bezieht sich auf die *Hautoberfläche*, nicht auf den Herd. Praktisch geht man dazu so vor, daß aus dem Bestrahlungsplan (s. S. 148ff.), der für jedes Bewegungsfeld anzulegen ist, die Achsentiefe entnommen wird. Als solche bezeichnet man den Abstand der Pendelachse von der Hautoberfläche und zwar in der Stellung von Röhre und Patient, in der die Feldeinstellung für jede Sitzung zu erfolgen hat. Da der FHA in der Einstellebene 50 cm beträgt, muß demnach der Pendelradius um den Betrag der Achsentiefe größer sein. Ergibt z. B. der Bestrahlungsplan, daß die Achsentiefe für die Pendelbestrahlung eines Rectums 10 cm betragen muß, so wird an der Skala des Pendelgerätes ein Pendelradius von $50+10 = 60$ cm eingestellt. Anschließend wird bei vertikaler Einstellebene das ganze Gerät an seinem Säulenstativ so weit auf den Patienten herabgesenkt, bis der Unterrand des Abstandslineals aus Plexiglas, das an den Lichtvisiertubus gehalten wird, auf der Hautoberfläche aufsitzt. Damit ist zwischen dem Brennfleck der Röhre und der Körperoberfläche des Patienten ein Abstand von 50 cm hergestellt (Abb. 133).

Bei manchen Bestrahlungsfällen ist es zweckmäßig, die Einstellebene horizontal zu wählen. In diesem Fall wird das Pendel durch Drehen um 90^0 in die Horizontale gebracht, das Abstandslineal seitlich an den Lichtvisiertubus gehalten und der Patient mit dem Bestrahlungstisch in Richtung der Röhre geschoben, bis der Unterrand des Abstandslineals wiederum die Körperoberfläche berührt. Es ist unzweckmäßig, die Einstellebene schräg zu wählen, weil dabei das Pendelgerät in vertikaler und gleichzeitig der Patient auf dem Tisch in waagerechter Richtung bewegt werden müßten.

α) Berechnung der Herddosisleistung

Wie in dem Kapitel über die Dosisverteilung besprochen, fallen bei der Pendelbestrahlung Pendelachse und Dosismaximum nur bei einem Pendelwinkel von 340^0 zusammen.

Bei kleineren Winkeln rückt das Dosismaximum immer mehr zur Oberfläche hin und nimmt dabei erheblich zu (S. 42). Der Bestrahlungsplan ist daher so

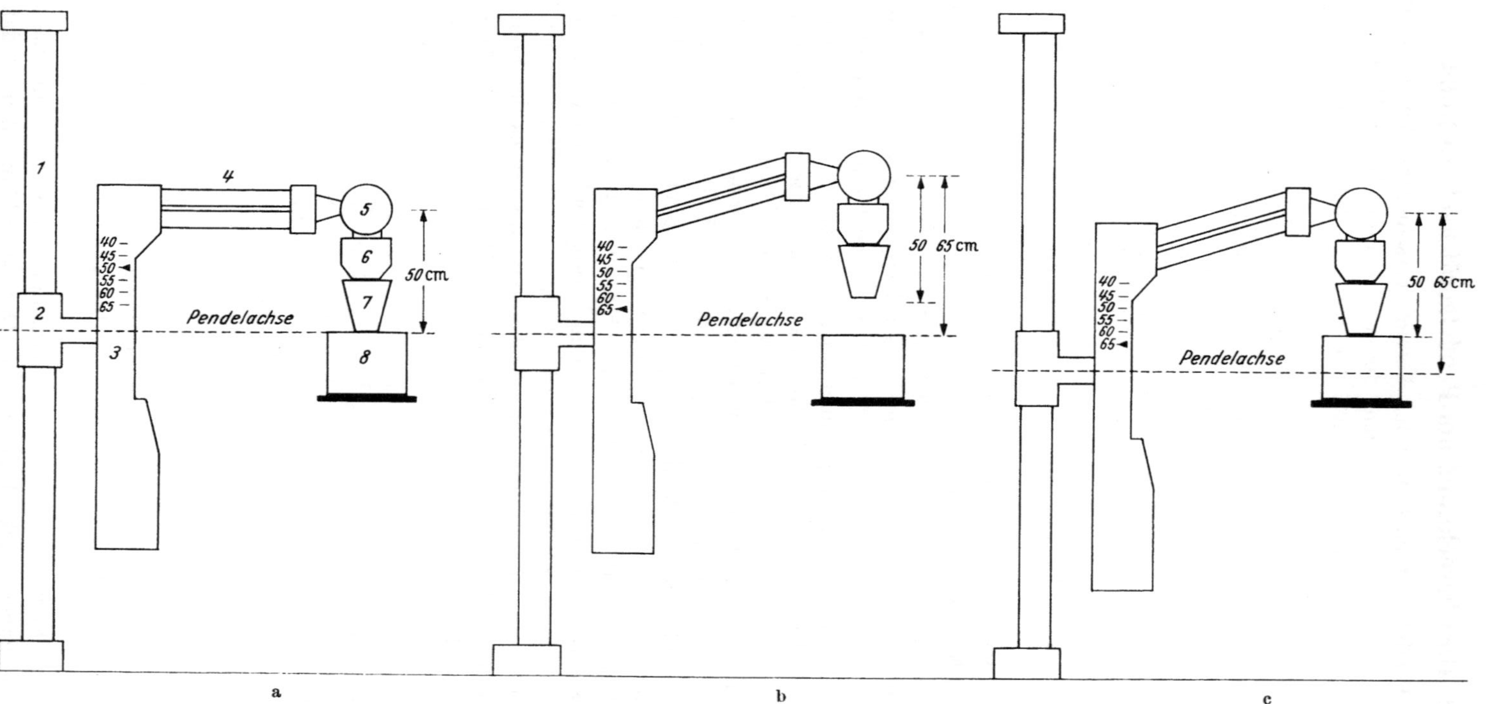

Abb. 133 a—c. Schematische Darstellung der Einstelltechnik für die Pendelbestrahlung nach KOHLER. *1* Stativ; *2* Laufwagen für Vertikalbewegung des Pendelgeräts am Stativ; *3* Pendel mit Skala und Zeiger für den eingestellten Pendelradius; *4* Parallelogrammgestänge des Pendelarms; *5* Röhre; *6* Lichtvisiertubus; *7* Abstandslineal; *8* Phantom als Bestrahlungsobjekt. Erläuterung der Stellungen a—c im Text anzulegen, daß nicht die *Pendelachse*, sondern das *Dosismaximum* in den Herd zu liegen kommt.

Während früher nach den Grundsätzen der Stehfeldbestrahlung zunächst die Dosisleistung an der Pendelachse mit Hilfe der Tabellen von GREBE-NITZGE berechnet und nach besonderen Tabellen der Dosiszuwachs im Maximum gesondert bestimmt und der Dosisleistung an der Pendelachse zugezählt werden mußte, erfolgt jetzt die Berechnung der Dosisleistung im *Herd* unmittelbar. Dies geschieht mit Hilfe von Faktoren, die in Abhängigkeit von der Einstellhautfeldgröße, dem Pendelwinkel und der mittleren Herdtiefe Tabelle 11 entnommen werden können.

Tabelle 11. *Faktoren zur Berechnung der Herddosis bei der Pendelbestrahlung nach* KOHLER *in Abhängigkeit vom Pendelwinkel und von der mittleren Herdtiefe.* (Aus der Gebrauchsanleitung zum Pendelgerät nach KOHLER der Siemens-Reiniger-Werke)

Mittlere Herdtiefe cm	Pendelwinkel 120°					Pendelwinkel 180—340°					Mittlere Herdtiefe cm
	Einstell-Hautfeldgröße cm					Einstell-Hautfeldgröße cm					
	2×4 (2×3 bis 2×6)	3×6 (3×5 bis 3×8)	4×8 (4×7 bis 4×9)	5×10 (5×8 bis 5×12)	6×12 (6×10 bis 6×14)	2×4 (2×3 bis 2×6)	3×6 (3×5 bis 3×8)	4×8 (4×7 bis 4×9)	5×10 (5×8 bis 5×12)	6×12 (6×10 bis 6×14)	
3	0 68	0,73	0,78	0,86	0,92	0,76	0,81	0,87	0,96	1,03	3
4	0,57	0,62	0,67	0,74	0,81	0,63	0,69	0,74	0,82	0,90	4
5	0,47	0,52	0,57	0,65	0,70	0,52	0,58	0,63	0,72	0,78	5
6	0,40	0,44	0,48	0,55	0,61	0,44	0,49	0,53	0,61	0,68	6
7	0,33	0,37	0,41	0,47	0,53	0,37	0,41	0,45	0,52	0,59	7
8	0,28	0,32	0,35	0,40	0,45	0,31	0,35	0,39	0,44	0,50	8
9	0,23	0,26	0,30	0,34	0,39	0,26	0,29	0,33	0,38	0,43	9
10	0,19	0,23	0,25	0,29	0,32	0,21	0,25	0,28	0,33	0,36	10
11	0,16	0,19	0,22	0,24	0,28	0,18	0,21	0,24	0,27	0,31	11
12	0,13	0,16	0,18	0,21	0,24	0,14	0,18	0,20	0,23	0,27	12
13	0,11	0,14	0,15	0,18	0,21	0,12	0,15	0,17	0,20	0,23	13
14	0,09	0,12	0,13	0,15	0,18	0,10	0,13	0,15	0,17	0,20	14
15	0,07	0,10	0,12	0,13	0,15	0,08	0,11	0,13	0,14	0,17	15
16	0,06	0,08	0,10	0,11	0,13	0,07	0,09	0,11	0,12	0,15	16
17	0,05	0,07	0,08	0,09	0,12	0,05	0,07	0,09	0,10	0,13	17

Dabei versteht man unter *mittlerer Herdtiefe* den Mittelwert der in der Körperquerschnittsskizze des Bestrahlungsplanes (s. S. 124) in Abständen von 10—30° innerhalb des Pendelwinkels gemessenen Abstände des Herdes von der Hautoberfläche. Der aus der Tabelle ermittelte Faktor wird mit dem *Röntgenwert*, also der in Frei-Luft gemessenen Dosisleistung in 50 cm Abstand vom Brennfleck, multipliziert und ergibt die Dosisleistung in r/min am Herd.

Die Tabellenwerte haben Gültigkeit für Strahlungen von 0,9—1,1 mm Cu Halbwertschicht und setzen homogenes, wasseräquivalent absorbierendes Gewebe voraus. Liegen im Bestrahlungsbereich Gewebe, wie z. B. lufthaltiges Lungengewebe oder Skelettabschnitte, so muß die gefundene Herddosisleistung durch Korrekturfaktoren berichtigt werden, die Tabelle 12 entnommen werden können.

Um eine möglichst gleichmäßige Verteilung der Bestrahlung auf die ganze Ausdehnung des Pendelfeldes zu erzielen, ist es zweckmäßig, vor allem bei großen Pendelwinkeln, bei denen die Röhre die Oberfläche nur wenige Male überwandert, die Herddosis so zu wählen, daß der Pendelwinkel jeweils voll bestrichen wird

Tabelle 12. *Korrekturfaktoren zur Berücksichtigung unterschiedlich absorbierender Gewebe.*
(Nach WACHSMANN-BARTH)

	Min.	Normal	Max.
Schädel frontal		0,7 —0,8	
Schädel seitlich		0,75—0,85	
Thorax (freie Lungenfelder).	(1,2)	1,4 —1,7	(2,0)
Abdomen (Wirbelsäule z. T. durchstrahlt)	(0,6)	0,7 —0,8	(1,0)
Becken (seitlich und von hinten) . . .	(0,65)	0,75—0,80	(0,9)

und nicht die Bestrahlung an einer beliebigen Stelle beginnt und endet. Die
Zeiten für die volle Ausnutzung der Pendelfelder beim Pendelgerät nach KOHLER
sind für die wichtigsten Winkel Tabelle 13 zu entnehmen (Abb. 134).

Berechnungsbeispiel

zur Dosisberechnung für die Pendelbestrahlung eines Bronchialtumors im Hilusbereich mit
dem Pendelgerät nach KOHLER bei Einstelltechnik mit konstantem Focus-Haut-Abstand.

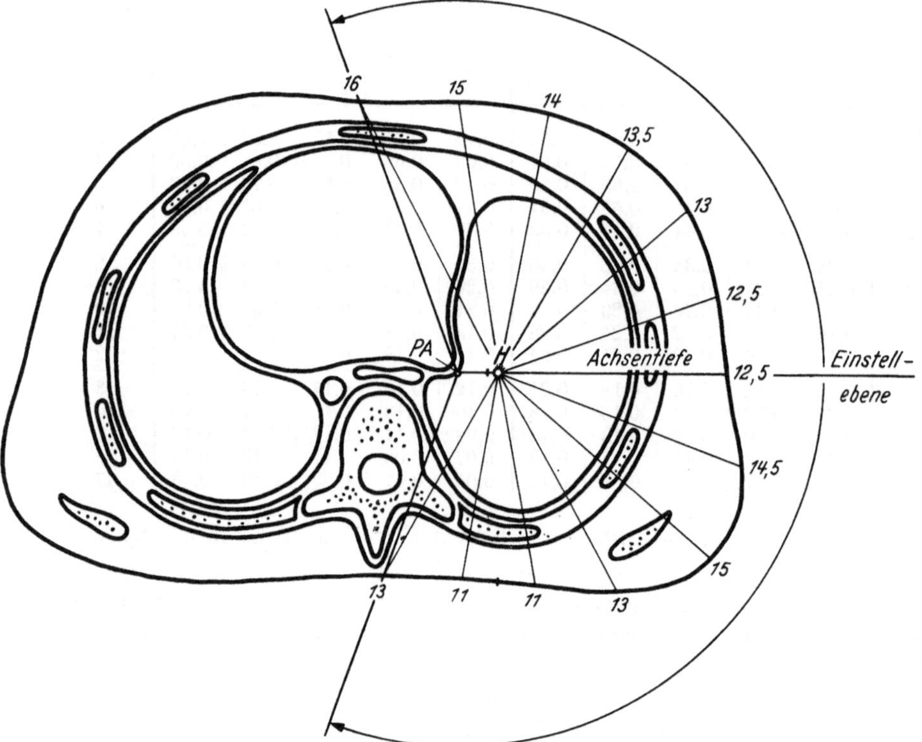

Abb. 134. Körperquerschnittskizze mit eingezeichneten Einstell- und Berechnungsgrundlagen für die Pendelbestrahlung eines Lungentumors mit dem Pendelgerät nach KOHLER bei Einstelltechnik mit konstantem Focus-
Haut-Abstand. Die in der Skizze eingetragenen Zahlen geben die Abstände der Herdmitte von dem jeweiligen
Körperoberflächenabschnitt in Zwischenräumen von je 20° in cm an. Das arithmetische Mittel aus diesen Zahlen
beträgt 13,5 cm und heißt „mittlere Herdtiefe"

Bestrahlungsbedingungen:

Röntgenwert	60 r/min
Achsentiefe	12,5 cm
Einstell-Hautfeldgröße	5 × 10 cm
Pendelwinkel	220°
Einstellebene	horizontal

Herddosisberechnung:

Mittlere Herdtiefe	13,5 cm
Faktor für Herddosisleistung nach Tabelle 11	0,19
Korrekturfaktor für Durchstrahlung von Lungengewebe nach Tabelle 12	1,40
Herddosisleistung ($60 \times 0,19 \times 1,4$)	16 r/min
Bestrahlungszeit für 200 r	12′30″
Bestrahlungszeit und Herddosis je Einzelsitzung unter Berücksichtigung der Pendellaufzeiten nach Tabelle 13	12′13″ für 195 r
oder	13′26″ für 215 r

Oberflächendosisberechnung:

1. in der Einstellebene

Achsentiefe	12,5 cm
Faktor für Oberflächendosisleistung nach Tabelle 14	0,16
Oberflächendosisleistung ($60 \times 0,16$)	9,5 r/min
Oberflächendosis bei einer Pendelzeit von 12′13″	115 r
13′26″	130 r

2. Maximale Oberflächendosis innerhalb des Pendelfeldes:

Momentan-Achsentiefe an der Stelle des kürzesten Abstandes der Pendelachse von der Hautoberfläche	11 cm
Focus-Haut-Abstand an dieser Stelle	51,5 cm
Faktor für Oberflächendosisleistung nach Tabelle 14	0,19
Korrekturfaktor zur Berücksichtigung des Focus-Haut-Abstandes nach Tabelle 15	0,94
Oberflächendosisleistung ($60 \times 0,19 \times 0,94$)	11 r/min
Oberflächendosis bei einer Pendelzeit von 12′13″	135 r
13′26″	150 r

Anmerkung: Aus Gründen der einfacheren Rechnung und der besseren Übersicht in den Bestrahlungsprotokollen sind die endgültigen Dosiswerte auf ganze, durch 5 teilbare Zahlen aufgerundet.

Tabelle 13. *Laufzeiten des Pendelgerätes nach* KOHLER *bei voller Ausnutzung des Pendelwinkels*

Pendel- winkel Grad	Anzahl der Pendeldurchgänge										
	1	2	3	4	5	6	7	8	9	10	11
120	40″	1′20″	2′—	2′40″	3′20″	4′—	4′40″	5′20″	6′—	6′40″	7′20″
180	1′—	2′—	3′—	4′—	5′—	6′—	7′—	8′—	9′—	10′—	11′—
200	1′07″	2′14″	3′20″	4′28″	5′32″	6′40″	7′47″	8′54″	10′—	11′07″	12′14″
220	1′13″	2′26″	3′40″	4′53″	6′06″	7′20″	8′33″	9′47″	11′—	12′13″	13′26″
240	1′20″	2′40″	4′—	5′20″	6′40″	8′—	9′20″	10′40″	12′—	13′20″	14′40″
340	1′53″	3′46″	5′40″	7′33″	9′26″	11′20″	13′13″	15′06″	17′—	18′53″	20′46″

Eine weitere Vereinfachung der Herddosisberechnung bei der Pendelbestrahlung stellt die Verwendung des „*Dosimat*" von BÜCHNER dar (Abb. 135a—c). Er besteht aus zwei transparenten Kunststoffplatten, deren untere (a) eine Kreisteilung in Winkelgraden sowie eine in Zentimeter eingeteilte Null-Linie zur Markierung der Einstellebene besitzt. Die obere Kunststoffplatte (b) ist gegenüber der unteren um einen Stift, der durch die Mitte der Kreisteilung der unteren Platte geht, drehbar gelagert. Sie enthält Aussparungen zum Einschieben von Skalen für verschiedene Feldbreiten, Eichmarken, sowie am Rande der Platte eine Zentimeterteilung. Die Skalen werden in der Weise in die Platte eingeschoben und fixiert, daß der am Gerät herrschende Röntgenwert mit der Eichmarke übereinstimmt. Zum Gebrauch wird der Dosimat so auf den Bestrahlungsplan gelegt, daß die Mitte der Kreisteilung mit der Herdmitte, die Null-Linie mit der Einstellebene zusammenfällt. Am Schnittpunkt der äußeren Körperkontur auf dem Bestrahlungsplan mit der jeweiligen der verwendeten Feldbreite zugeordneten Skala kann an dieser unmittelbar der Dosisleistungswert am Herd in r/min für diese

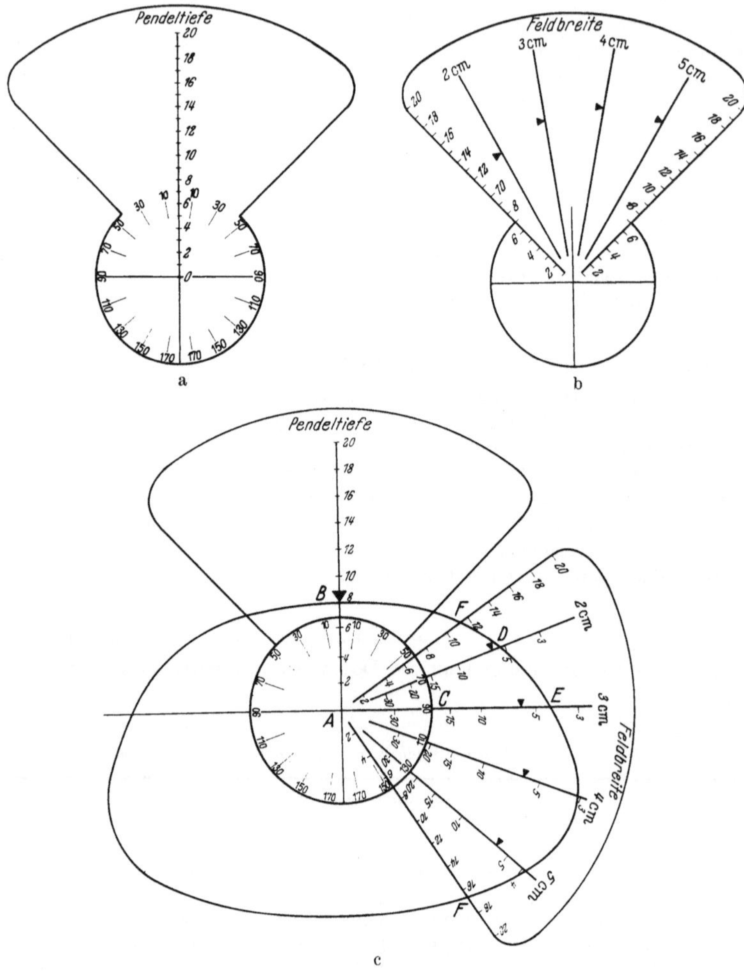

Abb. 135a—c. Pendel-Dosimat nach Büchner. a) Unterplatte; b) Oberplatte; c) praktische Anwendung. (Nach Büchner)

Einstrahlungsrichtung abgelesen werden. Auf diese Art wird je nach Körperform in Abständen von 10—30° innerhalb des zweckmäßigen Pendelwinkels die jeweilige Herddosisleistung bestimmt. Das arithmetische Mittel aus diesen Werten ergibt die der Dosisberechnung zugrunde zu legende Herddosisleistung.

Mit Hilfe des Dosimats kann auch festgestellt werden, wie groß der optimale Pendelwinkel ist. Dieser ist nach bestrahlungstechnischen Gesichtspunkten dann gegeben, wenn die Herddosisleistung an keiner Stelle auf weniger als die Hälfte ihres maximal erreichbaren Wertes absinkt.

Dieses Verfahren der Dosisermittlung ist genauer als das Verfahren, bei dem die Herdtiefen gemittelt und dafür nur einmal die Tiefendosisleistung bestimmt wird. Der Grund liegt darin, daß der Dosisleistungsabfall mit zunehmender Gewebsdicke nicht linear, sondern in der Kurve einer Exponentialfunktion verläuft.

Tabelle 14. *Faktoren zur Berechnung der Oberflächendosis bei einem FHA von 50 cm in Abhängigkeit von Einstell-Hautfeldbreite, Pendelwinkel und Momentan-Achsentiefe*

Einstell-Hautfeldbreite cm	Pendelwinkel Grad	Momentan-Achsentiefe in cm							
		3	4	6	8	10	12	14	16
3	120	0,76	0,55	0,35	0,26	0,21	0,18	0,15	0,13
	180	0,59	0,38	0,24	0,18	0,15	0,12	0,10	0,09
	200	0,54	0,36	0,22	0,16	0,13	0,11	0,09	0,08
	220	0,50	0,33	0,20	0,15	0,12	0,10	0,09	0,08
	240	0,47	0,31	0,19	0,14	0,11	0,09	0,08	0,07
	340	0,35	0,24	0,15	0,11	0,09	0,07	0,06	0,05
4	120	0,98	0,78	0,50	0,36	0,29	0,24	0,21	0,18
	180	0,69	0,54	0,35	0,25	0,20	0,16	0,14	0,12
	200	0,62	0,49	0,32	0,22	0,18	0,15	0,13	0,11
	220	0,55	0,45	0,30	0,20	0,16	0,14	0,12	0,10
	240	0,51	0,41	0,28	0,19	0,15	0,13	0,11	0,09
	340	0,39	0,31	0,21	0,14	0,12	0,09	0,08	0,07
5	120	1,20	0,90	0,60	0,45	0,36	0,30	0,25	0,22
	180	0,81	0,61	0,41	0,31	0,24	0,20	0,18	0,15
	200	0,75	0,57	0,38	0,29	0,22	0,19	0,16	0,13
	220	0,69	0,53	0,35	0,26	0,20	0,17	0,14	0,12
	240	0,63	0,48	0,32	0,24	0,19	0,16	0,13	0,11
	340	0,48	0,36	0,24	0,18	0,14	0,12	0,10	0,09

β) Berechnung der Oberflächendosisleistung

Die Berechnung der Oberflächendosis (OD) wird durch verschiedene Faktoren, hauptsächlich durch den Pendelwinkel und die Achsentiefe, also den Abstand der Hautoberfläche von der Pendelachse, beeinflußt. Maßgebend für die Berechnung ist daher nicht wie bei der Herddosisberechnung der Abstand der Hautoberfläche vom *Herd*, sondern von der *Pendelachse. Je kürzer* dieser Abstand ist, desto *höher* wird die Oberflächendosis und umgekehrt.

Die Berechnung der OD geht wiederum vom Röntgenwert aus. Durch Multiplikation mit Faktoren, die für die wichtigsten vorkommenden Hautfeldbreiten, Pendelwinkel und Achsentiefen in Tabelle 14 wiedergegeben sind, erhält man die Oberflächendosisleistung für einen Focus-Haut-Abstand von 50 cm,

Tabelle 15. *Korrekturfaktoren zur Berücksichtigung des FHA für die Oberflächendosisberechnung bei der Pendelbestrahlung nach* Kohler

FHA cm	f RW	FHA cm	f RW	FHA cm	f RW
30	2,77	40	1,56	50	1,00
31	2,60	41	1,49	51	0,96
32	2,45	42	1,42	52	0,92
33	2,30	43	1,35	53	0,89
34	2,16	44	1,29	54	0,86
35	2,04	45	1,23	55	0,83
36	1,93	46	1,18	56	0,80
37	1,83	47	1,13	57	0,77
38	1,74	48	1,08	58	0,74
39	1,65	49	1,04	59	0,72
40	1,56	50	1,00	60	0,69

wie er in der Einstellebene immer gegeben ist. Für andere Focus-Haut-Abstände ist dieser Wert mit einem Korrekturfaktor nach Tabelle 15 zu berichtigen. Der für die Stelle, an der die OD ermittelt werden soll, gültige FHA wird auf einfache Weise durch Subtraktion der dort vorhandenen Momentanachsentiefe vom Pendelradius gefunden.

Im Berechnungsbeispiel S. 125 ist die Berechnung der Oberflächendosis an verschiedenen Stellen des Pendelfeldes gezeigt.

b) Dosisermittlung bei Feldeinstellung mit konstantem Pendelradius

Dieses Verfahren unterscheidet sich von dem oben beschriebenen dadurch, daß der Focus-Haut-Abstand unberücksichtigt bleibt und je nach Ausmaß des zu bestrahlenden Körperabschnitts mit einem fest eingestellten Pendelradius von 50 cm (z. B. beim Schädel, an den Extremitäten) oder 60 cm (z. B. beim Rumpf) gearbeitet wird. Die Berechnung ist daher nicht auf der *Haut*feldgröße, sondern auf der *Achsen*feldgröße aufgebaut.

Die Einstellung des Feldes erfolgt mit Hilfe von seitlich an der Röhre angebrachten, abklappbaren und teleskopartig ausziehbaren Lichtvisieren, wie bei

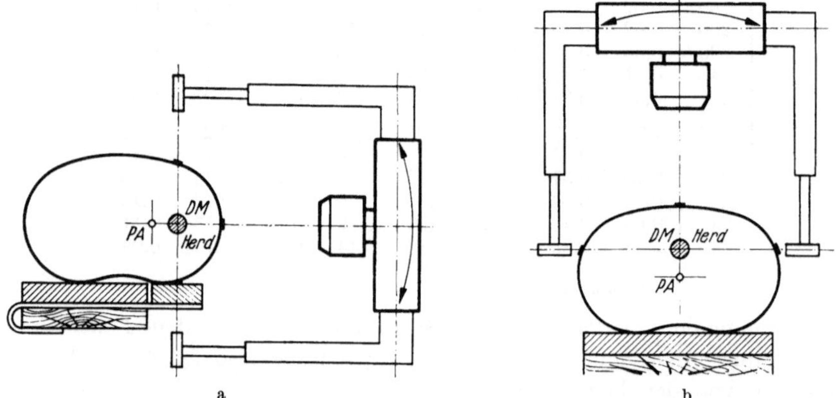

Abb. 136a u. b. Schematische Darstellung der Einstelltechnik für die Pendelbestrahlung mit konstantem Pendelradius unter Verwendung von Lichtvisieren a) bei vertikaler, b) bei horizontaler Einstellebene. (Aus der Gebrauchsanleitung der Siemens-Reiniger-Werke)

vertikaler Einstellebene aus Abb. 136a, bei horizontaler Einstellebene aus Abb. 136b hervorgeht. Da das Pendelgerät nach KOHLER mit einer kontinuierlich verstellbaren Therapieblende ausgerüstet ist, muß die gewählte Achsenfeldgröße an Hand der Diagramme in Abb. 137 auf Hautfeldgröße umgerechnet und auf der Körperoberfläche ausgemessen werden.

Zur Berechnung der Herddosisleistung wird wiederum der Röntgenwert mit Faktoren multipliziert, die bei Kenntnis der mittleren Herdtiefe und der Achsenfeldgröße Tabellen entnommen werden können, die sich in der Gebrauchsanleitung finden. Sie enthält ferner Tabellen zur Berechnung der Oberflächendosis bei dieser Einstelltechnik.

2. Konvergente Pendelung

Es gibt Fälle, bei denen infolge großer Körperausmaße, wie z. B. häufig bei Bestrahlung der Parametrien, oder infolge relativ kleiner Pendelwinkel (120—140°),

wie z. B. bei Bestrahlung isolierter Abschnitte der Lendenwirbelsäule oder des
Rectums, auch bei Pendelbestrahlung keine höhere relative Tiefendosis als 100%
erzielt werden kann, d. h. daß die Oberflächendosis ungefähr gleich groß wie die

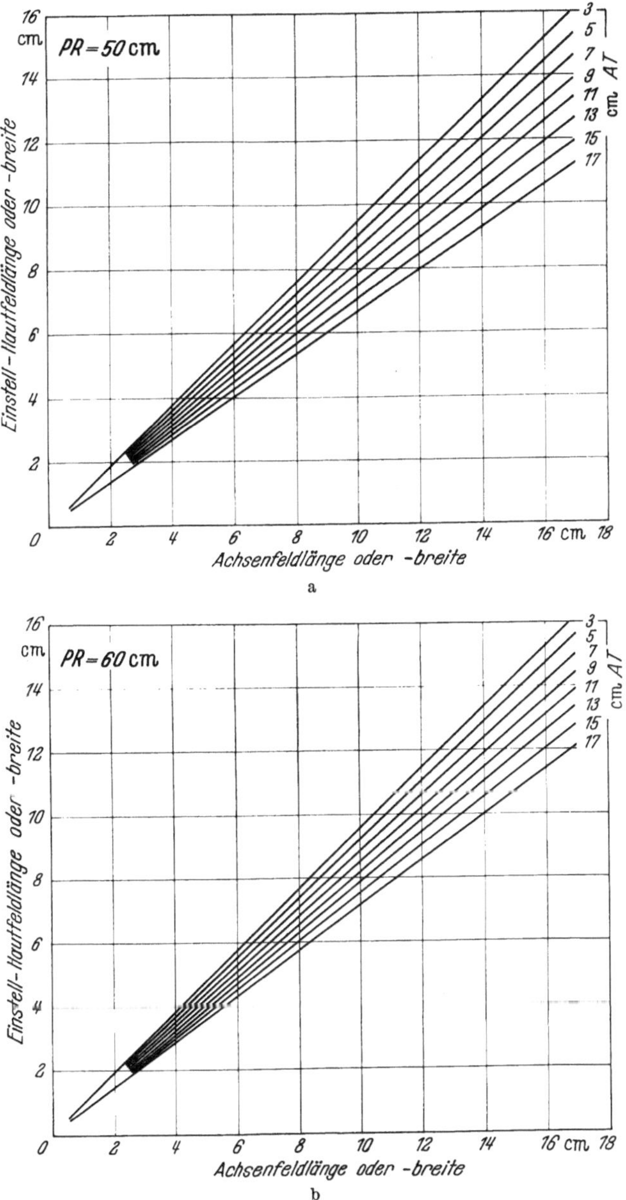

Abb. 137a u. b. Diagramme zur Umrechnung von Einstell-Hautfeldgrößen auf Achsenfeldgrößen und umgekehrt
für Pendelradien von a) 50 cm, b) 60 cm. (Aus der Gebrauchsanleitung der Siemens-Reiniger-Werke)

Herddosis ist. In solchen Fällen stellt im Interesse einer genügend hohen Herddosis die konvergente Pendelbestrahlung die Methode der Wahl dar. Sie besteht
darin, daß die Einstrahlung über zwei in einem bestimmten Winkel zueinander

Janker u. Roßmann, Röntgentherapie   9

angeordnete Pendelfelder erfolgt; der Zentralstrahl beider Felder geht dabei durch die *Herdmitte*. Zur Vermeidung unliebsamer Dosisüberhöhung durch Überschneidung der Felder auf oder dicht unter der Haut ist die Röhrenneigung so groß zu wählen, daß zwischen den beiden Pendelhautfeldern ein entsprechend breiter Streifen unbelastet bleibt. Die konvergente Pendelbestrahlung ist daher genau wie die Kreuzfeuerbestrahlung mit Stehfeldern um so besser durchführbar, je kleiner die Feldlängenausdehnung und je größer die Achsentiefe ist. Die zur

Tabelle 16. *Einstellwerte für die konvergente Pendelbestrahlung in Abhängigkeit von Feldlänge und Achsentiefe*

Einstell-Herdtiefe cm		Einstell-Hautfeldlänge cm				
		4	6	8	10	12
12	β^0	14	18,5	22,5	26,5	30
	a cm	14,4	19,4	23,4	27,4	30,9
	b cm	1,8	3,1	4,6	6,4	8,3
	f_s	0,94	0,89	0,85	0,80	0,74
10	β^0	16,5	22	26,5		
	a cm	16,7	22,2	26,4		
	b cm	2,5	4,4	6,2		
	f_s	0,94	0,88	0,82		
8	β^0	20,5	26,5			
	a cm	20,1	25,5			
	b cm	3,7	6,1			
	f_s	0,91	0,85			
6	β^0	26,5				
	a cm	24,7				
	b cm	5,9				
	f_s	0,89				

β Neigungswinkel, a Verschiebungsstrecke für den Lagerungstisch, b Verkürzung des Pendelradius, f_s Korrekturfaktor zur Berücksichtigung der durch die Röhrenneigung verlängerten mittleren Herdtiefe bei der Herddosisberechnung. (Aus der Gebrauchsanleitung zum Pendelgerät nach KOHLER der Siemens-Reiniger-Werke).

Freihaltung eines Hautbezirkes von 2 cm Breite zwischen den beiden Gürtelfeldern erforderlichen Röhrenneigungswinkel in Abhängigkeit von der Feldlänge und der Einstell-Herdtiefe sind in Tabelle 16 niedergelegt.

a) Feldeinstellung

Voraussetzung für die Feldeinstellung nach Abb. 138 unter Benutzung der Tabelle 16 ist die Kenntnis der Einstell-Herdtiefe, das ist die Entfernung des Herdes von der Hautoberfläche in der Einstellebene. Da die Pendelachse wegen der Dosismaximumauswanderung tiefer gelegt werden muß, ist zunächst mit Hilfe der Diagramme in Abb. 139 die bei dem gewählten Pendelwinkel der Einstell-Herdtiefe zugeordnete Achsentiefe zu ermitteln. Die Summe aus dem vorgesehenen FHA von 50 cm und der Achsentiefe ergibt den Pendelradius, der als Ausgangswert am Gerät einzustellen ist. Sodann wird wie bei einem gewöhnlichen Pendelfeld in Einstellstellung mit dem Abstandslineal ein FHA von 50 cm hergestellt. Anschließend wird die Röhre um den aus Tabelle 16 zu entnehmenden Neigungswinkel gekippt, der Patient mit dem Tisch so weit in der Richtung der Pendelachse verschoben, daß der Zentralstrahl wieder durch die Herdmitte geht, und der Pendelradius so weit verringert, daß der Abstand zwischen Focus und Schnittpunkt des Zentralstrahles mit der Pendelachse wieder dem ursprünglichen Pendelradius entspricht. Die Maße für die Verschiebung des Tisches mit dem Patienten und für die Verkürzung des am Gerät eingestellten Pendelradius sind

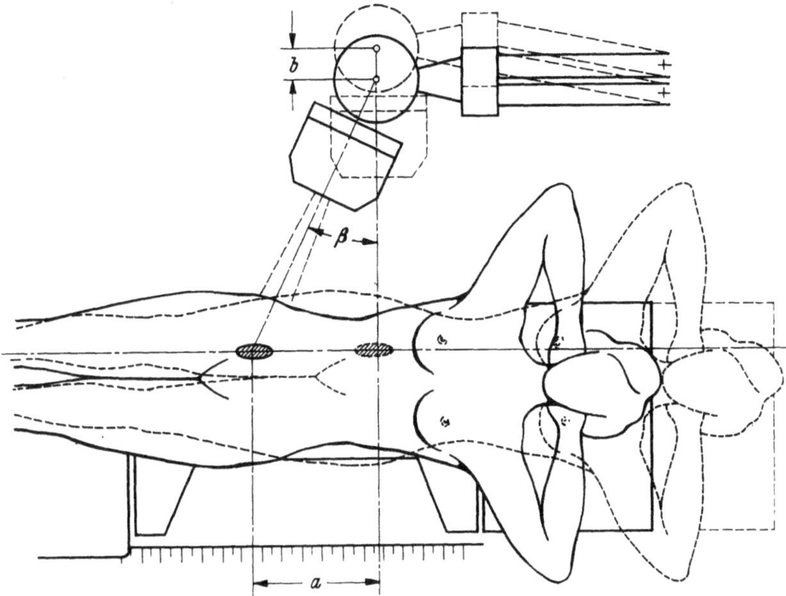

Abb. 138. Schematische Darstellung der Feldeinstellung für die konvergente Pendelbestrahlung mit dem Pendelgerät nach KOHLER. *a* Verschiebungsstrecke für den Lagerungstisch; *β* Neigungswinkel; *b* Verkürzung des Pendelradius zur Wiederherstellung des Focus-Haut-Abstandes 50 cm nach Einstellung des Neigungswinkels. (Aus der Gebrauchsanleitung der Siemens-Reiniger-Werke)

ebenfalls Tabelle 16 zu entnehmen. Zum Schluß erfolgt die Abmessung des Hautfeldes auf der Hautoberfläche. Dabei ist darauf zu achten, daß die Einstellung symmetrisch von der Feldmitte aus erfolgt, weil nur dann eine unbestrahlte Hautzone von 2 cm zwischen den konvergenten Gürtelfeldern gewährleistet ist.

b) Herddosisberechnung

Obwohl der Abstand zwischen Focus und Schnittpunkt des Zentralstrahles mit der Pendelachse gleich groß gehalten wurde wie bei der senkrechten Pendelung, ist die Herddosisleistung geringer als bei dieser, weil durch die schräge Einstrahlung mehr Gewebe durchstrahlt wird. Die Herddosisleistung wird daher zunächst wie bei normaler Pendelbestrahlung berechnet und dann mit dem Faktor f_s aus Tabelle 16 korrigiert.

c) Oberflächendosisberechnung

Für die Berechnung der Oberflächendosis bei der konvergenten Pendelung ist wichtig, daß die Dosisbelastung innerhalb des Hautfeldes nicht gleichmäßig ist, weil das vom Gerät aus gesehen proximale Feldende durch die schräge Einstrahlung näher am Brennfleck liegt und damit höher belastet wird als das distale. Die Berechnung mit den bisher vorliegenden Tabellen bezieht sich auf die Feldmitte. Es ist daher empfehlenswert, die Hautbelastung bei der konvergenten Pendelbestrahlung jeweils durch Mitmessung am Patienten zu kontrollieren.

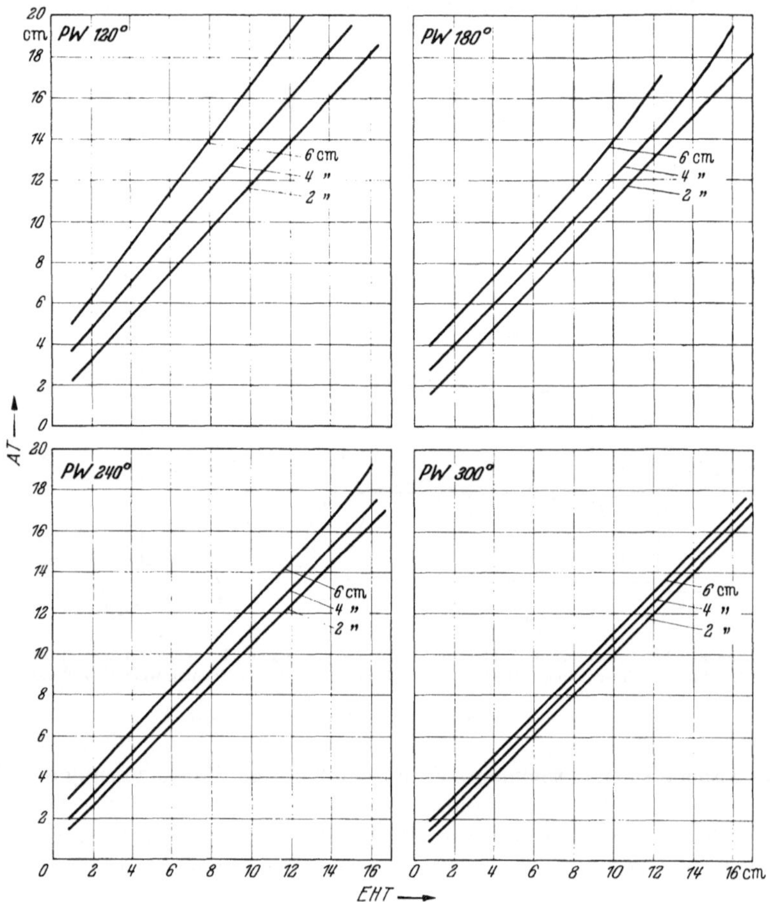

Abb. 139. Diagramme zur Ermittlung der Dosismaximum-Auswanderung in Abhängigkeit von Pendelwinkel und Feldbreite. (Aus der Gebrauchsanleitung zum Pendelgerät nach KOHLER)

3. Tangentiale Pendelbestrahlung

Da die *tangentiale Pendelbestrahlung* der weitgehend homogenen Ausstrahlung *oberflächlicher* und oberflächennaher Herde dient, erfolgt die Dosierung ausschließlich nach *Oberflächendosis*.

Die tangentiale Pendelbestrahlung wird bei Verwendung des Pendelgerätes nach KOHLER mit dem zentralen Strahlenbündel durchgeführt, indem nach Einstellung des Hautfeldes in Normalstellung der Röhre, d. h. wie bei der gewöhnlichen Pendelbestrahlung (Abb. 140a), diese so weit seitlich gedreht wird, daß das Strahlenbündel die Körperoberfläche um 1 cm überragt (Abb. 140b). Unter der Voraussetzung einer streng zylindrisch gekrümmten Körperoberfläche kann die Oberflächendosisleistung für den Bereich des voll ausgestrahlten Mantelfeldes (s. S. 45) auch mittels einer Tabelle berechnet werden, die für eine Einstellfeld-

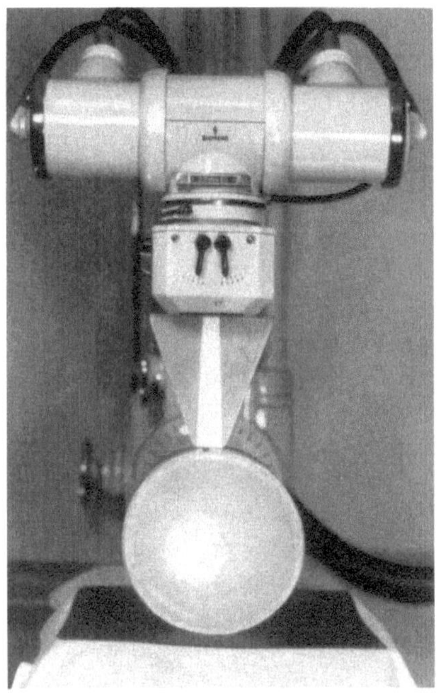

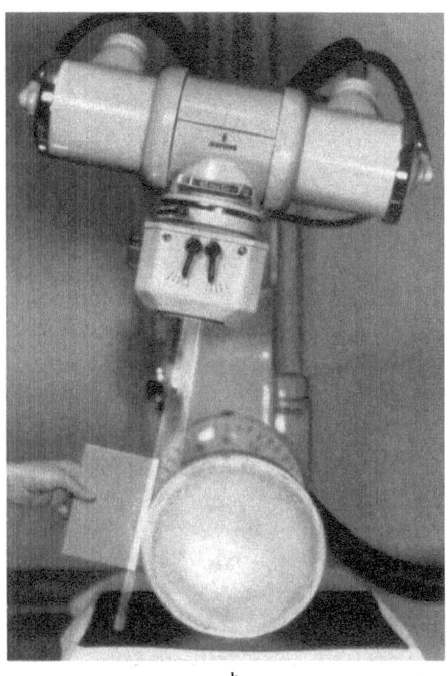

a   b

Abb. 140a u. b. Darstellung der Einstelltechnik für die tangentiale Pendelbestrahlung mit dem Pendelgerät nach KOHLER. a) Einstellung von Focus-Haut-Abstand und Einstell-Hautfeldgröße; b) Einstellung des Tangentialwinkels

breite von 5 cm in Tabelle 17 auszugsweise wiedergegeben ist. Die Faktoren gelten für Strahlungen mit einer Halbwertschicht von 0,9—1,1 mm Cu. Mit dem Röntgenwert multipliziert ergeben sie die Oberflächendosisleistung in r/min.

Tabelle 17. *Faktoren zur Berechnung der Oberflächendosis bei tangentialer Pendelbestrahlung mit 5 cm Einstell-Hautfeldbreite*

PW Grad	Achsentiefe in cm									
	8	9	10	11	12	13	14	15	16	17
120	0,77	0,71	0,66	0,62	0,58	0,54	0,51	0,48	0,46	0,44
140	0,68	0,62	0,57	0,53	0,50	0,46	0,44	0,42	0,39	0,37
160	0,59	0,54	0,50	0,46	0,43	0,40	0,38	0,36	0,34	0,32
180	0,52	0,48	0,44	0,41	0,38	0,35	0,33	0,32	0,30	0,29
200	0,48	0,43	0,39	0,36	0,34	0,32	0,30	0,28	0,27	0,26
220	0,44	0,39	0,36	0,33	0,31	0,29	0,27	0,26	0 25	0 24
240	0 40	0,36	0,33	0,31	0,29	0,27	0,25	0,24	0,23	0,22
260	0,37	0,34	0,31	0,29	0,27	0,25	0,23	0,22	0,21	0,20
280	0,35	0,32	0,29	0,27	0,25	0,23	0,22	0,21	0,19	0,18
300	0,33	0,30	0,27	0,25	0,23	0,22	0,20	0,19	0,18	0,17
320	0,31	0,28	0,26	0,24	0,22	0,21	0,19	0,18	0,17	0,16
340	0,29	0,26	0,24	0,22	0,21	0,20	0,18	0,17	0,16	0,15

Weicht die Oberflächengestalt von der Zylinderform erheblich ab, empfiehlt sich die Ermittlung der Oberflächendosis durch Mitmessung, wobei an verschiedenen Tagen verschiedene Stellen des Hautfeldes ausgemessen werden können.

IV. Dosisberechnung
bei Verwendung des Bewegungsbestrahlungsgerätes TU 1

Die Dosisberechnung für das Arbeiten mit dem TU 1 erfolgt mit Hilfe von Tabellen, die von WICHMANN für alle mit dem Gerät durchführbaren Bestrahlungsarten aufgestellt und in der Gebrauchsanleitung zum TU 1 enthalten sind. Die einzelnen Verfahren werden im nachfolgenden unter auszugsweiser Wiedergabe der einschlägigen Tabellen und unter Benutzung der Gebrauchsanweisung in ihren Grundzügen besprochen.

Allen Dosisberechnungsverfahren beim TU 1 liegt ein unveränderlicher Focus-Pendelachsenabstand von 50 cm zugrunde, wie er beim TU 1 in Nullstellung, d. h. bei Translationswinkel 0^0, konstruktionsmäßig gegeben ist. Den Ausgangswert für die Dosisberechnung bildet der *Röntgenwert* in 50 cm frei Luft vom Brennfleck.

Die Werte der Dosierungstabellen haben Gültigkeit für Strahlungen mit einer Halbwertschicht von 0,7 mm Cu, was bei 200 kV einer Filterung von 0,2 mm Cu entspricht, und für eine Feldproportion von 1:2, d. h. für Felder, deren Länge jeweils doppelt so groß ist wie die Breite. Bei Verwendung anderer Strahlenqualitäten und anderer Feldproportionen ist der tabellenmäßige Dosisleistungswert mit Hilfe von Korrekturfaktoren zu berichtigen.

1. Dosisberechnung für die Pendelbestrahlung

Die Dosisermittlung kann nach verschiedenen Verfahren erfolgen, die sich im Arbeitsaufwand, aber auch hinsichtlich ihrer Genauigkeit unterscheiden. Allen Verfahren ist gemeinsam, daß die Berechnung unmittelbar vom Herd ausgeht, und daß sich alle Angaben auf Achsenfeldgröße, nicht auf Einfallsfeldgröße beziehen.

a) Dosisberechnung durch Mittelwertbestimmung in Winkelabschnitten

Das zuverlässigste und auf alle vorkommenden Bestrahlungsfälle anwendbare Verfahren der Herddosisbestimmung besteht in der Berechnung der mittleren Herddosisleistung durch Aufteilung des gesamten Pendelfeldes in Teilfelder, deren jedes einen Winkel von 10—20^0 einschließt. Für jedes dieser Teilfelder wird im Bestrahlungsplan der Abstand des Herdes von der Körperoberfläche gemessen und dafür aus Tabelle 18 die für dieses Feld gültige Herddosisleistung in Prozent des Röntgenwertes aus der dem verwendeten Pendelwinkel zugeordneten Spalte entnommen. Diese berücksichtigen den in erster Linie vom Pendelwinkel abhängigen Dosiszuwachs am Herd gegenüber der Pendelachse, so daß man unmittelbar die *Herd*dosisleistung erhält. Durch Addition der so gefundenen Herddosisleistungen und Division durch die Anzahl der verwendeten Teilfelder gewinnt man das arithmetische Mittel und damit die *mittlere Herddosisleistung* für das gesamte Pendelfeld (Abb. 141).

b) Dosisberechnung mit Hilfe des Herdabstandsverhältnisses

Bei diesem vereinfachten Verfahren wird in dem Bestrahlungsplan jeweils der längste und der kürzeste Abstand des Herdes von der Körperoberfläche ermittelt.

Tabelle 18. *Herddosisleistung in Prozent des Röntgenwertes in Abhängigkeit von Achsenfeldgröße, Herdabstand und Pendelwinkel zur Dosisberechnung in Winkelabschnitten.*
(Nach WICHMANN)

Feld-größe	Abstand Herd-Ober-fläche	Pendelwinkel					
cm²	cm	90°	120°	180°	240°	300°	330°
30	2	98					
	4	74	76	80	86	89	92
	6	53	56	59	64	66	68
	8	38	41	44	48	50	51
	10	26	29	32	34	36	37
	12	16	19	23	25	26	27
	14	10	14	15	17	18	19
	16		9	10	12	13	14
	18		6	7	8	9	9,5
	20		5	5	5,5	6	6,5
40	2	101					
	4	75	79	86	89	93	
	6	54	59	64	67	70	74
	8	39	42	47	49	52	55
	10	27	30	34	36	38	40
	12		21	24	26	28	29
	14		15	16	19	20	21
	16		10	12	13	14	15
	18		7	8	9	10	11
	20		5	5,5	6,5	7	7,5
50	2	102					
	4	77	82	89	95	100	
	6	55	60	67	72	76	79
	8	40	44	50	54	57	60
	10	28	31	36	40	42	44
	12		22	25	29	31	32
	14		16	17	20	22	23
	16		12	13	14	16	17
	18		8	8,5	10	11	12
	20			6	7	7,5	8

Durch Division des längsten durch den kürzesten Herdabstand erhält man
eine Zahl, die als „*Herdabstandsverhältnis*" bezeichnet wird. Bei Kenntnis der
Herdtiefe, das ist der jeweils kürzeste Herdabstand, und des Herdabstands-
verhältnisses kann aus Dosistabellen, die für die Pendelwinkel 60, 90, 120,
180, 240, 300 und 330 und für die Achsenfeldgröße 10, 20, 30, 40, 50 und 75 cm²
der Gebrauchsanleitung beiliegen, die Herddosisleistung in Prozent des Röntgenwertes entnommen werden. Tabelle 19 stellt einen Auszug aus diesen Tabellen dar.

Diese einfache Art der Herddosisbestimmung ist zweckmäßig für alle Fälle,
bei denen die Körperoberfläche, über die die Einstrahlung erfolgt, annähernd
gleichmäßig gekrümmt ist, so daß innerhalb des Pendelfeldes keine zu großen
Differenzen der einzelnen Herdabstände vorhanden sind. Anderenfalls ist im
Interesse der Genauigkeit das unter a beschriebene, etwas mehr Zeit erfordernde
Verfahren vorzuziehen.

Die angegebenen Dosistabellen enthalten außer der Herddosisleistung auch
eine Spalte für die Achsentiefe, die unter den jeweiligen Bedingungen dem Bestrahlungsplan zugrunde zu legen ist. Die Differenz aus *Herd*tiefe und *Achsen-*

Berechnungsbeispiel

zur Dosisberechnung für die Pendelbestrahlung eines Bronchialtumors im Hilusbereich mit dem TU 1 der Firma C. H. F. Müller durch Mittelwertbestimmung in Winkelabschnitten.

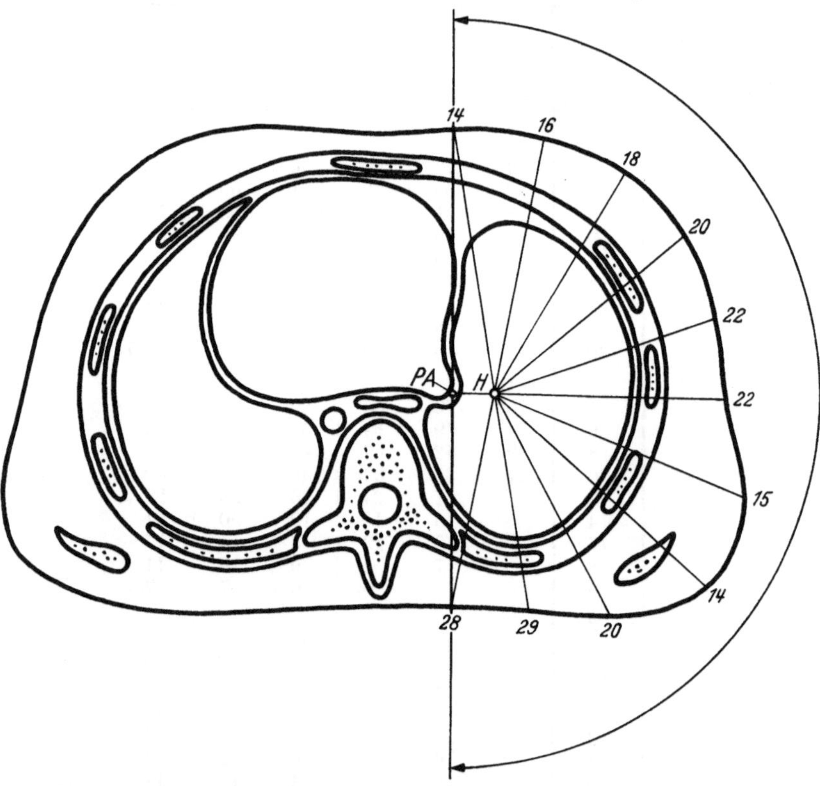

Abb. 141. Körperquerschnittskizze mit eingezeichneten Berechnungsgrundlagen für die Pendelbestrahlung eines Lungentumors mit dem TU 1 der Firma C. H. F. Müller bei Dosisermittlung durch Mittelwertbestimmung in Winkelabschnitten. Die in der Skizze eingetragenen Zahlen geben an, wieviel Prozent des Röntgenwerts von den jeweiligen im Winkel von 20° auseinanderliegenden Körperoberflächenpunkten aus auf die Herdmitte eingestrahlt werden. Das arithmetische Mittel dieser Zahlenwerte beträgt 20 und gibt die „mittlere Herddosisleistung" in Prozent des Röntgenwerts an.

Bestrahlungsbedingungen:

Röntgenwert	60 r/min
Halbwertschicht	1,0 mm Cu
Achsenfeldgröße	$4,5 \times 9 = 40$ cm²
Pendelwinkel	180°

Herddosisberechnung:.

Herddosisleistung in % des Röntgenwerts nach Tabelle 18	20%
Korrekturfaktor zur Berücksichtigung der Halbwertschicht nach Tabelle 20	1,05
Korrekturfaktor für Durchstrahlung von Lungengewebe nach Tabelle 12	1,40
Herddosisleistung $\left(\dfrac{60 \times 20}{100} \times 1,05 \times 1,40 \right)$	17,5 r/min
Bestrahlungszeit für 200 r	11'25"

Oberflächendosisberechnung:

Die Berechnung der Oberflächendosis erfolgt nach Tabelle 19, wie im nächsten Berechnungsbeispiel zu Abb. 142, S. 138 ausgeführt wird, dem gleiche Bedingungen zugrunde liegen.

Tabelle 19. *Dosistabelle für die Pendelbestrahlung mit dem TU 1 der Fa. C. H. F. Müller bei 40 cm² Achsenfeldgröße.* (Nach WICHMANN)

Pendel-winkel	Herd-tiefe	Achsen-tiefe	Herddosis in % Röntgenwert Herdabstandsverhältnis					Oberflächen-dosis %
Grad	cm	cm	1,00	1,25	1,50	1,75	2,00	Röntgenwert
120	4	7,5	79	73	67	62	58	53
	6	9,5	59	52	47	43	40	40
	8	12	42	36	31	28		28
	10	14,5	30	25	21			22
180	4	6	86	79	73	68	64	47
	6	8	64	57	51	47	43	35
	8	10	47	41	36	33	30	26
	10	12	34	28	24	22	20	20
	12	14,5	24	19	15			16
	14	17,5	16	13				12
330	6	6	74	67	61	56	52	28
	8	8	55	48	41	38	35	21
	10	10	40	34	29	26	24	16
	12	12	29	24	20	18	16	13
	14	14	21	16	14	12		11
	16	16	15	11	9,5			9

tiefe stellt die Auswanderung des Dosismaximums aus der Pendelachse dar (Abb. 142).

Die Herddosisberechnung mit dem Pendeldosimat von BÜCHNER geschieht, wie auf S. 125 beschrieben, jedoch mit dem Unterschied, daß bei Verwendung des TU 1 andere Skalenteilungen verwendet werden müssen, die mitgeliefert werden.

c) Oberflächendosisberechnung

Die Oberflächendosisleistung kann ebenfalls der schon wiedergegebenen Tabelle 19 in Prozent des Röntgenwertes entnommen werden. Die Werte beziehen sich auf die jeweils größte Hautbelastung innerhalb des Pendelfeldes, also auf die Stelle des kürzesten Herdabstands, die Herdtiefe.

d) Korrekturfaktoren

Die Dosisleistungswerte der Tabellen haben, wie auf S. 134 bereits erwähnt, nur Gültigkeit für homogene, wasseräquivalente Bestrahlungsobjekte, für eine Halbwertschicht von etwa 0,7 mm Cu und für ein Verhältnis der Feldbreite zur Feldlänge von 1 : 2.

Liegen andere Voraussetzungen vor, müssen die Dosisleistungswerte der Tabellen wie folgt korrigiert werden:

α) *Korrekturfaktoren für verschieden absorbierende Gewebe*

Die Absorptionsunterschiede der im Bestrahlungsbereich liegenden Gewebe werden durch Faktoren berücksichtigt, wie sie S. 124, Tabelle 12 wiedergegeben sind.

β) *Korrekturfaktoren für verschiedene Halbwertschichten*

Bei Verwendung von Strahlungen anderer Halbwertschicht sind die Dosisleistungswerte nach Tabelle 20 zu berichtigen, wobei die Faktoren der Spalte „Herdtiefe 0 cm" der Korrektur der Oberflächendosisleistung, die übrigen der Korrektur der Herddosisleistung dienen.

Berechnungsbeispiel

zur Dosisberechnung für die Pendelbestrahlung eines Bronchialtumors im Hilusbereich mit dem TU 1 der Firma C. H. F. Müller mit Hilfe des Herd-Abstands-Verhältnisses.

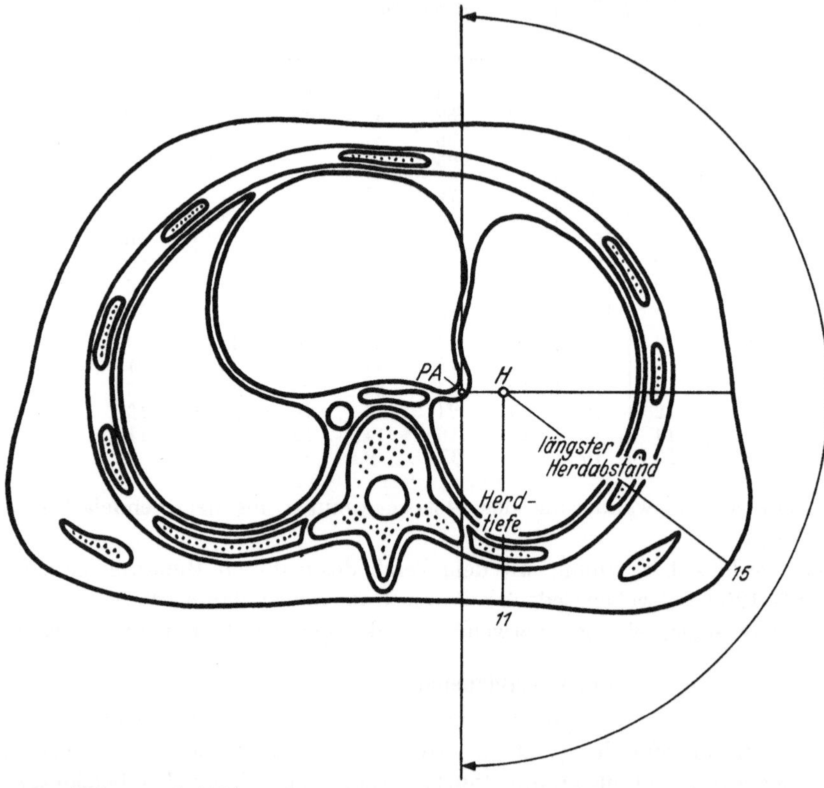

Abb. 142a. Körperquerschnittskizze mit eingezeichneten Berechnungsgrundlagen für die Pendelbestrahlung eines Lungentumors mit dem TU 1 der Firma C. H. F. Müller bei Dosisermittlung mit Hilfe des Herd-Abstands-Verhältnisses. Die Zahlen in der Skizze geben den längsten und kürzesten Abstand der Herdmitte von der Körperoberfläche innerhalb des Pendelfeldes an. Durch Division der Zahlenwerte dieser beiden Abstände erhält man ein Herd-Abstands-Verhältnis von 15:11 = 1,37. Da die Dosiswerte für dieses Verhältnis in Tabelle 19 nicht angegeben sind, müssen sie durch Interpolation aus den Werten für die Herd-Abstands-Verhältnisse 1,25 und 1,5 gewonnen werden.

Bestrahlungsbedingungen:

Röntgenwert	60 r/min
Halbwertschicht	1,0 mm Cu
Achsenfeldgröße	$4,5 \times 9 = 40$ cm^2
Pendelwinkel	180^0

Herddosisberechnung:

Längster Herdabstand	15 cm
Kürzester Herdabstand = Herdtiefe	11 cm
Herd-Abstands-Verhältnis	1:1,37
Herddosisleistung in % des Röntgenwerts nach Tabelle 19	21,5%
Korrekturfaktor zur Berücksichtigung der Halbwertschicht nach Tabelle 20	1,05
Korrekturfaktor für Durchstrahlung von Lungengewebe nach Tabelle 12	1,40
Herddosisleistung $\left(\dfrac{60 \times 21,5}{100} \times 1,05 \times 1,40\right)$	19 r/min
Bestrahlungszeit für 200 r	10'30''

Oberflächendosisberechnung (maximal):

Kürzester Herdabstand = Herdtiefe	11 cm
Oberflächendosisleistung in % des Röntgenwerts nach Tabelle 19	18%
Oberflächendosisleistung $\left(\dfrac{60 \times 18}{100} \right)$	10,8 r/min
Oberflächendosis bei 200 r Herddosis	115 r

Anmerkung: Aus Gründen der einfacheren Rechnung und der besseren Übersicht in den Bestrahlungsprotokollen sind die endgültigen Dosiswerte auf ganze, durch 5 teilbare Zahlen aufgerundet.

γ) Korrekturfaktoren für verschiedene Feldproportionen

Die Faktoren für die Benutzung anderer Feldproportionen als 1:2 enthält Tabelle 21.

Ein Berechnungsbeispiel für die Pendelbestrahlung mit dem TU 1 ist auf S. 136, 138 aufgeführt.

Tabelle 20. *Korrekturfaktoren zur Berücksichtigung der Halbwertschicht bei der Bestrahlung mit dem TU 1 der Fa. C. H. F. Müller.* (Nach WICHMANN)

Herd-tiefe cm	HWS mm Cu			
	0,7	1,0	1,5	2,0
0	1	1	0,95	0,95
4	1	1	1	1
6	1	1	1,05	1,05
10	1	1,05	1,05	1,1
12	1	1,05	1,1	1,15
14	1	1,05	1,15	1,2
16	1	1,1	1,2	1,25

Tabelle 21. *Korrekturfaktoren zur Berücksichtigung der Feldproportion bei der Bewegungsbestrahlung mit dem TU 1 der Fa. C. H. F. Müller.* (Nach WICHMANN)

$\dfrac{\text{Länge}}{\text{Breite}}$	1,0	1,25	1,5	2,0	3,0
OD	1,3	1,2	1,1	1,0	0,9
HD	1,05	1,05	1,0	1,0	0,95

Tabelle 22. *Faktoren zur Berechnung der Oberflächendosis bei konvergenter Pendelbestrahlung mit dem TU 1 der Fa. C. H. F. Müller.* (Nach WICHMANN)

Achsen-tiefe cm	Neigungswinkel				
	10	15	20	25	30
2—16	0,95	0,90	0,85	0,80	0,75

Tabelle 23. *Faktoren zur Berechnung der Herddosis bei konvergenter Pendelbestrahlung mit dem TU 1 der Fa. C. H. F. Müller.* (Nach WICHMANN)

Herd-tiefe cm	Neigungswinkel				
	10	15	20	25	30
Bei ebener Oberfläche					
4	0,95	0,90	0,85	0,75	0,70
8	0,95	0,85	0,80	0,70	0,60
12	0,95	0,85	0,75	0,65	0,55
16	0,90	0,80	0,70	0,55	0,45
Bei sphär. Oberfläche					
2—16	0,95	0,90	0,85	0,80	0,75

2. Dosisberechnung für die konvergente Pendelbestrahlung

Die konvergente Pendelbestrahlung erfolgt beim TU 1 wie bei der gewöhnlichen Pendelbestrahlung; zusätzlich wird lediglich die erforderliche Röhrenneigung innerhalb des Bereiches des Translationswinkels (0—60°) hinzugefügt.

Der Zentralstrahl behält dabei seinen Schnittpunkt mit der Pendelachse stets bei.

Die Dosisberechnung für Oberflächen- und Tiefendosis erfolgt zunächst wie bei einem gewöhnlichen Pendelfeld. Die gefundenen Werte müssen jedoch korrigiert werden, da sich infolge der beim TU 1 zur Einstellung der Röhrenneigung erforderlichen Translationsbewegung der Röhre der Focus-Haut-Abstand vergrößert und außerdem durch die schräge Einstrahlung eine dickere Gewebsschicht durchstrahlt werden muß. Die notwendigen Korrekturfaktoren können für die Oberflächendosis der Tabelle 22. für die Herddosisleistung Tabelle 23 entnommen werden.

3. Dosisberechnung für die Pendelkonvergenzbestrahlung

a) Ermittlung der Dosisleistungswerte

Auch bei der Pendelkonvergenzbestrahlung werden zunächst die Oberflächen- und Herddosisleistungswerte wie für die gewöhnliche Pendelbestrahlung nach der Tabelle 19 ermittelt. Die durch die gleichzeitige Translationsbewegung der Röhre bedingte Dosisänderung wird durch Multiplikation mit dem entsprechenden Faktor der Tabelle 24 für die Oberflächendosisleistung, mit dem entsprechenden Faktor der Tabelle 25 für die Herddosisleistung berücksichtigt. Letztere sind dabei verschieden, je nachdem ob die Einstrahlung über eine ebene oder eine gekrümmte bzw. kugelige Oberfläche erfolgt. Für beide Fälle sind sie aus der Tabelle 25 zu ersehen.

Tabelle 24. *Faktoren zur Berechnung der Oberflächendosis bei der Pendelkonvergenzbestrahlung mit dem TU 1 der Fa. C. H. F. Müller bei einem Translationswinkel von 60°.* (Nach WICHMANN)

Achsentiefe cm	Feldgröße in cm²				
	20	30	40	50	75
6	0,65	0,75	0,80	0,85	0,90
8	0,55	0,60	0,65	0,70	0,75
10	0,45	0,50	0,55	0,60	0,65
14	0,35	0,40	0,45	0,45	0,50
16	0,25	0,30	0,35	0,35	0,40

Die *erhebliche* Abnahme der *Oberflächendosis* bei der Pendelkonvergenzbestrahlung gegenüber der Pendelbestrahlung ist dadurch bedingt, daß durch die zusätzliche Translationsbewegung der Röhre das Einfallsfeld auf der Körperoberfläche in Richtung der Feldlängenausdehnung vergrößert wird. Die dagegen nur *geringe Dosisabnahme* am Herd ist eine Folge der Schrägeinstrahlung in der Translationsebene, wodurch von der Körperoberfläche zum Herd mehr Gewebe durchstrahlt werden muß als bei senkrechter Einstrahlung.

Bei der Dosisberechnung für die Pendelkonvergenzbestrahlung unter Verwendung obiger Tabellen ist besonders zu beachten, daß man beim Aufsuchen des Faktors für die *Oberflächendosis* von der *Achsentiefe,* für die *Herddosis* von der *Herdtiefe* ausgeht.

Tabelle 25. *Faktoren zur Berechnung der Herddosis bei Pendelkonvergenzbestrahlung mit dem TU 1 der Fa. C. H. F. Müller.* (Nach WICHMANN)

Herdtiefe cm	Translationswinkel		
	40	50	60
Bei ebener Oberfläche			
6	0,95	0,90	0,85
8	0,90	0,90	0,85
12	0,90	0,85	0,80
16	0,85	0,80	0,75
Bei sphär. Oberfläche			
2—16	0,95	0,90	0,90

b) Ermittlung der Bestrahlungszeit

Es liegt im Wesen der Pendelkonvergenzbestrahlung, daß die Röhre während der Einzelsitzung den eingestellten Konvergenzwinkel ein oder mehrere Male *voll* durchlaufen muß. Dadurch ist aber im Gegensatz zu den übrigen Bestrahlungsmethoden die Bestrahlungszeit unverändert gegeben, so daß die Dosishöhe durch Regulierung des Röhrenstromes erfolgen muß. Wenn das TU 1 in Verbindung mit dem Schalttisch des RT 200 oder 250 der Firma C. H. F. Müller betrieben wird, erfolgt die Einstellung des Röhrenstromes für die Pendelkonvergenzbestrahlung nicht mit Hilfe des Milliamperemeters, sondern mit Hilfe des im

Schalttisch eingebauten Röntgenwertmessers, der die direkte Einstellung jedes beliebigen Röntgenwertes ermöglicht. Dabei ist nur zu beachten, daß die für die im Gerät eingebaute Röhre zulässige Höchststromstärke nicht überschritten wird.

Zur Berechnung des zur Verabreichung der beabsichtigten Einzeldosis erforderlichen Röntgenwertes verfährt man wie folgt:

1. Man berechnet in der oben beschriebenen Weise die Herddosisleistung für die beabsichtigte Pendelkonvergenzbestrahlung in r/min und ermittelt daraus wie üblich die für die beabsichtigte Einzeldosis erforderliche Bestrahlungszeit.

2. Dann wird aus Tabelle 26 die für den vorgesehenen Konvergenzwinkel gegebene Bestrahlungszeit für jeweils einen vollen Ablauf der Röhre ermittelt.

3. Da die für die Verabfolgung der vorgesehenen Einzeldosis berechnete Bestrahlungszeit mit der für die Pendelkonvergenz gegebenen Ablaufzeit differiert, muß derjenige Röntgenwert ermittelt werden, mit dem die Röhre betrieben werden muß, damit die Bestrahlungszeit für die benötigte Dosis mit der gegebenen Röhrenablaufzeit übereinstimmt.

Dazu wird die für die Einzelsitzung berechnete Bestrahlungszeit durch die bei dem gewählten Konvergenzwinkel gegebene Ablaufzeit dividiert und das Ergebnis mit *dem* Röntgenwert multipliziert, der der Berechnung der Herddosisleistung ursprünglich zugrundegelegt worden war. Als solchen wird man immer denjenigen wählen, der bei höchstzulässiger Dauerbelastung der Röhre erzielt wird.

Tabelle 26. *Bestrahlungszeiten für je 1 Röhrenablauf bei der Pendelkonvergenzbestrahlung mit dem TU 1 der Fa. C. H. F. Müller in Abhängigkeit vom Translationswinkel.*
(Nach WICHMANN)

Translationswinkel Grad	Ablaufzeit min
30	4,50
35	5,25
40	6,00
45	6,75
50	7,50
55	8,25
60	9,00

Da die Röhrenablaufzeiten in Abhängigkeit von der Netzfrequenz in geringen Grenzen schwanken, empfiehlt es sich, bei der Bestrahlung die Bestrahlungsuhr des Schalttisches auf die nächst höhere volle Minute voreinzustellen. Die Abschaltung der Hochspannung am Schluß des Ablaufs erfolgt automatisch, so daß tatsächlich für den vollen Röhrenablauf benötigte Bestrahlungszeit an der Uhr abgelesen und, falls erforderlich, für eine Korrektur der Dosisberechnung berücksichtigt werden kann.

4. Dosisermittlung für die tangentiale Pendelbestrahlung

Während die tangentiale Pendelbestrahlung beim Pendelgerät nach KOHLER durch Kippung der Röhre mit dem zentralen Anteil des Strahlenbündels durchgeführt wird, erfolgt sie beim TU 1 durch Ausblendung eines randständigen Anteils des Strahlenbündels, da die Röhre in dieser Ebene nicht drehbar ist. Die Faktoren der Berechnungstabellen für die tangentiale Pendelbestrahlung mit dem Pendelgerät nach KOHLER haben daher für das TU 1 keine Gültigkeit, weil sie sich auf die Dosisleistung im Zentralstrahl beziehen, während im Randstrahl die Dosisleistung um etwa 10—15% niedriger ist.

Nachdem die Dosierung bei der tangentialen Pendelbestrahlung entsprechend ihrem Wesen nach der *Oberflächendosis* erfolgt, die exakter Bestimmung durch Messung zugänglich ist, wird empfohlen, der Dosisermittlung für jeden Einzelfall die Messung am Patienten zugrunde zu legen.

Berechnungsbeispiel

zur Dosisberechnung für die Pendelkonvergenzbestrahlung eines Bronchialtumors im Hilusbereich mit dem TU 1 der Firma C. H. F. Müller.

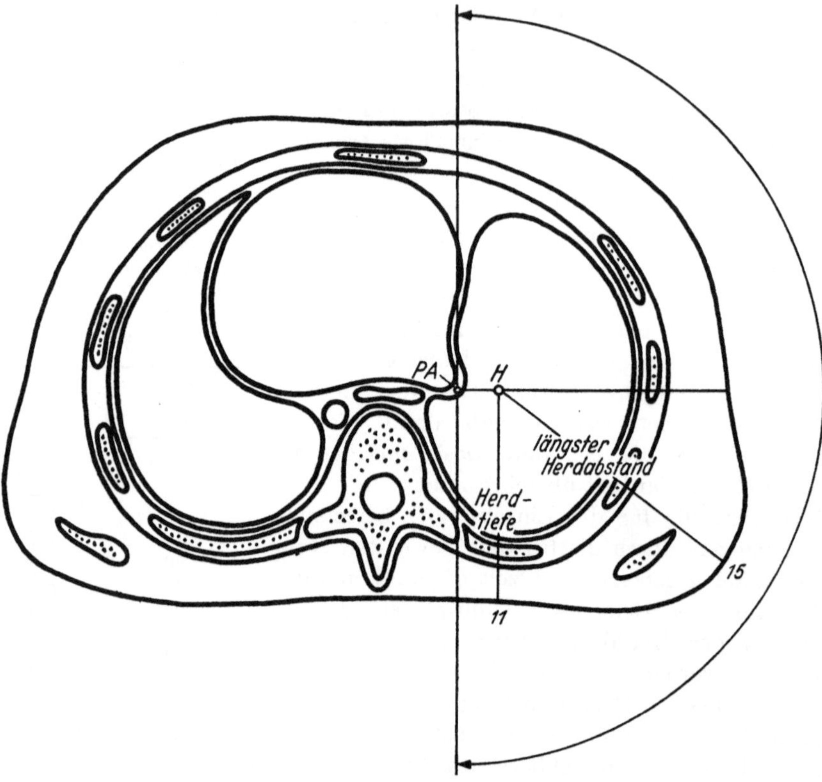

Abb. 142b. Körperquerschnittskizze mit eingezeichneten Berechnungsgrundlagen für die Pendelkonvergenzbestrahlung eines Lungentumors mit dem TU 1 der Firma C. H. F. Müller. Die Zahlen in der Skizze geben den
längsten und kürzesten Abstand der Herdmitte von der Körperoberfläche innerhalb des Pendelfeldes an
(s. Legende Abb. 142a!)

Bestrahlungsbedingungen:

Röntgenwert	60 r/min
Halbwertschicht	1,0 mm Cu
Achsenfeldgröße	$4,5 \times 9 = 40$ cm²
Pendelwinkel	180⁰
Translationswinkel	60⁰

Berechnung der Herddosisleistung:

Längster Herdabstand	15 cm
Kürzester Herdabstand = Herdtiefe	11 cm
Herd-Abstands-Verhältnis	1 : 1,37
Herddosisleistung in % des Röntgenwerts nach Tabelle 19	21,5%
Korrekturfaktor für Halbwertschicht nach Tabelle 20	1,05
Korrekturfaktor für Durchstrahlung von Lungengewebe nach Tabelle 12	1,40
Faktor für Pendelkonvergenz nach Tabelle 25	0,80
Herddosisleistung $\left(\dfrac{60 \times 21,5}{100} \times 1,05 \times 1,40 \times 0,80 \right)$	15 r/min

Berechnung des für eine Herddosis von 200 r erforderlichen Röntgenwerts:

Bestrahlungszeit für 200 r Herddosis	13,3 min
Röhrenablaufzeit für 1 Ablauf	9 min

Röntgenwert, der zur Erzielung von 200 r Herddosis bei 1 Ablauf erforderlich ist. $\dfrac{13,3}{9} \times 60 =$ 89 r/min

Wenn der Röntgenwert von 89 r/min die Belastungsfähigkeit der Röhre übersteigt, muß die Bestrahlung mit 2 Abläufen von je 9 min durchgeführt werden.

Der Röntgenwert beträgt dann 89 : 2 =   45 r/min

Berechnung der Oberflächendosis:

Kürzester Herdabstand = Herdtiefe	11 cm
Oberflächendosisleistung in % des Röntgenwerts nach Tabelle 19	18%
Faktor für Pendelkonvergenz nach Tabelle 24	0,45

Oberflächendosisleistung bei einem Röntgenwert von 45 r/min

$\left(45 \times \dfrac{18}{100} \times 0,45\right)$ rund 4 r/min

Oberflächendosis bei 200 r Herddosis   75 r

Anmerkung: Aus Gründen der einfacheren Rechnung und der besseren Übersicht in den Bestrahlungsprotokollen sind die endgültigen Dosiswerte auf ganze, durch 5 teilbare Zahlen aufgerundet.

V. Dosisberechnung mit Hilfe standardisierter Isodosen

Wie auf S. 47, 57 näher ausgeführt, arbeitet der *Siemens-Konvergenzstrahler* mit standardisierten Bedingungen. Es gibt 36 mögliche Kombinationen von Herdfeldblenden mit Abstandstubussen, denen 36 Isodosenblätter entsprechen, die den Dosisverlauf für jede Kombination aufzeigen, und die als Grundlage für die Bestrahlung dienen. Da es wie bei der Pendelkonvergenzbestrahlung mit dem TU 1 im Wesen der Konvergenzbestrahlung begründet liegt, daß der Konvergenzwinkel voll ausgefahren werden muß, um die beabsichtigte Dosisverteilung zu gewährleisten, ist hier die Bestrahlungszeit mit etwa 7 min unveränderlich gegeben. Die Regulierung der Dosishöhe für die beabsichtigte Einzeldosis erfolgt daher durch Veränderung des Röhrenstromes mit Hilfe des Milliamperemeters. Die Berechnung des erforderlichen Röhrenstromes wird nach folgendem Verfahren durchgeführt.

1. Ausgangswert für die Dosisberechnung

Die Dosisberechnung beim Siemens-Konvergenzstrahler erfolgt wie bei den übrigen Verfahren mit Hilfe von Faktoren. Diese werden jedoch *nicht* mit dem *Röntgenwert* multipliziert, sondern mit der Dosis, die während eines Ablaufs des Konvergenzstrahlers bei 200 kV und 20 mA mit der Herdfeldblende 6 cm im Konvergenzpunkt in freier Luft gemessen wird.

In der Praxis bringt man dazu die Meßkammer in den Konvergenzpunkt. Dazu verwendet man die Zentrierstäbe, die dabei auf Marke 0 eingestellt sein müssen (Abb. 143). Man schiebt diese — im Winkel von 90° zueinander angesetzt — so lange vor, bis die Spitzen sich berühren. Diesen Punkt kann man kontrollieren, indem man einen der Abstandstubusse an das Gerät ansetzt und mit einem Maßstab die Entfernung vom Zentrierkreuz auf dem Boden des Abstandstubusses zu dem Punkt, in dem sich die Spitzen der Zentrierstäbe berühren, mißt. Sie muß der Eingravierung auf dem Abstandstubus entsprechen.

Sodann schiebt man die Zentrierstäbe etwas zurück, bis die Kammermitte zwischen ihren Spitzen liegt, und zieht sie dann ganz heraus, um eine Sekundärstrahlung auf die Kammer auszuschließen. Mit eingesetzter Herdfeldblende

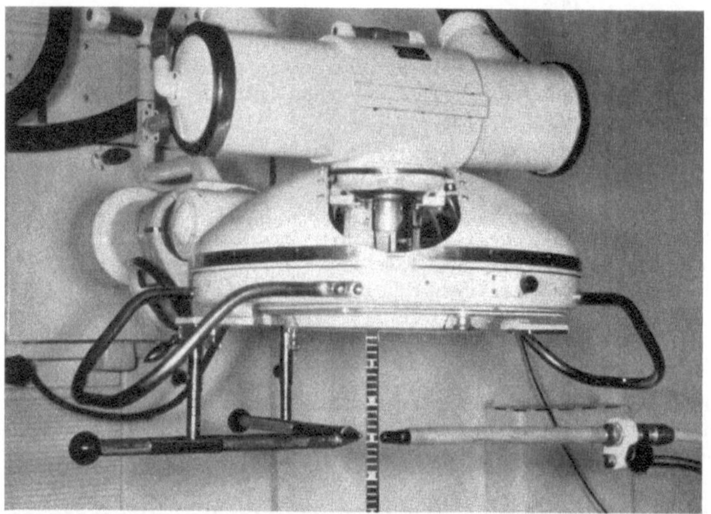

Abb. 143. Messung des Ausgangswerts für die Dosisberechnung am Siemens-Konvergenzstrahler

6 cm mißt man dann bei 200 kV und 20 mA die Dosis während eines ganzen Ablaufs. Da dieser von innen nach außen durch die Schaltwege der automatischen Schalter fast nie zeitlich genau so lang ist wie der Ablauf der Röhre von außen nach innen, müssen immer beide Abläufe gemessen werden. Wenn keine zu großen Differenzen bestehen, nimmt man den Mittelwert als Betriebsbedingung. Ist die Differenz größer als 20—30 r, muß das Gerät durch einen Fachmann nachgestellt werden.

Tabelle 27. *Faktoren zur Berechnung der Oberflächen- und Herddosis beim Siemens-Konvergenzstrahler*

HFB		Abstandstubus					
		3	5	7	9	11,5	14,5
2	OD	0,21	0,10	0,05	0,04	0,03	0,02
	HD	0,42	0,32	0,20	0,14	0,10	0,07
3	OD	0,40	0,26	0,14	0,08	0,05	0,04
	HD	0,67	0,51	0,36	0,22	0,16	0,11
4	OD	0,72	0,45	0,22	0,14	0,10	0,06
	HD	0,91	0,76	0,50	0,37	0,25	0,16
6	OD	1,28	0,96	0,50	0,30	0,20	0,14
	HD	1,39	1,20	0,86	0,63	0,44	0,30
8	OD	1,67	1,61	1,11	0,71	0,41	0,26
	HD	1,73	1,67	1,39	1,11	0,73	0,49
10	OD	1,85	1,78	1,69	1,24	0,73	0,37
	HD	1,88	1,81	1,78	1,56	1,18	0,63

2. Faktoren für Oberflächen- und Herddosis

In Tabelle 27 sind die Faktoren zusammengestellt, die mit dem oben beschriebenen Dosiswert im Konvergenzpunkt multipliziert unmittelbar, also ohne weitere Zusatzrechnung, jedoch unter der Voraussetzung eines homogenen wasseräquivalenten Bestrahlungsobjektes die *Oberflächen-* bzw. *Herddosis* für einen Ablauf bei der jeweiligen Kombination von Herdfeldblende und Abstandstubus bei einer Betriebsspannung von 200 kV und einem Röhrenstrom von 20 mA ergeben.

Wird der Konvergenzstrahler mit einer Apparatur betrieben, die weniger als 200 kV und 20 mA leistet, so ist der Ausgangswert frei Luft im Konvergenzpunkt mit der für diese Apparatur zulässigen Dauerleistung, z. B. mit 180 kV und 15 mA, zu messen und der Dosisberechnung zugrunde zu legen. Die Faktoren der Tabellen ergeben mit diesem Wert multipliziert die Oberflächen- und Herddosis für diese Betriebsbedingungen, also für 180 kV und 15 mA.

3. Praktische Dosisberechnung

Wurde z. B. nach dem unter a) beschriebenen Verfahren eine Frei-Luft-Dosis im Konvergenzpunkt von 700 r gemessen und soll eine Bestrahlung nach Beurteilung von Tiefenlage und Ausdehnung des Tumors mit Herdfeldblende 8 cm und dem Abstandtubus 11,5 cm durchgeführt werden, so ergibt sich folgende Dosisberechnung:

```
Dosis frei Luft im Konvergenzpunkt . . . . . . 700 r
Herdfeldblende . . . . . . . . . . . . . . . . 8 cm
Abstandstubus . . . · . . . . . . . , . . . . 11,5 cm
Faktor für Oberflächendosis nach Tabelle 27  . . 0,41
Faktor für Herddosis nach Tabelle 27. . . . . . 0,73
OD bei 200 kV 20 mA . . . . . . . . . . . . 287 r
HD bei 200 kV 20 mA . . . . . . . . . . . . 510 r
```

Es ist biologisch unmöglich, eine Einzelherddosis von 510 r zu verabfolgen; die Dosis muß daher durch Herabsetzen des Röhrenstromes auf ein optimales Maß reduziert werden. Da die Dosisleistung praktisch proportional mit dem Röhrenstrom geht, kann die Ausrechnung des für die erwünschte Herddosis erforderlichen Röhrenstromes durch einfache Dreisatzrechnung oder noch einfacher mit dem Rechenschieber vorgenommen werden.

Soll also eine Einzelherddosis von 200 r verabfolgt werden, so ergibt sich unter Fortführung obigen Beispiels folgende Rechnung:

$$510 \text{ r entsprechen } 20 \text{ mA}$$
$$200 \text{ r entsprechen } x \text{ mA}$$
$$x = \frac{20 \times 200}{510} = 7{,}85$$

Die für 200 r erforderlichen 7,85 mA sind an keinem Apparat praktisch einstellbar. Daher wählt man für die Bestrahlung 8 mA und berechnet dafür Herd- und Oberflächendosis.

Herddosis	*Oberflächendosis*
20 mA entsprechen 510 r	20 mA entsprechen 287 r
8 mA entsprechen x r	8 mA entsprechen x r
$x = \dfrac{510 \times 8}{20} = 204$ r	$x = \dfrac{287 \times 8}{20} = 115$ r

4. Korrekturfaktoren

Die so berechneten Dosen sowie ihre Verteilung auf Oberfläche und Tiefe des Gewebes treffen nur unter der Voraussetzung homogenen, wasseräquivalenten Gewebes und bei ebener Oberfläche zu. Abweichungen sind durch Rechnung oder geeignete Maßnahmen zu korrigieren.

a) Einfluß unterschiedlicher Gewebsabsorption

Unterschiedliche Gewebsabsorption innerhalb des Bestrahlungsobjektes wird wie bei den übrigen Methoden der Bewegungsbestrahlung mit Hilfe von Faktoren der Tabelle 12, S. 124 berücksichtigt.

b) Einfluß gekrümmter Oberflächen

Liegt bei der Bestrahlung der Boden des Abstandstubusses dem Bestrahlungsobjekt nicht plan an, so verschiebt sich der Isodosenverlauf unter Änderung der Oberflächen- und Tiefendosis. Einen Anhalt für die Größenordnung dieser nicht unerheblichen Abweichungen vermittelt die Abb. 144 für Herdfeldkombinationen mit dem Abstandstubus 11,5 cm bei zylindrisch gekrümmter Oberfläche. Da auch diese Bedingung selten gegeben ist, empfiehlt sich die Herstellung einer ebenen Einfallsfläche durch künstliche Maßnahmen, wie sie auf S. 55 ff. geschildert sind.

Wird die Bestrahlung oberflächennah gelegener Herde, z. B. im Bereich der Supraclaviculargrube mit Hilfe der „Abstandshalter" (S. 77) durchgeführt, weil die sperrigen Abstandstubusse die Einstellung nicht ermöglichen, so bezieht sich die errechnete Oberflächendosis auf die Stelle, an der der Abstandshalter auf der Haut aufsitzt. Da die Haut seitlich am Abstandshalter durchweg näher zur Röhre, also weiter vom Konvergenzpunkt liegt, wird sie weniger belastet als die Feldmitte, so daß eine eigene Dosisberechnung für diese Hautabschnitte überflüssig ist.

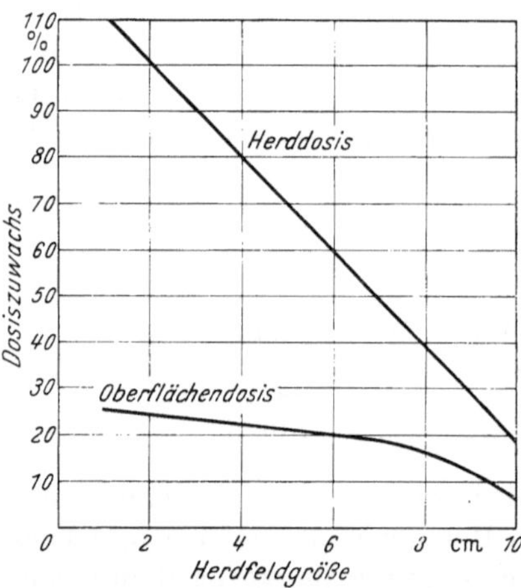

Abb. 144. Dosiszuwachs an Oberfläche und Herd bei Einstrahlung über eine zylindrisch gekrümmte Oberfläche gegenüber der Einstrahlung über eine ebene, dem Boden des Abstandstubusses anliegende Oberfläche. Die Werte gelten bei Verwendung des Abstandstubusses für 11,5 cm

VI. Die mitlaufende Dosismessung bei der Bewegungsbestrahlung

Der mitlaufenden Dosimetrie, die sich in der Stehfeldbestrahlung seit Jahren bewährt hat, kommt bei der Bewegungsbestrahlung eine ganz besondere Bedeutung zu, weil sich Fehler bei dieser Bestrahlungsart katastrophal auswirken können. So kann die irrtümliche Verwendung einer falschen Herdfeldblende oder eines falschen Abstandstubusses beim Konvergenzstrahler statt einer beabsichtigten Oberflächendosis von z. B. 65 r eine solche von über 1000 r bei *einem* Ablauf der Röhre verursachen, wobei die Herddosen natürlich noch höhere Beträge erreichen.

Es wurde daher zusammen mit den Physikalisch-Technischen Werkstätten in Freiburg die Möglichkeit geschaffen, auch bei den verschiedenen Methoden der Bewegungsbestrahlung die Oberflächendosis durch Messung während der Bestrahlung laufend zu kontrollieren und eine Überdosierung durch irrtümlich falsch gewählte Bestrahlungsbedingungen mit Sicherheit auszuschließen. Zur Verwendung kommt das DUPLEX-Dosimeter mit Stempelwerk, wie es auf S. 97 ff. beschrieben ist. Die Anordnung wurde so vorgenommen, daß das Dosimeter bei Erreichen einer voreingestellten r-Zahl die Hochspannung automatisch abschaltet. In der Praxis stellt man daher vor Beginn der Bestrahlung eine etwas höhere r-Zahl ein, als im Bestrahlungsplan für die vorgesehene Herddosis errechnet wurde. Wird diese Dosis infolge eines Berechnungs- oder Einstellfehlers vorzeitig erreicht, wird die Apparatur von selbst abgeschaltet und eine Überdosierung mit Sicherheit vermieden.

<h3 style="text-align:center">1. Mitlaufende Dosismessung
bei Pendel- und Pendelkonvergenzbestrahlung</h3>

Einfach gestaltet sich die Mitmessung bei der Pendel- und Pendelkonvergenzbestrahlung sowohl mit dem Pendelgerät nach KOHLER als auch mit dem TU 1.

Der Meßkopf wird dazu in eine beweglich an einem Schwanenhals sitzende Halterung eingelegt, die mit einer geeigneten Klammer an jedem Bestrahlungstisch angebracht werden kann. Die an den Meßkopf angeschlossene, flexible Schlauchkammer wird dann an der Stelle, an der die Dosis gemessen werden soll, auf die Körperoberfläche aufgelegt oder, falls notwendig, mit Tesa-Filmband befestigt. In der täglichen Routine wird

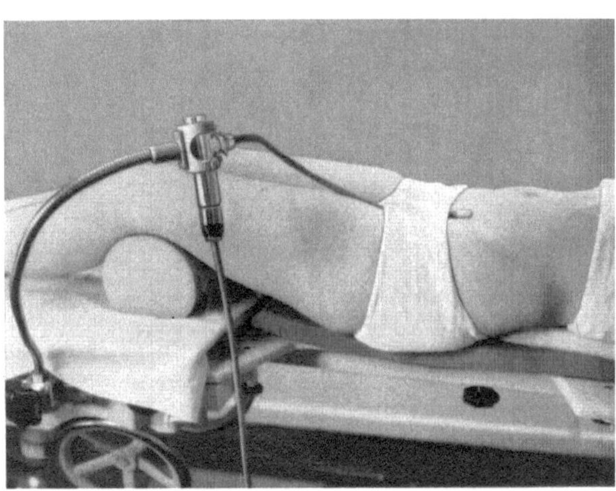

Abb. 145. Meßanordnung für die mitlaufende Dosismessung bei der Pendel- und Pendelkonvergenzbestrahlung

man dazu immer diejenige Stelle innerhalb eines Pendel- oder Pendelkonvergenzfeldes wählen, an der die höchste Dosis erwartet wird. Die Meßanordnung ist in Abb. 145 am Beispiel der Bestrahlung der Parametrien wiedergegeben. In zugänglichen Körperhöhlen (Rectum, Vagina usw.) kann die Mitmessung natürlich auch am Herd erfolgen, um die Dosisberechnung zu kontrollieren.

<h3 style="text-align:center">2. Mitlaufende Dosismessung beim Siemens-Konvergenzstrahler</h3>

Eine gewisse Schwierigkeit besteht für die mitlaufende Dosismessung beim Siemens-Konvergenzstrahler darin, daß bei diesem Gerät der Röhrenablauf wechselweise von innen nach außen und umgekehrt stattfindet und die Messung der während des ganzen Ablaufs konstanten Oberflächendosis jeweils zu Beginn

10*

des Ablaufs erfolgen muß. Nur so kann sie gewissermaßen als Sperrmechanismus zur Sicherung gegen eine zu hohe Dosis wirken. Daher wird die Meßkammer beim Röhrenablauf von außen nach innen an der Peripherie, beim Ablauf von innen nach außen im Zentrum der Strahleneinfallsfläche, also des Konvergenz-Hautfeldes, liegen.

Zu diesem Zwecke wurden in die Böden der Abstandstubusse Tunnels aus Plexiglas eingebaut, deren Bohrungen für die Meßkammer so angebracht sind, daß die Kammer auf der einen Seite nur bis zur Peripherie, auf der Gegenseite bis

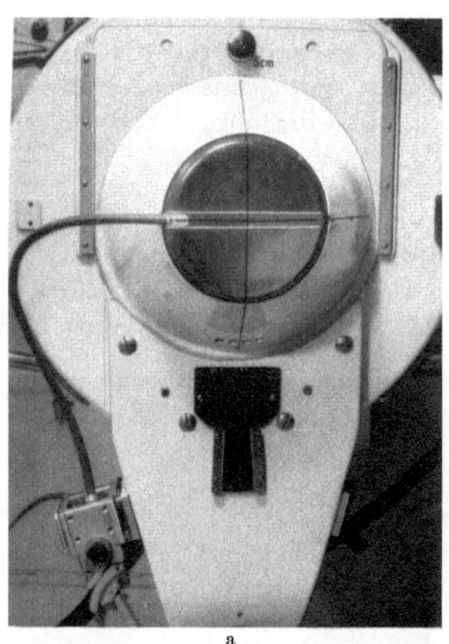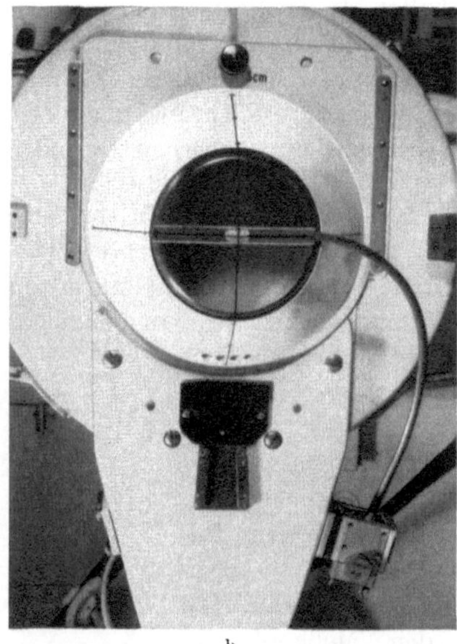

a   b

Abb. 146a u. b. Meßanordnung für die mitlaufende Dosismessung bei der Konvergenzbestrahlung mit dem Siemens-Konvergenzstrahler. a) Beim Ablauf von außen nach innen; b) beim Ablauf von innen nach außen

zum Zentrum eingeschoben werden kann (Abb. 146a, b). Für den Meßkopf wurde eine eigene Halterung geschaffen, die mit einem schwalbenschwanzförmigen Schuh je nach Lage der Meßkammer wechselweise an der rechten oder linken Seite des Konvergenzstrahlers angesteckt wird. Dadurch wird gleichzeitig ein Kontakt geschlossen, der auf der Seite, auf der die Kammer an der Peripherie liegt, die Hochspannung beim Ablauf von außen nach innen, auf der Gegenseite, wenn die Kammer im Zentrum liegt, nur beim Ablauf von innen nach außen freigibt. Damit ist sichergestellt, daß der Apparat nur eingeschaltet werden kann, wenn sich die Meßkammer auch an der richtigen Stelle befindet und ihre Aufgabe, bei Überschreiten der Solldosis die Apparatur stillzulegen, erfüllen kann.

K. Aufstellung von Bestrahlungsplänen
für die Bewegungsbestrahlung

Während man bei der Stehfeldbestrahlung mit relativ großen Feldern und damit stark divergierenden Strahlenbündeln auch tiefliegende Herde leicht anvisieren und mit genügender Sicherheit ausstrahlen kann, erfordert die mit kleinen Feldern gezielt und mit hohen Dosen arbeitende Bewegungsbestrahlung eine sorgfältige theoretische Überlegung, um die optimalen Bestrahlungsbedingungen zu finden und eine zielsichere Einstellung zu gewährleisten. Die Vorarbeit besteht in der Herstellung einer maßstabgerechten Zeichnung des Körperquerschnitts durch die Tumormitte.

Voraussetzung dafür ist eine genaue Lokalisation des auszustrahlenden Herdes sowie die Kenntnis seiner räumlichen Ausdehnung und seiner Beziehung zu Nachbarorganen und zur Körperoberfläche. Dazu stehen zahlreiche diagnostische Möglichkeiten, angefangen von der Durchleuchtung und der normalen Röntgenaufnahme über Zielaufnahme, Längs- und Querschichtung, Kontrastdarstellung, den verschiedenen Verfahren der Tiefenbestimmung bis zur Endoskopie, je nach Sachlage zur Verfügung, ferner sind gute anatomische Kenntnisse sowie ein ausgesprochenes, räumliches Vorstellungsvermögen erforderlich.

I. Darstellung eines maßstabgerechten Körperquerschnitts

Das einfachste und in der Praxis bewährte Verfahren zur Herstellung einer maßstabgetreuen Körperquerschnittszeichnung besteht in der Abnahme des äußeren Körperumfangs und der Oberflächengestalt mit Hilfe eines etwa 2 mm dicken, 15 mm breiten, mit einem Schutzüberzug versehenen Bleibandes und eines Beckenzirkels. Das Bleiband wird in der Lagerung an den Patienten anmodelliert, in der später die Bestrahlung erfolgt und die Form dann auf ein Zeichenpapier übertragen. Da das Band dazu wieder etwas aufgebogen werden muß, ist es zweckmäßig, bei anliegendem

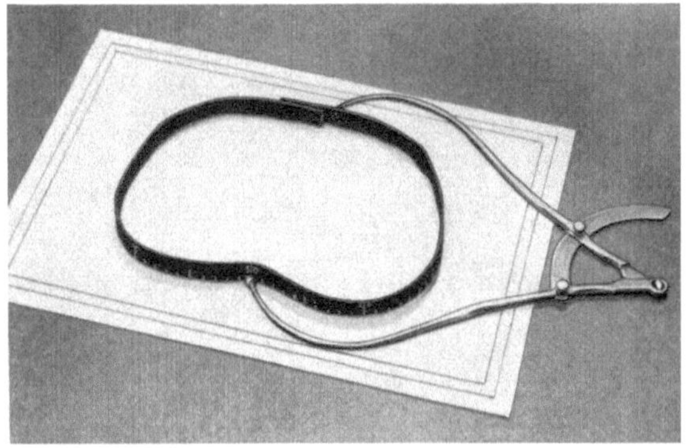

Abb. 147. Anlage eines maßstabgerechten Körperquerschnitts mit Bleiband und Beckenzirkel

Band mit dem Beckenzirkel den sagittalen und seitlichen Durchmesser festzustellen und dieses Maß ebenfalls auf das Zeichenpapier zu übertragen, wie Abb. 147 zeigt. Es gibt auch noch mehrere Methoden zur exakten, auf Messung beruhenden Konstruktion des äußeren Körperumfanges, die hier im einzelnen nicht besprochen werden. Es sei nur auf das beim Pendelgerät nach KOHLER serienmäßig lieferbare Maßband hingewiesen, das an den Lichtvisiertubus ausziehbar angesetzt und mit dem in allen beliebigen Winkelstellungen der Abstand der Hautoberfläche vom Brennfleck gemessen werden kann. Mit diesen Meßwerten kann der Körperumriß genau rekonstruiert werden.

Nachdem der Körperumriß festliegt, wird der Herd topisch richtig eingetragen. Seine Lage innerhalb des Querschnitts wird durch seinen Abstand von ventral bzw. dorsal und von links bzw. rechts eindeutig bestimmt. Es hat sich daher bewährt, bei allen röntgenologisch sichtbaren oder darstellbaren Herden als Ausgangspunkt eine rein sagittale und eine rein seitliche Aufnahme in der Lagerung des Patienten anzufertigen, in der die Bestrahlung erfolgt. Diese Aufnahmen können auch mit der Bestrahlungsapparatur in Bestrahlungslagerung durchgeführt werden. Wesentlich dabei ist, daß nicht nur der Herd, sondern auch die jeweiligen äußeren Körperbegrenzungen zur Darstellung kommen. Diese werden hierzu durch Aufkleben von Bleidrähten gekennzeichnet, die z. B. beim Oesophagus- oder Lungentumor für die sagittale Aufnahme seitlich am Brustkorb in Gegend der Axillarlinie, für die seitliche Aufnahme über den Dornfortsätzen und über dem Sternum mit Heftpflaster aufgeklebt werden.

Zur Übertragung des Herdes auf die Querschnittszeichnung wird mit dem Beckenzirkel der sagittale und der seitliche Durchmesser über den Bleimarkierungen gemessen und notiert. Die gleichen Messungen werden an der fertigen Röntgenaufnahme vorgenommen und die dort gefundenen Werte durch die entsprechenden am Patienten gemessenen Werte dividiert. Man erhält so einen Faktor als Ausdruck des Vergrößerungsmaßstabes der Röntgenaufnahme gegenüber dem Patienten. Alle aus der Röntgenaufnahme herausgemessenen Werte müssen mit diesem multipliziert werden, um die wahren Werte für die Einzeichnung des Feldes in die maßstabgerechte Querschnittsskizze zu erhalten. Beim Vorliegen von Schichtaufnahmen kann die Lage-

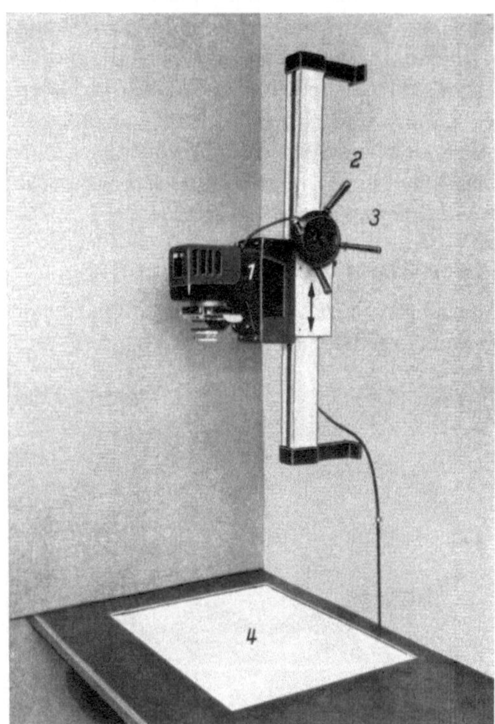

Abb. 148. Apparatur zur Anlage maßstabgetreuer Körperquerschnittsskizzen für die Bewegungsbestrahlung. 1 Projektor; 2 vertikale Führung; 2 Handrad zum Heben und Senken des Projektors; 4 Milchglasscheibe des Schaukastens

ermittlung kontrolliert werden, da bei diesen bekannt ist, in welchem Abstand von der Körperoberfläche die betreffende, den Herd darstellende Schicht angefertigt ist.

Für die Wahl der Einstellungsrichtung und für die Dosisberechnung ist es ferner von Wichtigkeit zu wissen, welche strahlenempfindlichen Organe, welche stark absorbierenden Skelett- oder weniger absorbierenden Lungenabschnitte zwischen Herd und Körperoberfläche liegen. Dazu genügt eine größenordnungsmäßige Einzeichnung, wie sie der Norm entspricht.

Man bedient sich dazu zweckmäßig der einfachen Einrichtung der Abb. 148. Über einer Zeichenplatte ist an einer Gleitschiene ein gewöhnlicher Diaprojektor verschieblich angebracht. Nach den Körperquerschnitt-Schablonen von HOL-FELDER, nach den anatomischen Schnitten von JARRE und ZEIGER, nach Querschnitten aus anderen anatomischen Atlanten und nach eigenen Skizzen kann man Dias im Kleinbildformat für alle in der Praxis vorkommenden Körperquerschnitte herstellen. Nachdem die Körperquerschnittsskizze mit dem maßstabgerecht eingezeichneten Herd auf die Zeichenplatte gelegt wurde, wird das Dia mit dem zugehörigen Körperquerschnitt in den Projektionsapparat eingesetzt und dieser so lange auf und ab verschoben, bis der projizierte Körperquerschnitt in den äußeren Umfang der Körperquerschnittskizze hineinpaßt. Dabei müssen natürlich Kompromisse, die durch die individuellen Gegebenheiten des Patientenquerschnitts bedingt sind, in Kauf genommen werden. Trotzdem ist man immer wieder erstaunt, wie gut die genormten Querschnitte in den maßstabgerecht gezeichneten Körperumfang eingepaßt werden können. Die für die Bestrahlung und die Dosisberechnung wichtigen Einzelheiten des Körperquerschnitts werden dann in die Skizze übertragen, ohne sie unübersichtlich zu machen.

Besteht die Zeichenplatte der eben beschriebenen Apparatur aus Mattglas, das von unten beleuchtet werden kann, so kann sie auch für die Felderwahl mit Hilfe von Isodosenblättern verwendet werden, wie dies beim Siemens-Konvergenzstrahler erforderlich ist und später beschrieben wird.

II. Wahl der Bestrahlungsmethode

Die Wahl der Bestrahlungsmethode ist in erster Linie abhängig von den Möglichkeiten des zur Verfügung stehenden Bewegungsbestrahlungsgerätes. Durch geschickte Auswahl der Bestrahlungsbedingungen und durch geeignete Feldkombination können praktisch alle vorkommenden Probleme mit jedem der auf dem Markt befindlichen Geräte bewältigt werden, wenngleich natürlich jedes Gerät seinen optimalen Indikationsbereich hat. Davon kann man mit Vorteil Gebrauch machen, wenn mehrere Geräte zur Verfügung stehen.

Für eng umschriebene, nicht zu große und nicht zu tief unter der Hautoberfläche liegende Herde, wie sie regelmäßig z. B. am Schädel vorkommen, wird man die Konvergenzbestrahlung mit dem Konvergenzstrahler, für zentral gelegene Herde die Rotationsbestrahlung wählen. Exzentrisch und tief im Körperinnern gelegene Herde werden mit Hilfe der Pendelbestrahlung oder, falls auch damit eine nicht genügend hohe relative Tiefendosis erzielt werden kann, mit Hilfe der konvergenten Pendelung oder mit Pendelkonvergenzbestrahlung angegangen. Für ausgedehnte, oberflächliche Herde an gekrümmten Körperoberflächen kommt die tangentiale Pendelbestrahlung in Frage.

III. Festlegung der Bestrahlungsbedingungen
1. Konvergenzbestrahlung mit dem Siemens-Konvergenzstrahler

Die Feldauswahl für den Konvergenzstrahler ist besonders einfach, da für jede mögliche Kombination von Herdfeldblende und Abstandstubus eine Isodosenschablone vorliegt, die den Dosisverlauf in der Tiefe in natürlicher Größe wiedergibt, also den gleichen Maßstab besitzt wie die Körperquerschnittskizze.

An Hand dieser wird zunächst beurteilt, von welchem Körperoberflächenabschnitt aus am günstigsten die Einstrahlung auf den Herd erfolgt. Wenn keine zwingenden Gründe, wie z. B. Durchstrahlung strahlenempfindlicher Organe (z. B. Augen) oder bereits hoch vorbelasteter Hautgebiete, dagegen sprechen, wird die Einstrahlung zweckmäßig von der Stelle aus erfolgen, an der der Abstand der Herdmitte von der Körperoberfläche am geringsten ist. Anschließend werden unter Berücksichtigung der Ausdehnung des Herdes aus der Isodosenübersicht der Abb. 56, S. 49 die in Frage kommenden Kombinationen von Herdfeldblende und

Abstandstubus herausgesucht und die dafür geltenden *Isodosenschablonen* bereit-
gelegt. Auf einem Schaukasten oder auf der von unten beleuchteten Zeichenplatte des oben beschriebenen Felderwählers wird sodann durch Auflegen der
einzelnen Isodosenschablonen auf die Körperquerschnittskizze die günstigste
Isodose und Einstrahlungsrichtung gesucht und festgelegt. Dann zeichnet man
sich Einfallsebene, Konvergenzachse, Lage des Dosismaximums und die 75%-
Isodose am besten mit Buntstift in die Skizze des Körperquerschnitts ein.

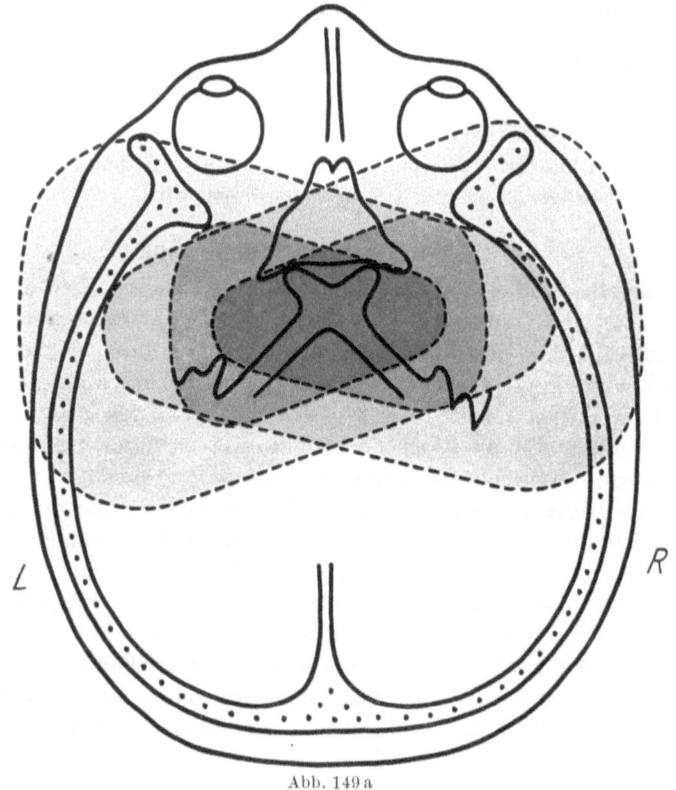

Abb. 149a

Abb. 149a u. b. Dosisverteilung bei der Konvergenzbestrahlung der Hypophyse über 2 um 180° versetzte Felder mit
der Herdfeldblende 3 cm und dem Abstandstubus 9 cm. a) Zeigt die Überschneidung der beiden Isodosenblätter,
b) die daraus resultierende Summationsisodose

Bei der Auswahl der Kombination von Herdfeldblende und Abstandstubus
mit Hilfe der Isodosenschablonen ist zu beachten, daß die 75%-Isodose den Herd
auch in seinen äußersten Ausläufern umschließen soll. Die Erfahrung lehrt, daß
es besser ist, die 75%-Isodose nicht zu knapp dem Herd anzupassen, sondern im
Zweifelsfall lieber die nächst größere Isodosenkombination zu wählen. Es kommt
nämlich in der Praxis nicht darauf an, die Herdmitte mit einer Dosis*spitze* maximal
zu belasten, sondern die Wachstumszone des Tumors, also seine Ränder, ausreichend zu treffen, um eine weitere Ausdehnung bzw. ein Rezidiv zu verhindern.
Die Dosishöhe sollte daher grundsätzlich unter diesem Aspekt festgelegt werden.

Oft ist es zweckmäßig, die Dosis nicht über *ein* Feld auf den Herd einzustrahlen,
sondern über mehrere; dadurch wird neben günstigerer Dosisverteilung am Herd

auch die Oberfläche weitgehend entlastet. Abb. 149a, b zeigt die Anwendung
zweier Konvergenzfelder für den Fall der Bestrahlung eines Hypophysentumors.
Bei der Kombination von Konvergenzfeldern ist der sich daraus ergebenden
Summationsdosis besonderes Augenmerk zu schenken, um unliebsame Dosis-
überhöhungen durch ungünstige Überschneidung der Isodosen dicht unter der
Körperoberfläche zu vermeiden.

Falls der Herd so ausgedehnt ist und so tief liegt, daß keine passende Isodosenkombination bereits vorliegt, kann durch Kombination *mehrerer* Felder

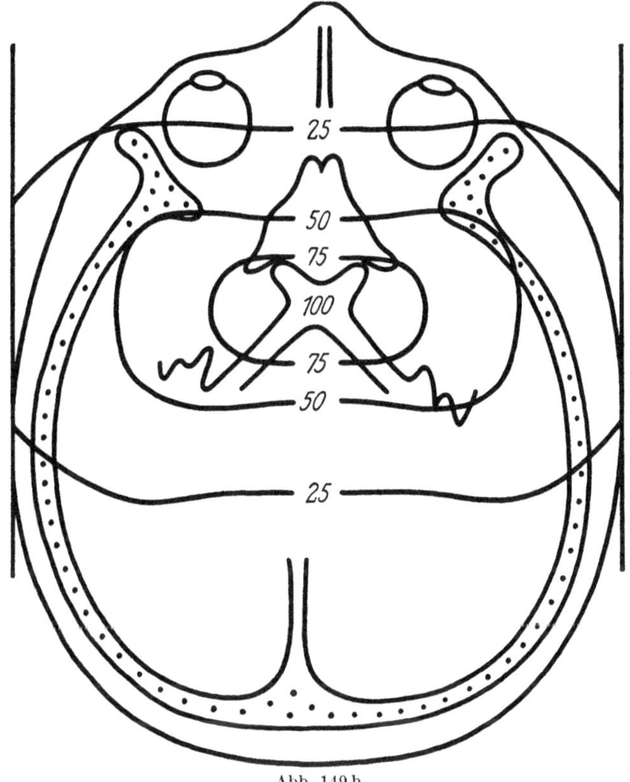

Abb. 149 b

Abhilfe geschaffen werden. Damit können auch größere Räume ziemlich homogen durchstrahlt werden, da durch geeignete Zusammenstellung der Felder statt
der Dosis*spitzen* entsprechend große gleichmäßig belastete Bezirke entstehen.

Abb. 150a gibt die Summationsisodose für 2 parallel verschobene Felder,
Abb. 150b diejenige für 3 Felder an, wobei das 3. Feld um 180° versetzt ist, wodurch das homogen ausgestrahlte Herdgebiet mehr in die Tiefe verlagert wird.
Derartige Kombinationen eignen sich für Bestrahlungen der Blase, des Magens
und im Thoraxbereich.

Nachdem in der beschriebenen Weise die Anzahl der Felder, die Herdfeldblende und der Abstandstubus festliegen, wird die Dosisberechnung mit Hilfe
von Faktoren nach Abschnitt V durchgeführt. Es hat sich dabei bewährt, für
die Dosisberechnung besondere Vordrucke (s. Anhang 1, S. 177) zu verwenden,

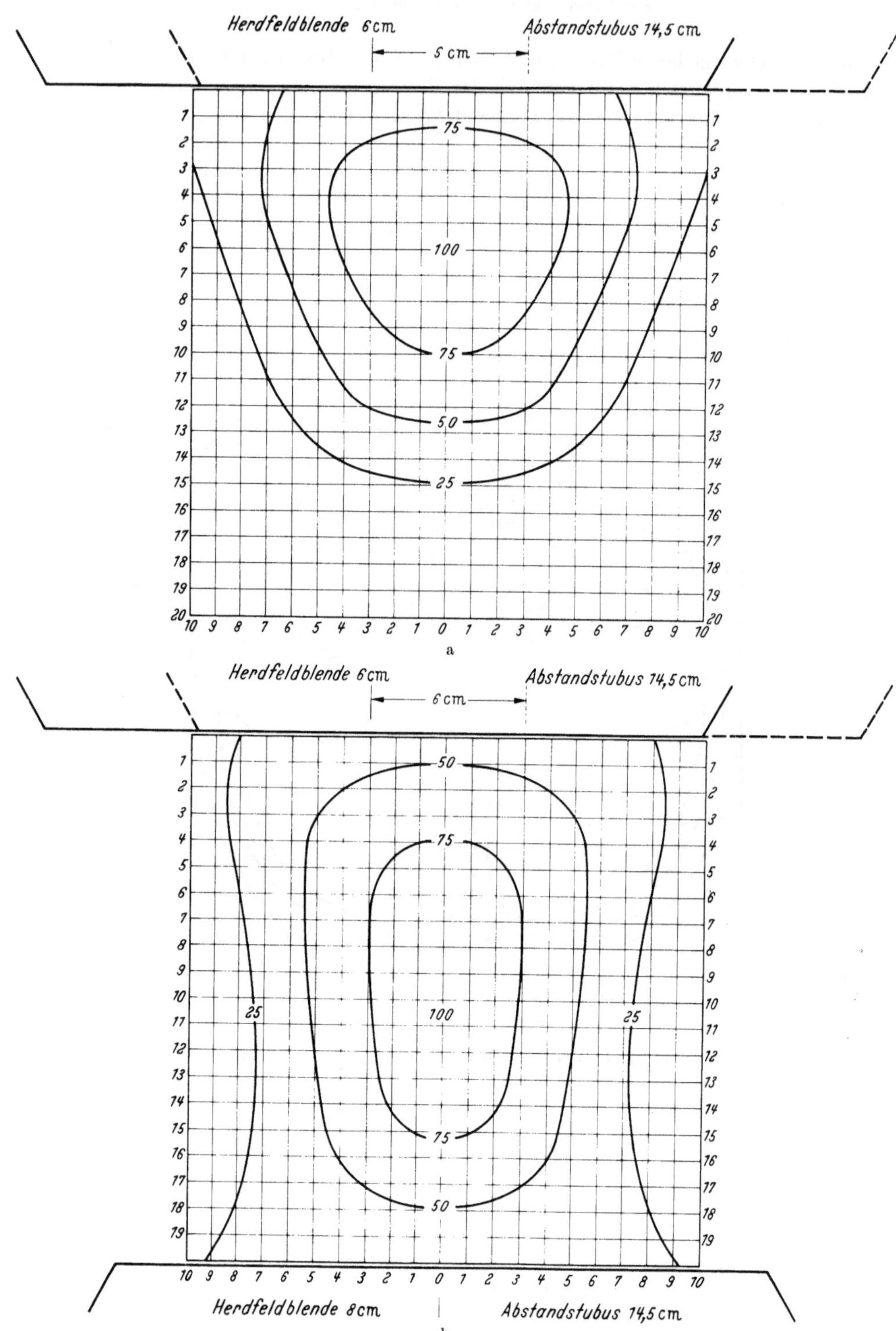

Abb. 150a u. b. Summationsisodosen a) für 2 parallel verschobene Konvergenzfelder (Herdfeldblende 6 cm, Abstandstubus 14,5 cm, Parallelverschiebung 6 cm), b) für 3 kombinierte Konvergenzfelder, wobei eines um 180° gegenüber den beiden anderen, parallel verschobenen, versetzt ist (Herdfeldblenden 6 und 8 cm, Abstandstubus 14,5 cm)

die mit der Körperquerschnittskizze dem Krankenblatt beigelegt werden können und jederzeit eine Rekonstruktion der ganzen Feldauswahl und Berechnung ermöglichen.

2. Rotationsbestrahlung

Für die Rotationsbestrahlung eignen sich nur Herde, die innerhalb des Körperquerschnitts zentral gelegen sind. Für die Festlegung der Bestrahlungsbedingungen ist dabei vor allem die Kenntnis der Ausdehnung des Herdes von Wichtigkeit.

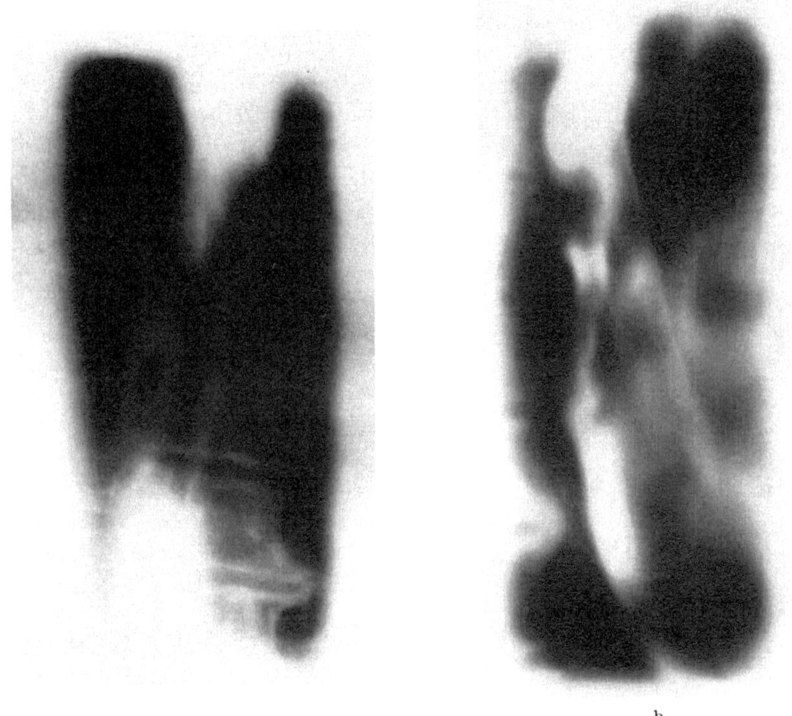

Abb. 151a u. b. Kontrollaufnahmen zur Feldeinstellung für die Bestrahlung eines Oesophaguscarcinoms
a) im vertikalen, b) im horizontalen Strahlengang

Die Feldbreite muß im Interesse einer hohen relativen Tiefendosis der Herdausdehnung möglichst angepaßt werden; im Zweifelsfalle ist der größeren Feldbreite der Vorzug zu geben. Da innerhalb der Feldlänge ein deutlicher Dosisabfall von der Feldmitte zum Feldende hin besteht und alles Gewebe außerhalb dieses Raumes während der ganzen Bestrahlung von direkter Strahlung nicht getroffen wird, wird die Feldlänge so bemessen, daß sie beiderseits die Tumorausdehnung um 2—3 cm überragt.

Die Dosisberechnung erfolgt nach Festlegung der Feldgröße nach dem in Abschnitt II bzw. IV beschriebenen Verfahren und wird wiederum in einem Vordruck (s. Anhang 2, S. 178 f.) niedergelegt.

Bei der Rotationsbestrahlung kann die Feldeinstellung leicht objektiv kontrolliert werden, indem mit dem Bestrahlungsgerät nach Einstellung aller im

Bestrahlungsplan ermittelten Werte in vertikaler und horizontaler Richtung je eine Kontrollaufnahme angefertigt wird. Abb. 151 zeigt solche Kontrollaufnahmen zur Bestrahlung eines Oesophaguscarcinoms.

3. Pendelbestrahlung

Die Pendelbestrahlung kommt für exzentrisch gelegene Herde in Frage. Für die Festlegung der Feldgröße gelten die gleichen Grundsätze wie für die Rotationsbestrahlung. Zusätzliche Überlegungen sind jedoch zur Wahl des Pendelwinkels und der dadurch bedingten Auswanderung des Dosismaximums notwendig.

Da aus der Körperquerschnittskizze zunächst nur die Lage des *Herdes* bekannt ist, kann die Größe des in Frage kommenden Pendelwinkels zunächst nur annäherungsweise angenommen werden. Zur Festlegung seiner optimalen Größe müssen erst Lage und Tiefe der Pendelachse ermittelt werden. Die Richtung, in der diese von der Herdmitte aus in die Tiefe zu verlegen ist, damit das Dosismaximum mit dem Herd zusammenfällt, findet man durch Verbindung des Herdmittelpunkts mit derjenigen Stelle der Körperoberfläche, die ihm am nächsten gelegen ist. Das Maß, um wieviel tiefer die Pendelachse auf der Verlängerung dieser Verbindungslinie anzusetzen ist, kann in Abhängigkeit von der Feldbreite, der Herdtiefe, das ist die kürzeste Entfernung der Herdmitte von der Körperoberfläche, und des geschätzten Pendelwinkels für die Bestrahlung mit dem Pendelgerät nach KOHLER aus den Diagrammen der Abb. 139, für die Bestrahlung mit dem TU 1 den Tabellen der Gebrauchsanleitung entnommen werden, die in Tabelle 19 auszugsweise wiedergegeben sind. Sie wird in die Körperquerschnittskizze eingetragen und nunmehr der endgültige Pendelwinkel festgesetzt.

Für die Wahl des Pendelwinkels gilt allgemein als Faustregel, daß in seinem Bereich der längste Abstand zwischen Pendelachse und Körperoberfläche höchstens doppelt so lang sein darf, als der kürzeste, da andernfalls die relative Tiefendosis wieder erheblich absinkt. Bei exzentrisch gelegenen Herden beträgt daher der Pendelwinkel im Höchstfall 220—240°.

Für die Dosisberechnung nach den Richtlinien des Kapitels J, III, S. 121 wird besonders darauf aufmerksam gemacht, daß die *Herddosis*berechnung von der *Herdmitte* aus, die *Oberflächendosis*berechnung von der *Pendelachse* aus erfolgt.

Anhang 3, S. 180f. zeigt das Muster eines Bestrahlungsplanes für die Pendelbestrahlung.

4. Konvergente Pendelbestrahlung

Der Bestrahlungsplan wird genau so angelegt, als wenn es sich um eine gewöhnliche Pendelbestrahlung handeln würde.

Anschließend werden nach den Richtlinien des Kapitels der Neigungs- bzw. Translationswinkel der Röhre und die dadurch bedingten Korrekturen eingetragen und berücksichtigt. (Anhang 3, S. 180f.).

5. Pendelkonvergenzbestrahlung

Da die Dosisberechung für die Pendelkonvergenzbestrahlung (vgl. Kapitel J, IV 3, S. 140) von der gewöhnlichen Pendelbestrahlung ausgeht und die zusätzlichen Einflüsse durch Korrekturfaktoren berücksichtigt, wird auch die Körperquerschnittskizze nur für die Ebene angelegt, in der der Translationswinkel 0° beträgt. Die Skizze unterscheidet sich also nicht von der einer gewöhnlichen Pendelbestrahlung lediglich der Vordruck für die Einstellung und Dosisberechnung enthält die für die Pendelkonvergenz erforderlichen zusätzlichen Angaben (Anhang 3b, S. 181).

6. Tangentiale Pendelbestrahlung

Die tangentiale Pendelbestrahlung hat eine zylindrisch gekrümmte Oberfläche zur Voraussetzung. Die Ermittlung des dazu gehörigen Krümmungsradius kann dadurch geschehen, daß zunächst wiederum die äußere Körperform mittels Bleiband und Beckenzirkel maßstabgerecht auf ein Zeichenpapier übertragen wird. Anschließend wird eine transparente Schablone mit konzentrischen Kreisen auf die Skizze aufgelegt und so lange verschoben, bis sich der zu bestrahlende Körperoberflächenabschnitt mit einem der im Zentimeterabstand verlaufenden Kreise deckt. Aus diesem kann dann der zugehörige Radius abgelesen werden. Das gleichmäßig auszustrahlende Stück des Körperumfanges wird auf der Skizze festgelegt, dann werden die erforderlichen Pendelzusatzwinkel aus Abb. 49, S. 44 entnommen.

Die Lagerung des Patienten läßt es meist nicht zu, daß die Röhre vom Herd aus nach beiden Seiten gleich weit pendeln kann, sondern die Röhrenbewegung wird oft in der einen Richtung mehr behindert sein als in der anderen. Man wird daher die Röhrenneigung, also den Tangentialwinkel, nach der Seite einstellen, auf der die Pendelbewegung beschränkt ist, weil der Pendelzusatzwinkel auf der Seite des Tangentialwinkels wesentlich kleiner ist als auf der Gegenseite (S. 43f.).

a) Tangentiale Pendelbestrahlung mit dem Pendelgerät nach KOHLER

Die Dosisermittlung erfolgt dabei nach den Richtlinien des Abschnittes J, III 3, S. 132 mit Hilfe von Faktoren oder besser durch direkte Mitmessung am Patienten.

Da die Nachbestrahlung des operierten Mammacarcinoms das häufigste Indikationsgebiet der tangentialen Pendelbestrahlung darstellt, wird diese Technik nachfolgend ausführlich erläutert.

Besondere Sorgfalt ist bei dieser Bestrahlungsmethode auf die Lagerung der Patientin zu verwenden. Sie muß so erfolgen, daß der zu bestrahlende Thoraxabschnitt konzentrisch zur Pendelachse zu liegen kommt, also die Thoraxwand innerhalb des Pendelfeldes parallel zur Pendelachse verläuft. Dies kann bei beweglichem Tisch durch entsprechende Neigung und Drehung der Tischplatte, bei starrem Tisch durch Unterlegen von Kissen usw. erfolgen. Der Arm muß an der kranken Seite hochgenommen werden; dies bereitet anfänglich des öfteren Schwierigkeiten, gelingt aber bei einiger Übung fast immer.

Zur Ermittlung der erforderlichen Achsentiefe hat es sich bewährt, diese um 2 cm größer als den halben Durchmesser zwischen Sternum und Dornfortsatzreihe zu wählen. Damit wird gewährleistet, daß auch noch der gesunde Parasternalrand mit seinen Lymphabflußwegen in das Bestrahlungsfeld einbezogen wird.

Die Feldeinstellung erfolgt beim Pendelgerät nach KOHLER zunächst wie bei einem gewöhnlichen Pendelfeld, indem mit Hilfe des Abstandslineals in der Vertikalen und nach Drehen des Pendels um 90° auch in der Horizontalen ein Focus-Haut-Abstand von 50 cm hergestellt und das Feld in einer Größe 5×15 bis 5×17 cm mit dem Lichtvisiertubus auf der Hautoberfläche eingestellt wird. In horizontaler Lage wird anschließend das Lichtstrahlenbündel durch Drehen der Röhre nach oben gekippt (Abb. 152), bis es die Thoraxwand um 1 cm überragt, was mit einem Stück Pappe kontrolliert werden kann (vgl. Abb. 140).

Als Pendelwinkel reicht im allgemeinen ein solcher von 150⁰ aus; die Anordnung der Winkeleinstellung geht aus Abb. 153 hervor. Das in der Abbildung konzentrisch schraffierte Gebiet, in dem gewöhnlich die Operationsnarbe liegt, wird gleichmäßig ausgestrahlt; nach beiden Seiten fällt die Dosis ab. Zum Ausgleich können

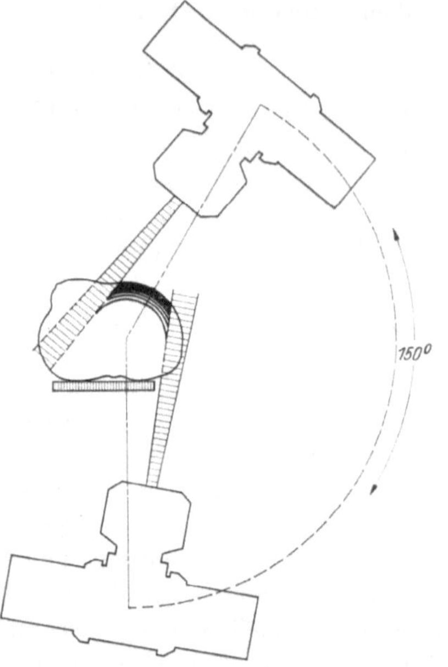

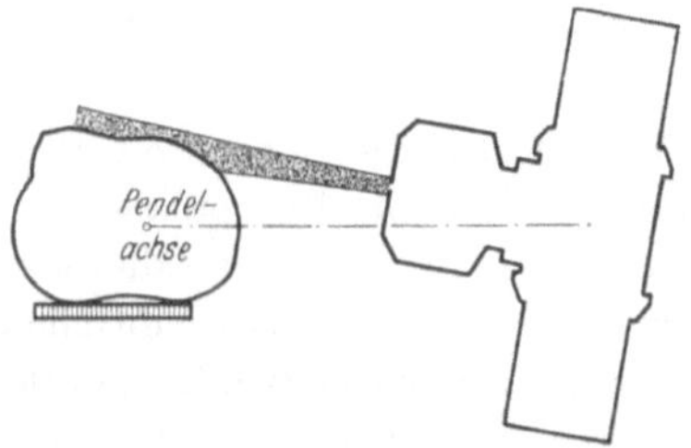

Abb. 152. Einstellung des Tangentialwinkels bei der tangentialen Pendelbestrahlung des operierten Mammacarcinoms mit dem Pendelgerät nach KOHLER

Abb. 153. Schematische Darstellung der tangentialen Pendelbestrahlung des operierten Mammacarcinoms mit dem Pendelgerät nach KOHLER. Konzentrisch schraffiertes Gebiet: gleichmäßig ausgestrahlter Bereich der Thoraxwand

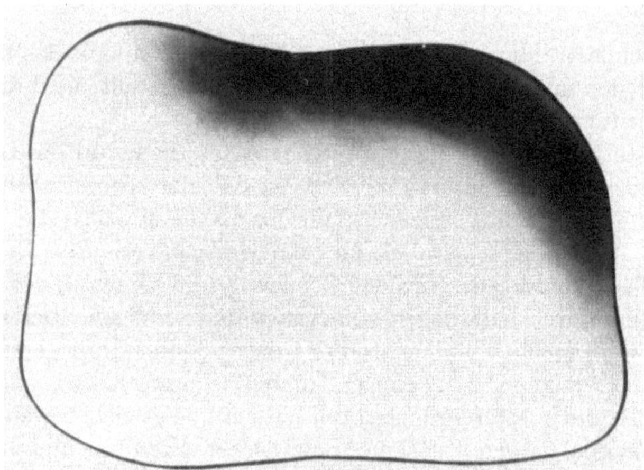

Abb. 154. Darstellung der Dosisverteilung bei der tangentialen Pendelbestrahlung des operierten Mammacarcinoms

bei Bedarf die mediale und die laterale Randpartie des Feldes durch zusätzliche Stehfelder auf die volle Dosis aufgefüllt werden.

Die übliche Bestrahlung der Supraclaviculargrube und der Axilla wegen der dort verlaufenden Lymphabflußbahnen bleibt davon unberührt. Es ist dabei lediglich darauf zu achten, daß sich tangentiales Pendelfeld und Axillarfeld nicht überschneiden.

Einen Überblick über die Dosisverteilung bei der tangentialen Pendelbestrahlung des operierten Mammacarcinoms ohne Zusatzstehfelder vermittelt Abb. 154.

b) Tangentiale Pendelbestrahlung mit dem TU 1

Beim Arbeiten mit dem TU 1 nach dieser Methode wird die Pendelachse nach Lagerung der Patientin wie bei der gewöhnlichen Pendelbestrahlung mit Hilfe der Lichtvisiere durch Heben und Senken bzw. seitliche Verschiebung des Lagerungstisches an die im Bestrahlungsplan vorgesehene Stelle gebracht. Anschließend erfolgt, da die Röhre am TU 1 seitlich nicht drehbar ist, die Ausblendung des tangentialen Strahlenbündels durch eine eigens dafür konstruierte, exzentrische Schlitzblende, die nach den Erfordernissen des Krümmungsradius der Thoraxwand verstellbar ist (Abb. 155).

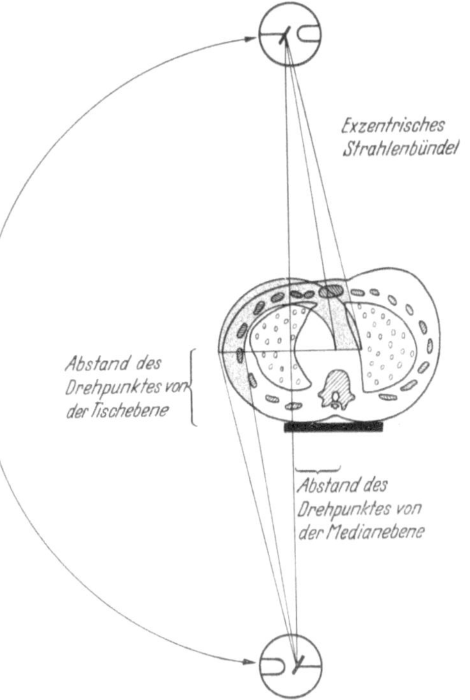

Abb. 155. Schematische Darstellung der tangentialen Pendelbestrahlung des operierten Mammacarcinoms mit dem TU 1. (Nach GAUWERKY)

L. Strahlenschutz

Dem Strahlenschutz ist beim Betrieb von Röntgen-Therapieanlagen wegen der dabei zur Anwendung kommenden hohen Energie besonderes Augenmerk zu schenken. Die Grundlage für den Strahlenschutz bilden die Strahlenschutzregeln für die Errichtung und den Betrieb medizinischer Röntgenanlagen, wie sie in dem Normblatt DIN 6812 niedergelegt sind. Daraus seien folgende wesentliche Forderungen teils wörtlich, teils sinngemäß wiedergegeben:

I. Grundregeln

1. An Aufenthaltsplätzen von Personen außer Patienten darf die Wochendosis 0,3 r nicht überschreiten.

2. In Nebenräumen von Röntgenanlagen, in denen sich während des Betriebes üblicherweise Personen aufhalten, darf an deren Aufenthaltsplätzen keine höhere Dosis als 0,3 r je Woche, in Nebenräumen, die während des Betriebes nur kurz betreten werden, wie z. B. Korridore, keine höhere als 1,5 r je Woche auftreten.

3. Für die Zukunft ist mit der Annahme des internationalen Vorschlags einer Wochendosis von 0,1 r und einer Jahresdosis von 5,0 r zu rechnen.

II. Betriebsdauer

1. Der Strahlenschutz ist grundsätzlich nach der Höchstbenutzbarkeit zu bemessen.

2. Die Höchstbenutzbarkeit einer Anlage ergibt sich aus der vom Hersteller angegebenen maximal zulässigen Betriebsspannung und Röhrenstromstärke unter der Annahme von 15 Std Einschaltdauer je Woche.

3. Die zulässige Dosisleistung beträgt demnach 6 μr/s (Mikro-Röntgen = millionstel Röntgen je Sekunde).

III. Strahlenschutzmaßnahmen

1. Die Strahlenschutzmaßnahmen beziehen sich auf die Abschirmung von *Nutzstrahlung* und von *Streustrahlung*.

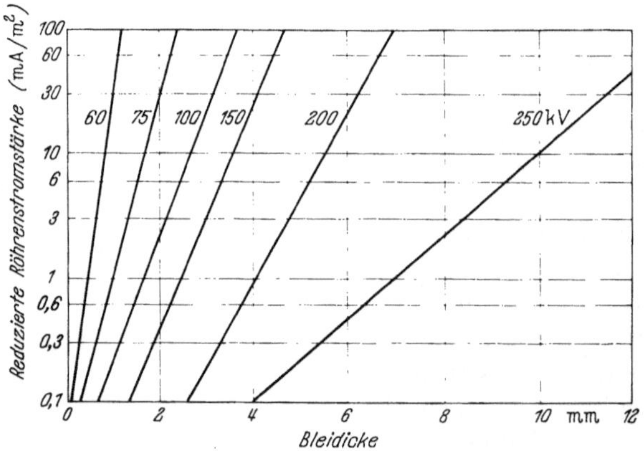

Abb. 156. Diagramm zur Berechnung der für einen Strahlenschutz von 6 μr/s ausreichenden Bleigleichwerte bei Nutzstrahlung. (Nach Normblatt DIN 6812)

Gegen Nutzstrahlung muß der Strahlenschutz lückenlos sein. Fugen, Bolzenöffnungen und dgl. von Strahlenschutzwänden, Böden und Decken müssen ausreichend überlappt oder abgedichtet sein. Der Schutzbereich darf dem Auftreffbereich der Nutzstrahlung und dem Aufenthaltsbereich der Personen entsprechend begrenzt sein.

Schutzmittel, wie Wände, Fußböden, Decken, Türen, Bleiglasfenster und dgl. zwischen der Röntgenröhre und der Streustrahlenquelle (Patient) einerseits und den Arbeitsplätzen oder den während des Betriebes benutzten Arbeits- und Aufenthaltsräumen andererseits müssen überall, wo während des Betriebes Nutzstrahlung auftreffen

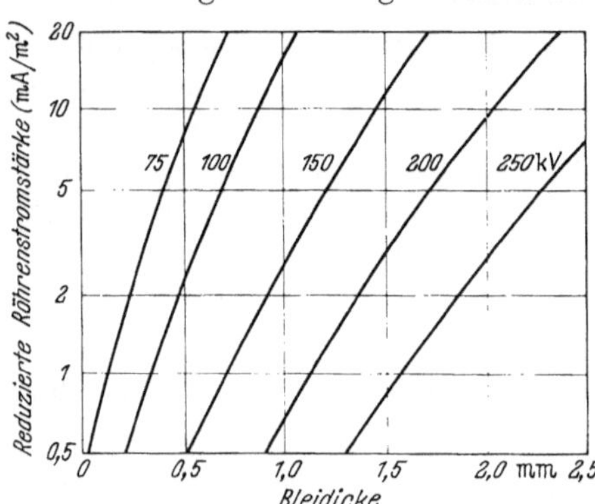

Abb. 157. Diagramm zur Berechnung der für einen Strahlenschutz von 6 μr/s ausreichenden Bleigleichwerte bei Streustrahlung. (Nach Normblatt DIN 6812)

kann, Bleigleichwerte nach Abb. 156 aufweisen. Wo nur Streustrahlung auftritt, genügen die Bleigleichwerte der Abb. 157.

Die Abb. 156 gibt in der Abszisse die für die zulässige Dosisleistung von 6 $\mu r/s$ bei verschiedenen Betriebsspannungen, die als Parameter eingetragen sind, erforderlichen Bleidicken in Millimeter an. Unter der in der Ordinate angegebenen „reduzierten Röhrenstromstärke" versteht man diejenige Stromstärke in mA, die in 1 m Abstand vom Brennfleck die gleiche Dosisleistung ergeben würde wie der wirkliche Röhrenstrom im Abstand des zu schützenden Ortes vom Brennfleck ergibt. Die reduzierte Röhrenstromstärke wird errechnet, indem man die tatsächliche Röhrenstromstärke durch das Quadrat der Entfernung des zu schützenden Ortes vom Brennfleck dividiert.

Tabelle 28. *Umrechnungsfaktoren zur Berechnung des Bleigleichwertes üblicher Baustoffe.* Handelt es sich bei 250 kV um Schutz gegen Streustrahlung, so gelten die Umrechnungsfaktoren für 200 kV

Spannung kV	Baustoffe und spezifisches Gewicht					
	Zink 7,1	Stahl 7,8	Baryt 3,2	Beton 2,2	Ziegel 1,9	Ziegel 1,6
50	3	5	15	70	100	130
100	4	6	15	70	100	130
150	10	12	15	70	100	130
200	11	13	15	70	100	130
250	11	13	14	50	60	75

Beispiel. Wird eine Röntgenröhre mit 20 mA betrieben und liegt der zu schützende Ort 4 m vom Brennfleck entfernt, so beträgt die reduzierte Röhrenstromstärke:

$$20:4^2 = 20:16 = 1,25 \text{ mA}.$$

Aus Abb. 156 ergibt sich demnach, daß beim Betrieb der Röhre mit 200 kV mindestens 4 mm, beim Betrieb mit 250 kV mindestens 7 mm Blei oder Bleigleichwert für einen ausreichenden Strahlenschutz erforderlich ist.

Die Anwendung der Abb. 157 erfolgt analog wie die der Abb. 156. Ein Unterschied besteht lediglich darin, daß in die Rechnung nicht der Abstand des zu schützenden Ortes vom Brennfleck, sondern von der Streustrahlenquelle, also vom Patienten, einzusetzen ist.

2. Bei der Errichtung von Schutzwänden aus üblichen Baustoffen sind zur Ermittlung der zur Abschirmung von Nutz- oder Streustrahlung erforderlichen Wanddicke die nach Abb. 156 bzw. 157 errechneten Bleigleichwerte mit den Faktoren der Tabelle 28 zu multiplizieren.

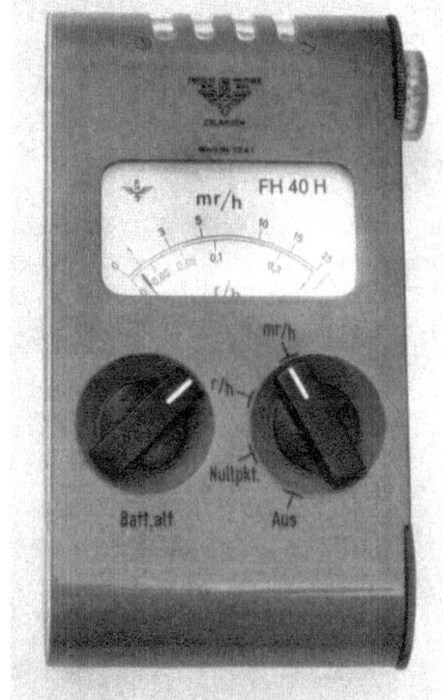

Abb. 153. Strahlenschutzmeßgerät FH 40 H der Firma Frieseeke und Höpfner

3. Für Therapieeinrichtungen mit Spannungen über 150 kV muß ein getrennter, allseitig geschützter, ohne Betreten des Röntgenraumes zugänglicher Bedienungsraum vorhanden sein.

4. Therapieanlagen mit Spannungen über 100 kV müssen mit einem normgerechten Dosismesser ausgerüstet sein.

Es empfiehlt sich, die Dosisleistungen an den Bedienungsplätzen von Therapieanlagen sowie an Arbeits- und Aufenthaltsplätzen in deren unmittelbarer Nach-
barschaft zu messen und in eine Lageskizze einzutragen. Bei Einbau neuer Apparaturen oder Änderung der Aufstellung sind diese Messungen zu überprüfen und
gegebenenfalls zu berichtigen. Als Meßgeräte verwendet man dazu die Streu-
strahlenkammern der üblichen Dosismeßgeräte, wie sie S. 85 ff. beschrieben sind,

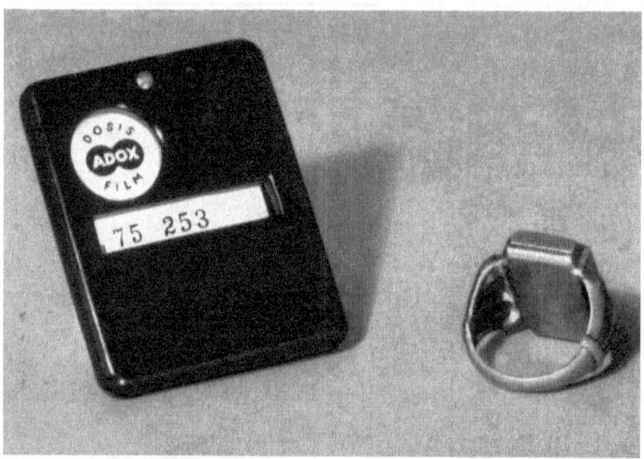

Abb. 159. Strahlenschutzplakette und Strahlenschutzring des Radiologischen Instituts Freiburg i. Br.

oder eines der eigens für solche Zwecke auf dem Markt befindlichen Strahlen-
schutzmeßgeräte, wie z. B. das FH 40 H der Fa. Friesecke & Höpfner, das in
Abb. 158 dargestellt ist.

Die laufende Überwachung des Personals kann durch Tragen von Strahlen-
schutzplaketten (Abb. 159) erfolgen. Diese arbeiten auf der Grundlage der
Filmschwärzungsmethode und werden monatlich ausgetauscht. Die Auswertung
wird durch das Radiologische Institut in Freiburg oder von der Strahlen-
abteilung der Med. Univ.-Klinik in Erlangen durchgeführt; das Ergebnis wird
von dort monatlich mitgeteilt.

M. Biologische Wirkung der Röntgenstrahlen und ihre Beeinflussung

Die Probleme der biologischen Strahlenwirkung sind so kompliziert, daß eine
ausführliche Erörterung den Rahmen des Buches weit überschreiten würde.
Es werden daher im folgenden bewußt nur Erfahrungen und Tatsachen besprochen, die für das Verständnis der Röntgentherapie erforderlich sind.

I. Allgemeines über biologische Strahlenwirkungen

Grundsätzlich ist festzustellen, daß es *spezifische* Wirkungen auf die Zelle
durch Röntgenstrahlen nicht gibt. Die als Folge von Strahleneinwirkung an
der Zelle zu beobachtenden Veränderungen wie *Kernpyknose, verlangsamte Zell-
teilung, Degenerationserscheinungen* und schließlich *Zelltod* können auch durch
andere Ursachen, z. B. Hitze oder chemische Stoffe, hervorgerufen werden.

Voraussetzung für jede Wirkung von Röntgenstrahlen auf lebendes Substrat
ist die *Absorption*, die auf Seite 4 f. in ihren einzelnen Formen dargestellt ist.

Dazu ist erforderlich, daß der einzelne Röntgenstrahl auf materielle Bausteine der lebenden Zelle, also auf Atome oder Moleküle, auftrifft und Ionisationsakte auslöst. Aber nicht jeder solche Treffer ist imstande, nachweisbare Veränderungen an der Zelle hervorzurufen. Es ist vielmehr notwendig, daß die Treffer an ganz bestimmten Stellen innerhalb der Zelle, in dem sog. „strahlenempfindlichen Bereich" erfolgen. Wahrscheinlich handelt es sich dabei um Moleküle, die nur in geringer Anzahl in der Zelle vorkommen und wichtige Funktionen für ihr Leben besitzen. Die Größe und Empfindlichkeit dieses Bereichs ist starken Schwankungen unterworfen, die von der Zellart und ihrem jeweiligen physiologischen Zustand abhängen. Zur Auslösung verschiedener Reaktionen bedarf es auch einer unterschiedlichen Anzahl von Treffern.

Wichtig ist ferner die Tatsache, daß es grundsätzlich gleichgültig ist, ob ein Treffer durch einen kurz- oder langwelligen Röntgenstrahl zustande kommt. Die *Qualität* der Strahlung übt also keinen direkten Einfluß auf den Ablauf strahlenbedingter Reaktionen in der Zelle aus. Es kommt lediglich darauf an, die erforderliche Anzahl von Treffern am Ort der erwünschten Wirkung zu erzielen. Die Wahl der Strahlenqualität ist nur ein technisches Hilfsmittel, die für die notwendigen Treffer erforderliche Dosis unter Schonung der gesunden Umgebung an den Herd zu bringen.

Neben den *physikalischen* Voraussetzungen sind auch *biologische* Tatsachen für das Verständnis von Strahlenreaktionen von Bedeutung. So sind ruhende Zellen mit geringem Stoffwechsel und solche ohne Teilungs- und Wachstumspotenz strahlenresistent, dagegen Zellen mit lebhaftem Stoffwechsel und wachsende Zellen besonders strahlenempfindlich. Am empfindlichsten ist der *Kern*, wenn er sich gerade zur Teilung anschickt, also im prämitotischen Stadium oder in der Prophase. Wird er zu diesem Zeitpunkt von Röntgenstrahlen getroffen, so treten je nach Höhe der Dosis morphologisch nachweisbare Veränderungen auf. Wird eine gleiche Dosis auf den *ruhenden* Kern eingestrahlt, so geschieht nichts, solange er in seinem Ruhestadium verbleibt. Sobald er jedoch zur Teilung kommt, zeigt er dieselben Veränderungen, als ob er erst in diesem Stadium und zu diesem Zeitpunkt bestrahlt worden wäre. Man bezeichnet diese Erscheinung als *Latenz*.

Werden zu verschiedenen Zeiten auf die ruhende Zelle Dosen eingestrahlt, so treten bei dem Übergang der Zelle aus ihrem Ruhezustand in ein Teilungs- oder Wachstumsstadium alle oder ein Teil derjenigen Veränderungen zutage, die hervorgerufen würden, wenn die Zelle erst jetzt mit der Gesamtdosis bestrahlt worden wäre. Man spricht dabei von *Kumulierung*.

II. Wirkung auf gesundes Gewebe

Die nach Herkunft und Funktion verschiedenen Gewebe weisen gegenüber Röntgenstrahlen wesentliche Empfindlichkeitsunterschiede auf.

Auf Grund der *morphologischen* Veränderungen hat HOLTHUSEN folgende abnehmende Empfindlichkeitsreihe zusammengestellt:

Lymphgewebe, Knochenmark, Thymus	Haarpapille
Ovarien	Schweiß- und Talgdrüsen
Hoden	Epidermis
Schleimhäute	Seröse Häute, Lunge
Speicheldrüsen	Niere

Übrige Abdominaldrüsen   Knorpelgewebe
(Nebenniere, Leber, Pankreas)   Knochengewebe
Thyreoidea   Ganglienzellen
Muskel   Nerven
Bindegewebe und Gefäße

Legt man aber die *funktionellen*, strahlenbedingten Störungen der Einteilung zugrunde (W. LORENZ), dann steigt die Höhe der Strahlentoleranz nach der folgenden Zusammenstellung an:

Fermente, Vegetativum   Haarpapille
Zentralnervensystem, Nebenniere,   Knochenwachstumszonen
Schilddrüse   Augenlinse
Lymphatische Gewebe   Schweiß- und Talgdrüsen
Knochenmark   Epidermis
Intestinaltrakt   Seröse Häute, Lunge
Capillarwand   Bindegewebe
Keimdrüsen   Periphere Nerven
Fötus   Knorpel
Leber, Reticuloendotheliales System,   Erwachsener Knochen
Schleimhäute, Speicheldrüsen   Muskelgewebe
Niere

Am genauesten ist die Röntgenstrahlenwirkung auf die *Haut* untersucht, da sie einerseits direkter Beobachtung zugänglich ist und andererseits ihr als Eintrittspforte für alle Bestrahlungen besondere Bedeutung zukommt. Vor Einführung exakter physikalischer Meßmethoden diente die Hautreaktion sogar als Dosismaß. Auf Grund umfangreicher Beobachtungen lernte man diejenige Reaktion kennen, die der Haut zugemutet werden konnte, ohne daß sie bleibende Veränderungen oder Schäden davontrug. SEITZ und WINTZ prägten dafür den Ausdruck Haut-*Einheits*-Dosis (HED); sie verstanden darunter diejenige Strahlenmenge, die auf der gesunden Haut aus 23 cm Focus-Haut-Abstand bei einer Feldgröße von 6×8 cm nach 8 Tagen eine leichte Rötung, nach 3 Wochen eine leichte Bräunung und nach 6 Wochen eine deutliche Bräunung hervorruft.

Bald gewann man jedoch die Erkenntnis, daß die so definierte Reaktion keineswegs einer bestimmten, immer gleichhohen Strahlendosis zugeordnet werden kann. Ihr Auftreten ist vielmehr von zahlreichen zusätzlichen Faktoren abhängig. So ist z. B. zur Erzeugung der oben beschriebenen Reaktion bei Verwendung *weicher*, langwelliger Strahlen wegen der dabei höheren Absorption eine etwa nur halb so hohe Dosis erforderlich, als wenn harte Strahlen Verwendung finden. Außerdem ist die Empfindlichkeit der Haut nicht nur individuell verschieden, sondern weist sogar bei ein und demselben Individuum je nach Körperregion zum Teil erhebliche Unterschiede auf; so fanden seinerzeit SEITZ und WINTZ folgende zunehmende Empfindlichkeit: Hals, Bauch, Oberschenkel, Rücken, Gesicht. Besonders hervorzuheben ist, daß in der Gegend der Hautfalten (Achselfalten, Gesäßfalte, Bauchfalten, Leistenbeuge), ebenso an Stellen, die besonderem Druck ausgesetzt sind oder an denen der Knochen dicht unter der Haut gelegen ist, die Empfindlichkeit durchwegs erhöht ist (HOLTHUSEN-BRAUN).

Ferner variiert die Hautempfindlichkeit in Abhängigkeit vom Lebensalter, von Erkrankungen (wie Diabetes oder Basedow) und von der Einwirkung verschiedener Medikamente auf den Organismus, wie z. B. Arsen, Salvarsan oder Jod. Aus all diesen Gründen betrachtet man daher den Begriff „HED" nicht mehr als Abkürzung für Haut-*Einheits*-Dosis, sondern für Haut-*Erythem*-Dosis = Haut-Rötungs-Dosis.

Nach Einführung der internationalen physikalischen Maßeinheit „r" werden als Haut-Erythem-Dosis unter normalen Verhältnissen

> bei Verwendung weicher Strahlen 400 r,
> bei Verwendung harter Strahlen 800 r

jeweils *mit Rückstreuung* aus dem Gewebe angenommen.

Bei Überschreitung dieser Dosen bei einmaliger Applikation oder bei öfterer Wiederholung in zu kurzen Zeitabständen kommt es zu bleibenden Hautveränderungen in Form von *Indurationen, Pigmentierungen, Teleangiektasien,* zum Röntgen*ulcus* ohne Heilungstendenz und schließlich zum Röntgen*carcinom.* Diese sog. *Spätschäden* können noch nach Jahrzehnten, meist unter Einwirkung zusätzlicher mechanischer oder anderer Reize, auftreten.

Die HED stellt also zugleich die *Toleranz*dosis für die Haut bei Einzeitbestrahlung dar. Diese Dosis kann auch bei Einschaltung großer zeitlicher Abstände nicht wiederholt werden, ohne daß infolge der Kumulierung mit Spätschäden gerechnet werden muß.

Das Bestreben, die Belastbarkeit der Haut im Interesse höherer Tumordosen heraufzusetzen, hat zu den im folgenden dargestellten Erkenntnissen über die Beeinflussungsmöglichkeiten der biologischen Strahlenwirkung geführt.

1. Einfluß der Protrahierung

Die Protrahierung, gekennzeichnet durch Verwendung sehr kleiner Dosisleistungen (geringer r-Minutenfluß) und dadurch bedingte lange Bestrahlungszeiten, vermag die Toleranz eines Gewebes

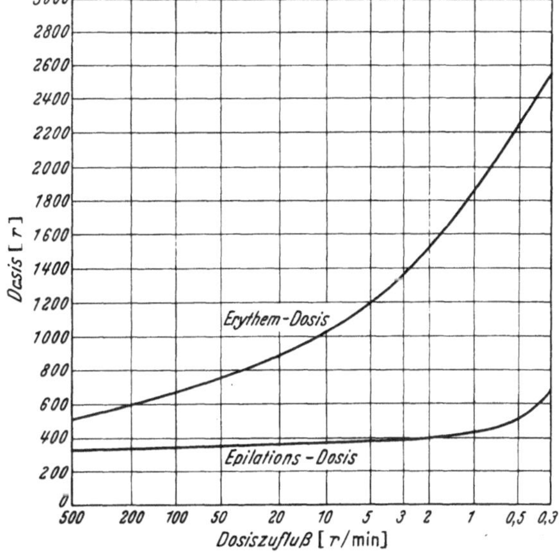

Abb. 160. Einfluß der Protrahierung. Das Diagramm gibt einen Überblick über diejenige Dosis, die in Abhängigkeit vom r/min-Zufluß bei Einzeitbestrahlung zur Erreichung des normalen Erythems bzw. der Epilation gegeben werden kann. (Nach HOLTHUSEN)

heraufzusetzen. Dazu muß aber eine für jedes Gewebe charakteristische Mindestbestrahlungsdauer überschritten werden. Für die Haut beträgt diese Zeit etwa 3 Std, d. h. der r/min-Zufluß muß so klein gewählt werden, daß zur Erzielung der HED in einer Sitzung eine Bestrahlungszeit von mindestens 3 Std erforderlich wird. Einen Überblick über den Einfluß der Protrahierung auf die Toleranz der Haut gibt Abb. 160.

Erwähnenswert ist, daß die Epilationsdosis, also diejenige Dosis, die zur Erzielung von Haarausfall notwendig ist und die unter gewöhnlichen Umständen etwa 80% der HED beträgt, durch Verminderung des r/min-Zuflusses bei weitem nicht so stark beeinflußt wird wie die Erythemdosis.

2. Einfluß der Fraktionierung

Eine weitere Steigerung der Toleranzgrenze der Haut kann durch *Fraktionierung*, d. h. Verabfolgung von kleinen Dosen in zeitlichen Abständen erzielt werden. So tritt dasselbe Hauterythem bei Verwendung harter Strahlen und bei einem r/min-Zufluß von 40 r bei folgenden täglichen Einzeldosen auf:

$$1 \times 800\,r = 800\,r$$
$$2 \times 520\,r = 1040\,r$$
$$3 \times 400\,r = 1200\,r$$
$$4 \times 320\,r = 1280\,r$$
$$7 \times 240\,r = 1680\,r$$
$$10 \times 180\,r = 1800\,r$$
$$12 \times 160\,r = 1920\,r$$

Man ersieht daraus, daß bei Verabfolgung von 12 Einzeldosen in täglichem Intervall die zum gleichen Erythem notwendige Dosis von 800 r auf 1920 r, also auf 240% gegenüber der Einzeitbestrahlung ansteigt.

Allgemein gilt die Regel, daß die Belastbarkeit der Haut um so mehr zunimmt, je kleiner die Einzeldosen gewählt werden. Längere Intervalle als 1 Tag bedeuten dabei keinen Gewinn.

Die Fraktionierung bietet außerdem den Vorteil, daß die Bestrahlung bis zur *Epidermitis sicca* durchgeführt werden kann, ohne daß bleibende Spätschäden befürchtet werden müssen, mit denen bei einzeitiger Bestrahlung bis zu dieser Reaktion in jedem Fall zu rechnen ist.

Bei der Nahbestrahlung (S. 17 und 171) kann man bis zur *Epidermitis exsudativa* bzw. zur *Epitheliolyse* gehen. Diese wird erreicht bei:

$$1 \times 3000\,r = 3000\,r$$
$$2 \times 1900\,r = 3800\,r$$
$$3 \times 1400\,r = 4200\,r$$
$$4 \times 1100\,r = 4400\,r$$
$$5 \times 1000\,r = 5000\,r$$
$$10 \times 550\,r = 5500\,r$$
$$15 \times 400\,r = 6000\,r$$
$$20 \times 300\,r = 6000\,r$$
$$30 \times 220\,r = 6600\,r$$

Wie stark die Strahlenreaktion sein darf, bei der man bei intensivster Pflege der Haut noch mit einer Restitutio ad integrum rechnen darf, zeigen die Abb. 161 a bis c und 162 a—c.

Eine Kombination der Protrahierung mit der Fraktionierung bringt gegenüber der einfachen Fraktionierung keinen wesentlichen Vorteil, so daß sich diese sehr unwirtschaftliche Bestrahlungsmethode nicht hat durchsetzen können.

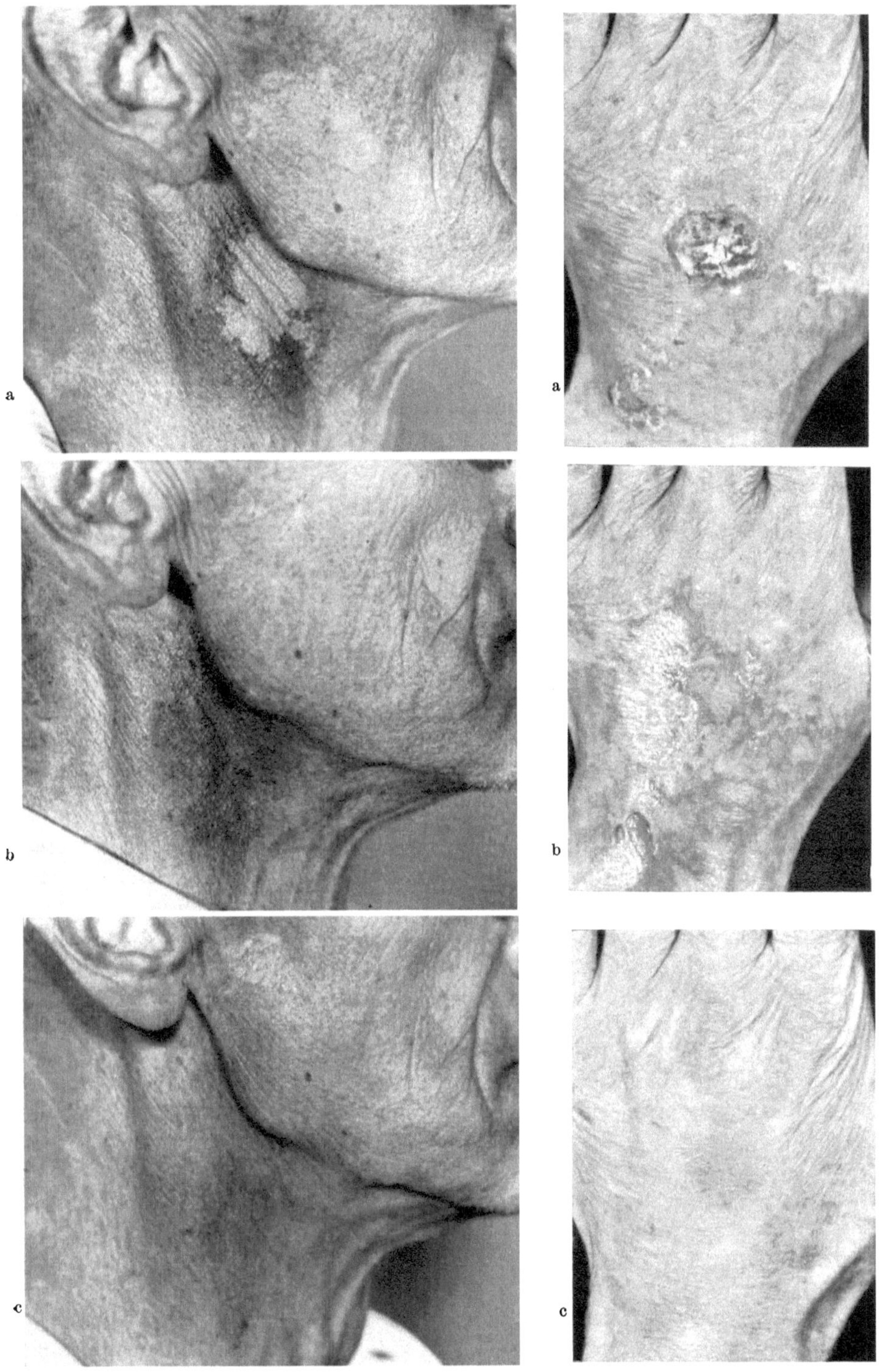

Abb. 161 a—c

Abb. 162 a—c

3. Mechanische und medikamentöse Einflüsse

Die Erfahrung lehrt, daß anämisierte Haut höher belastet werden kann als gut durchblutete. Diese Tatsache wird in der praktischen Strahlentherapie durch Verwendung von Kompressionstubussen ausgenutzt, die durch Druck auf die Körperoberfläche die Haut weitgehend blutleer machen.

Eine weitere Steigerung der Toleranz kann auch durch Einwirkung von chemischen Stoffen, z. B. durch *Elektrophorese* mit Magnesiumchlorid, erzielt werden. Unter dieser Behandlung kann die Haut in täglichen Einzeldosen von 200 r bis zu einer Gesamtdosis von 6000 r belastet werden, ohne daß wesentliche Veränderungen auftreten.

Umgekehrt läßt sich eine Sensibilisierung gegenüber Röntgenstrahlen durch Hyperämisierung, z. B. mittels Kurzwellen, hervorrufen.

III. Wirkung auf Tumorgewebe

Tumorzellen weisen als wachsendes Gewebe mit lebhaftem Stoffwechsel und gesteigerter Teilungstendenz eine größere Strahlenempfindlichkeit auf als gesundes Gewebe. Bei der Tumorbestrahlung kommt alles darauf an, die Dosis so zu wählen, daß die Tumorzellen vernichtet werden, während das umgebende, gesunde Bindegewebe, dem für die Heilung und Reparation des Defektes eine entscheidende Bedeutung zukommt, funktionsfähig erhalten bleibt.

Wegen des Unterschiedes des Tumorgewebes und des gesunden Gewebes gegenüber dem Strahleneinfluß — dieses Verhältnis bezeichnet man als Elektivitätsfaktor — ist dies möglich. Der *Elektivitätsfaktor* wird durch Protrahierung und Fraktionierung günstiger gestaltet, weil die Toleranzgrenze des gesunden Gewebes mehr ansteigt als die Toleranzgrenze des Geschwulstgewebes.

IV. Wirkung auf entzündliches Gewebe

Die Wirkung von Röntgenstrahlen auf entzündliches Gewebe ist klinisch charakterisiert durch rasche Beseitigung des Entzündungsschmerzes nach vorübergehender Steigerung der Beschwerden sowie durch Rückbildung der entzündlichen Vorgänge ohne Einschmelzung, falls die Bestrahlung in den ersten 24—48 Std erfolgt. Bei späterem Bestrahlungsbeginn kommt es zur beschleunigten Einschmelzung und Abgrenzung, oft mit Spontanentleerung.

Diese Wirkung beruht in erster Linie auf einer Änderung der jeweiligen Gewebsreaktion. Dabei werden die bei jeder Entzündung bestehende Acidose und damit die entzündlichen Reaktionen zunächst verstärkt, wodurch es zu einer überstürzten Zerstörung der sehr strahlensensiblen Entzündungszellen kommt. Dadurch vermehrt frei werdende Fermente scheinen eine Fernwirkung in der Weise auszulösen, daß sich als erstes das Allgemeinbefinden bessert. Schon kurze Zeit später schlägt die Acidose in eine lang anhaltende Alkalose um, die entzündlichen Vorgänge werden abgebremst. Wahrscheinlich wird durch diese Milieuänderung auch eine Einwirkung auf das Bakterienwachstum im Sinne einer Hemmung ausgeübt. Gleichzeitig dürften regulierende Einflüsse auf das Gefäßsystem und das vegetative Nervensystem eine Rolle spielen. So wird z. B. die Beseitigung des Entzündungsschmerzes durch direkte Strahleneinwirkung auf die vegetativen Nervenendigungen erklärt.

V. Wirkung auf das vegetative Nervensystem

Die Beobachtung, daß z. B. Asthma durch die diagnostische Röntgenstrahleneinwirkung anläßlich einer Lungenaufnahme oder Durchleuchtung gebessert werden kann, hat die Aufmerksamkeit auf die Tatsache gelenkt, daß eine Reihe von Krankheitszuständen, die vorwiegend auf einer Störung des Gleichgewichts zwischen Sympathicus und Parasympathicus beruhen, durch kleine bis kleinste Strahlendosen günstig beeinflußt werden können.

Der Wirkungsmechanismus ist nicht bekannt; es steht aber fest, daß kleine Strahlendosen sich regulierend im Sinne der Wiederherstellung des vegetativen Gleichgewichts auswirken. Angriffspunkte sind dabei die peripheren Nervenendigungen, der Grenzstrang und die großen Ganglien sowie das Zwischenhirn.

VI. Allgemeinwirkung auf den Gesamtorganismus

Obwohl die Röntgenstrahlenwirkung, z. B. bei der Tumortherapie, als örtliches Geschehen aufzufassen ist, gibt es doch Rückwirkungen auf den Gesamtorganismus, die unter dem Namen „Strahlenkater" bekannt sind. Klinisch imponiert diese Erscheinung wie die Seekrankheit; ausgelöst wird sie wahrscheinlich durch das Auftreten von Eiweißzerfallsprodukten infolge der Bestrahlung. Diese überschwemmen als Toxine den Organismus und verursachen Kopfschmerzen, Übelkeit, Erbrechen und Durchfall.

Entscheidend für die Heftigkeit dieser Erscheinungen sind neben der individuellen Konstitution die Größe des durchstrahlten Raumes, die Empfindlichkeit der im Strahlenkegel liegenden Organe und Gewebe sowie die Höhe der Einzeldosis. Durch Einführung der Fraktionierung mit relativ kleinen Dosen und der Bewegungsbestrahlung mit ihren günstigen relativen Herdraumdosen spielt der Röntgenkater heute keine nennenswerte Rolle mehr.

N. Allgemeine Gesichtspunkte zur Anwendung der Röntgenbestrahlung

In den vorausgegangenen Kapiteln sind die physikalischen und technischen Voraussetzungen für das Verständnis der Röntgentherapie im allgemeinen und die Aufstellung und Durchführung der Bestrahlungspläne für die verschiedenen Verfahren dargestellt.

Es würde in diesem Rahmen zu weit führen, die Röntgentherapie der einzelnen Erkrankungen ausführlich zu schildern. Wir wollen uns bewußt darauf beschränken, allgemeine Richtlinien für die drei großen Therapiegebiete: die Bestrahlung der *Tumoren*, die Bestrahlung bei *Entzündungen* und sonstigen auf „Entzündungsdosen" ansprechenden Veränderungen sowie die Bestrahlung bei *funktionellen* Störungen zu geben.

I. Die Bestrahlung bösartiger Tumoren und ihrer Metastasen

1. Allgemeine Grundsätze

Die erfolgreiche Durchführung dieser Bestrahlung erfordert oft eine Belastung des Organismus bis an die Grenze des Erträglichen, um so mehr, als häufig eine Wiederholung der Bestrahlung wegen auftretender Rezidive notwendig wird. Wie der Chirurg notfalls vor verstümmelnden Operationen nicht zurückschrecken darf, muß auch der Strahlentherapeut trotz aller hautschonenden Verfahren und Maßnahmen die Gefahr bleibender Hautveränderungen und die Notwendigkeit einer späteren plastischen Operation in Kauf nehmen. Im Interesse der Erhaltung des Lebens kann man in Einzelfällen gezwungen sein, die Toleranz der Haut bewußt zu überschreiten. Es ist aber notwendig, den Patienten oder die Angehörigen auf diese Möglichkeit (am besten unter Zeugen) hinzuweisen.

2. Sicherung der Diagnose

Die Verantwortung für derartig schwerwiegende Maßnahmen, wie sie die Tumortherapie darstellt, kann aber nur übernommen werden, wenn vorher die Diagnose mit allen der modernen Medizin zu Gebote stehenden Mitteln und in enger Zusammenarbeit mit den zuständigen Fachkollegen einwandfrei gesichert ist. Der einfachste Weg hierzu ist bei leicht zugänglichen Tumoren die *Probeexcision*. Diese darf man aber *nicht grundsätzlich* fordern, denn wenn der klinische Befund so eindeutig ist, daß z. B. beim chirurgischen Vorgehen die Notwendigkeit der Amputation einer Mamma oder die Exartikulation eines Beines feststeht, dann brauchen — bei Ablehnung der Operation durch den Patienten oder Unmöglichkeit der Operation wegen des Allgemeinzustandes — die Erfolgsaussichten einer Strahlenbehandlung nicht durch eine Probeexcision verschlechtert zu werden; denn diese bedeutet zumindest eine Herabsetzung der Toleranzgrenze der Haut im Operationsbereich. In manchen Fällen, wie z. B. beim malignen Melanom, ist die Probeexcision sogar kontraindiziert.

Durch Eröffnung von Lymphspalten kommt es dabei oft zur Aussaat von Tumorzellen, die dann zu einer Fernmetastasierung führen, die strahlentherapeutisch nicht mehr beherrscht werden kann.

3. Wahl der Bestrahlungsmethode

Für die Wahl der Bestrahlungsmethode sind in erster Linie Lokalisation, Art und Ausdehnung des Tumors entscheidend.

Tumoren der Haut und der von außen zugängigen Schleimhäute sind Domäne der *Nahbestrahlung* (S. 17). Reichen sie tiefer oder liegen sie unter der Hautoberfläche, kommt die *Halbtiefen*therapie (S. 18) in Frage.

Für die in der Tiefe gelegenen Tumoren kommt die *Tiefen*therapie in ihren verschiedenen Arten zur Anwendung.

Die klassische *Stehfeld*therapie (S. 20) ist angezeigt bei postoperativen Bestrahlungen, bei denen kein Herd mehr nachweisbar ist. In diesem Falle werden Tumorbett und zugeordnetes Lymphabflußgebiet mehr oder weniger homogen durchstrahlt, um bei der Operation zurückgebliebene und durch Eröffnung der Blut- und Lymphwege gestreute Tumorzellen zu vernichten oder zumindest so zu devitalisieren, daß eine Metastasenbildung unterbunden wird.

In vielen Fällen gelingt es schon mit der *Kreuzfeuer*methode (S. 21) eine ausreichende Herddosis bei genügender Schonung der Oberfläche zu erreichen.

Eine wesentliche Steigerung der Toleranz der Haut und der Tiefendosen können mit der *Siebbestrahlung* (S. 21) erzielt werden. Sie eignet sich besonders für ausgedehnte, tiefgelegene Herde, die gegen ihre Umgebung schlecht abgrenzbar sind.

Die *Teleröntgen*therapie oder *Fernbestrahlung* (S. 24) in Form der Ganz- oder Teilkörperfernbestrahlung ist bei Blutkrankheiten, Lymphogranulomatose und disseminierten Geschwulstmetastasen angezeigt.

Von besonderer Bedeutung für tiefgelegene, umschriebene Tumoren ist die *Bewegungsbestrahlung* (S. 25ff.). Ob man dabei die Pendel-, die Konvergenz- oder Pendelkonvergenzbestrahlung wählt, hängt davon ab, welches Verfahren mit seiner räumlichen Dosisverteilung den Tumor und seine Ausläufer nach Sitz, Tiefenlage und Einstrahlungsmöglichkeit am besten erfaßt.

4. Metastasierungswege

Von ausschlaggebender Bedeutung bei der Behandlung jeder bösartigen Geschwulst ist die Kenntnis über die typischen Metastasierungswege, damit diese bei der Bestrahlung entweder in das Herdbestrahlungsfeld mit einbezogen oder durch zusätzliche Felder erfaßt werden können. Daraus ergibt sich, daß bei postoperativen Bestrahlungen die Bestrahlung der Lymphabflußwege oft genau so wichtig ist wie die des Tumorbetts.

5. Dosierungsgrundsätze

Wie bereits im Abschnitt „Biologische Wirkung der Röntgenstrahlen und ihre Beeinflussung" (S. 162ff.) betont wurde, ist im Interesse der Steigerung der Belastbarkeit der Haut und unter Berücksichtigung des biologischen Teilungsrhythmus der Tumorzellen die *fraktionierte* Bestrahlung besonders vorzuziehen. Je nach der Methode sind dabei die Einzel-Dosen verschieden. Im allgemeinen hat sich folgendes Vorgehen bewährt:

Nahbestrahlung		täglich	300—500 r	Oberflächendosis
Halbtiefentherapie		täglich	200 r	Oberflächendosis
Tiefentherapie:	*Stehfeld*methode	täglich	100—200 r	Oberflächendosis
	*Sieb*bestrahlung	täglich	500—600 r	Einfallsdosis
	*Tele*röntgenmethode	Intervall		
		1—3—8 Tage	5— 25 r	Einfallsdosis
	*Bewegungs*strahlung	täglich	150—200 r	Herddosis

Bei kachektischen Patienten, bei leicht einschmelzbaren Tumoren (z. B. Lymphosarkom), bei Gefahr von Ödemen in der Umgebung (Kehlkopf-, Gehirntumoren) wird man sogar anfangs noch für einige Tage diese Dosen unterteilen.

Bei der Strahlenbehandlung soll eine *Gesamtdosis* erreicht werden, bei der die Geschwulst mit an Sicherheit grenzender Wahrscheinlichkeit zerstört wird. Wir gehen bei:

Nahbestrahlung		bis zur		Epidermitis exsudativa
Halbtiefentherapie		bis	3000—4000 r	Oberflächendosis
Tiefentherapie:	*Stehfeld*methode	bis	3000 r	Oberflächendosis
	*Sieb*bestrahlung			
	a) ein Feld	bis	15 000 r	Einfallsdosis
	b) Kreuzfeuer je Feld	bis	6000 r	Einfallsdosis
	*Tele*röntgenmethode			
	bei Blutkrankheiten	bis	150—300 r	Einfallsdosis
	bei Hodgkin und ausgedehnten			
	Metastasen	bis	1500 r	Einfallsdosis;
	*Bewegungs*bestrahlung bis 6000 u. mehr r			Herddosis

Dabei dürfen aber der Allgemeinzustand und die natürliche Widerstandskraft des Patienten nicht überfordert werden. Ferner sind die notwendigen Herd-Dosen entsprechend der Sensibilität der einzelnen Geschwülste in weiten Grenzen verschieden (4000—6000 r und mehr).

Das Wesen der *Vorbestrahlung*, von der leider immer noch viel zu wenig Gebrauch gemacht wird, liegt nicht unbedingt in der völligen Vernichtung einer Geschwulst; vielmehr genügt für die nachfolgende Operation bereits eine weitgehende Devitalisierung der Tumorzellen, um ihnen eine Absiedlung unmöglich zu machen. Da es bei der Vorbestrahlung wegen der anschließenden Operation ganz besonders auf Hautschonung ankommt, wurden die Gesamtdosen dabei früher wesentlich niedriger als bei alleiniger Strahlenbehandlung gewählt. Mit der Einführung der hautschonenden Bewegungsbestrahlung kann jedoch auch bei der Vorbestrahlung die Dosis bis zur Tumorvernichtung gesteigert werden, ohne daß die im Abstand von 3—6 Wochen folgende Operation und die Heilung wesentlich beeinträchtigt werden. Verhältnismäßig häufig werden inoperable Tumoren durch die Vorbestrahlung operabel.

6. Zusätzliche Maßnahmen

Ein Großteil der Bestrahlungskranken wird zweckmäßig stationär aufgenommen, da der Erfolg der Strahlenbehandlung weitgehend davon abhängen kann. Dabei ist besonderes Gewicht auf folgende Punkte zu legen:

Erhaltung oder Hebung des Allgemeinzustandes durch appetitanregende Mittel, Vitamine, Leberschutzstoffe und Cortisonpräparate.

Bekämpfung von Anämien durch Verabreichung von Eisen, Kobalt und Bluttransfusionen.

Bei fieberhaften Zuständen Sulfonamide und Antibiotica.

Eine Behandlung mit cytostatischen Substanzen wie Sanamycin, E 39 und anderen wird zweckmäßig nicht *während* einer Strahlenbehandlung, sondern im Intervall durchgeführt, da beides zusammen den Organismus zu leicht überfordert. Sehr wichtig ist auch eine grundsätzliche, enge Zusammenarbeit mit den zuständigen Fachkollegen, also dem Chirurgen, Internisten, Gynäkologen, Hals-Nasen-Ohrenarzt usw. Besonderer Wert ist der *Hautpflege* beizumessen. Wenn die Haut nach der Operation durch Desinfektionsmittel und Pflasterverbände mitgenommen ist, ist es ratsam, zuerst einige Tage der Hautpflege zu opfern und erst dann mit der Bestrahlung zu beginnen. Dies geschieht durch tägliches, stundenlanges Auftragen von Salbenlappen mit reiner Vaseline, Trommsdorffscher Strahlensalbe oder Linola-Emulsion-Fett (Dr. Wolff, Bielefeld), womit fast immer der Zweck erreicht wird. Diese Behandlung wird auch während der Bestrahlungsserie täglich, anschließend noch 2—3mal wöchentlich für längere Zeit durchgeführt. Man ist immer wieder erstaunt, in welch günstiger Weise diese Behandlung die Toleranz der Haut steigert.

II. Die Bestrahlung von Entzündungen und sonstigen auf „Entzündungsdosen" ansprechenden Veränderungen
1. Allgemeine Grundsätze

Ziel der Entzündungsbestrahlung ist die Beeinflussung des Entzündungsvorganges, die Besserung des Allgemeinbefindens und die rasche Beseitigung der Entzündungsschmerzen.

Bei frühzeitigem Einsetzen der Bestrahlung läßt sich meist eine spontane Rückbildung erreichen, andernfalls erfolgt eine rasche Demarkierung und beschleunigte Einschmelzung oft mit Spontanentleerung. Der Schmerzlinderung geht meist eine kurze Phase vermehrter Schmerzhaftigkeit im Anschluß an die erste Bestrahlung voraus. Gleichzeitig damit bessert sich der Allgemeinzustand.

Wenn auch die einzelnen Entzündungen je nach Genese, Stadium, Lokalisation und Konstitution des Patienten eine individuelle Behandlung erfordern, so lassen sich doch folgende allgemeine Gesichtspunkte für die Durchführung der Bestrahlung aufstellen:

a) Zeitpunkt der Bestrahlung und zeitliche Dosisverteilung

Grundsätzlich sollen entzündliche Prozesse, die für eine Strahlenbehandlung infrage kommen, *so bald als möglich*, d. h. innerhalb von 24—48 Std nach Auftreten der ersten entzündlichen Symptome der Behandlung zugeführt werden. In diesem Falle vermag die Bestrahlung Ausgezeichnetes zu leisten, wobei es in den meisten Fällen zu einer Rückbildung ohne Einschmelzung kommt.

Im allgemeinen sind 3—6 Bestrahlungen erforderlich, deren Intervalle sich nach dem Verlauf des entzündlichen Geschehens richten. Hochakute Entzündungen werden zweckmäßig täglich, weniger akute jeden 2.—3. Tag, chronische in Abständen von je einer Woche bestrahlt. Bei tuberkulösen Erkrankungen empfiehlt sich eine Verlängerung des zeitlichen Intervalls um jeweils eine Woche; sie betragen demnach zwischen den einzelnen Sitzungen 1, 2, 3 und 4 Wochen.

b) Feldgröße

Das *Bestrahlungsfeld* soll in seiner Ausdehnung den wahrnehmbaren Entzündungsherd überragen, da die wirkliche Ausbreitung einer Entzündung sich häufig der klinischen Feststellung entzieht. Außerdem wird durch Mitbestrahlung der gesunden Peripherie die Abwehrkraft des umgebenden Bindegewebes mobilisiert.

c) Strahlenqualität

Das Wesen der Wirkung beruht auch bei der Entzündungsbestrahlung in der Absorption einer bestimmten, wenn auch kleinen Dosis im Entzündungsherd. Es kommt daher darauf an, durch Wahl der entsprechenden Strahlenqualität diese erforderliche Dosis an den Entzündungsherd heranzubringen. Zur Schonung des nichtentzündlichen Gewebes in der weiteren Umgebung des Herdes ist es notwendig, bei Entzündungen, die sich nur auf die Hautoberfläche erstrecken, weiche Strahlen mit geringer Tiefenwirkung, bei tiefer gelegenen Entzündungsherden dagegen härtere Strahlungen zu verwenden. Ein spezifischer Einfluß der Strahlenqualität auf einzelne Entzündungen ist weder anzunehmen noch erwiesen.

d) Dosierung

Die bei der Entzündungsbestrahlung zur Anwendung kommenden Einzel- und Gesamtdosen liegen wesentlich niedriger als in der Tumortherapie. Man spricht daher auch ganz allgemein von „Entzündungsdosen", wenn man kleine Dosen meint, die keine Zerstörungen im Gewebe, sondern nur eine Umstimmung erzielen. Deshalb müssen bei tiefliegenden Entzündungen und bei Durchstrahlung stark absorbierender Gewebe, wie z. B. von Knochengeweben, die Oberflächendosen entsprechend höher gewählt werden. Die üblichen Einzeldosen liegen zwischen 50 und 150 r je Sitzung.

Als Grundsatz gilt, daß die Dosis um so kleiner gewählt werden muß, je akuter eine Entzündung ist; für länger bestehende und für chronische Erkrankungen sind dagegen höhere Dosen zum Erfolg erforderlich.

Die Gesamtdosis beträgt 300—600 r.

e) Zusatzbehandlung

Bei der Strahlenbehandlung entzündlicher Erkrankungen dürfen trotz oft erstaunlicher Erfolge allgemein-ärztliche und chirurgische Grundsätze nicht außer acht gelassen werden. Dies gilt z. B. für die Ruhigstellung, für die Verabreichung von Sulfonamiden und Antibioticis usw. Während der Behandlung können chirurgische Maßnahmen wie Stichincisionen usw. notwendig werden. Es kann sich auch als erforderlich erweisen, unter Umständen die Strahlenbehandlung abzubrechen, wenn größere chirurgische Eingriffe unvermeidlich werden.

f) Gegenindikationen

Für die Entzündungsbestrahlung *nicht* geeignet sind alle Eiteransammlungen in Hohlräumen, die keinen genügenden Abfluß nach außen haben. Es besteht dabei die Gefahr, daß es infolge der Bestrahlung durch schmerzhafte Drucksteigerung zum Übertritt von Toxinen in die Blutbahn oder zu Spontandurchbrüchen in benachbarte Organe oder in das Peritoneum kommt. Da die Entzündungsbestrahlung als örtliches Geschehen aufzufassen ist, darf auch bei Allgemeininfektion von einer Bestrahlung kein Erfolg erwartet werden.

2. Bestrahlung degenerativer Veränderungen

Ganz ähnlich wie Entzündungsprozesse werden auch eine Reihe von degenerativen Veränderungen in ähnlicher Weise mit Erfolg bestrahlt. Dazu gehören arthrotische Veränderungen aller Gelenke, Periarthritiden und Beschwerden, die durch eine Epikondylitis oder Styloiditis ausgelöst sind. Auch hier ist häufig zunächst eine Steigerung der Schmerzen und dann erst eine Besserung zu beobachten.

Die meist von 2 Seiten verabreichten Einzeldosen unter Tiefentherapiebedingungen betragen 50—150 r, die Intervalle 1 Woche, die Gesamtdosen bei 6 Einzelbestrahlungen 300—900 r.

3. Bestrahlung von Hautveränderungen

Bei Ekzemen oder sonstigen nichttumorösen Hautveränderungen ist eine verständnisvolle Zusammenarbeit mit dem Dermatologen unerläßlich, wenn nicht der Radiologe selbst die entsprechenden dermatologischen bzw. histologischen Kenntnisse besitzt.

Bei der Bestrahlung muß besonders berücksichtigt werden, wie tief die Veränderungen in die Haut reichen. Danach richtet sich die Wahl der Strahlenqualität und die Filterung.

Bei Prozessen oberflächlichster Art sind die Buckyschen Grenzstrahlen mit 10 kV ohne jegliche Zusatz-Filterung mit ihrer Gewebshalbwertschicht von 0,4 mm am Platz, bei oberflächlichen Ekzemen wählt man eine Spannung von 20—30 kV und eine Gesamtfilterung von 0,25—0,5 mm Aluminium. Die Gewebshalbwertschicht beträgt hierbei 2—5 mm. Handelt es sich jedoch um tiefgreifende Prozesse der Haut oder um eine Epilation, dann sind 50 kV mit einer Gesamtfilterung von 1,0—2,0 mm Aluminium notwendig.

Gewöhnlich gibt man in der Oberflächentherapie 3 Einzeldosen von je 50 bis 100 r in Zwischenräumen von 8—10 Tagen; für die Epilation werden je nach Strahlenqualität 380—450 r gefordert.

Wenn ein Hautfeld schon mehrmals bestrahlt worden ist, kann man die örtliche Bestrahlung eines Ekzems durch eine Grenzstrangbestrahlung (s. unten) ersetzen.

III. Die Bestrahlung von funktionellen Störungen

1. Allgemeine Grundsätze

Während bei der Entzündungsbestrahlung die Wirkung auf der *örtlichen* Durchstrahlung des entzündeten Gewebes beruht, werden durch die *Funktionelle Strahlentherapie* zahlreiche Krankheitsbilder auf dem Wege über das vegetative Nervensystem und auf humoralem Wege, also indirekt beeinflußt. Die Angriffspunkte für die Auslösung einer solchen Wirkung sind dabei die vegetativen Nervenendplatten, der Grenzstrang, die großen Ganglien, das Zwischenhirn und das inkretorische System.

Der Wirkungsmechanismus ist nicht geklärt; die Erfahrung lehrt jedoch, daß die Röntgenstrahlen einen regulierenden Einfluß auf das im Gleichgewicht gestörte vegetative und humorale System in Form einer Normalisierung ausüben. Die Wirkung ist um so deutlicher, je mehr die Funktion nach der einen oder nach der anderen Seite gestört ist; während im Normalzustand bei den gleichen Dosen keinerlei Effekt beobachtet wird.

2. Applikationsorte

Periphere Nervenendigungen und *Ganglien* werden praktisch bei jeder Bestrahlung getroffen. So ist die oft schlagartig einsetzende Wirkung bei der Entzündungsbestrahlung als funktionell aufzufassen, und es gibt Beobachtungen, wonach nach Bestrahlungen von Hautpartien, z.B. an den Extremitäten, ein Asthma bronchiale zum Verschwinden gebracht werden konnte.

Als weiterer Applikationsort sind der *paravertebrale Grenzstrang* und die *großen Ganglien* zu nennen, bei deren Bestrahlung Funktionsstörungen wie Spasmen, Atonien, Hyper-, Hypo- und Dysfunktionen, ferner Ekzeme, Ulcera cruris, Störungen von seiten der Blase und der Prostata sowie atrophische Nekrosen bei Durchblutungsstörungen zur Heilung gebracht werden können.

In gleicher Weise kann die Beeinflussung durch die Bestrahlung des *Diencephalons* bei einer ganzen Reihe von funktionellen Erkrankungen, z. B. bei Asthma bronchiale, Sklerodermie, vegetativer Dystonie, malignem Exophthalmus u. a. aufgefaßt werden. Auch bei klimakterischen Ausfallserscheinungen, die auf einer neurovegetativ-hormonalen Dysregulation beruhen, werden beim Versagen der übrigen Therapie durch Bestrahlungen des Zwischenhirns Erfolge beobachtet.

In den Rahmen der Therapie von funktionellen Störungen gehört auch die Bestrahlung *endokriner Drüsen*, wie die der Hypophyse bei Asthma bronchiale, der Schilddrüse und des Thymus bei Basedow, der Ovarien bei klimakterischen Blutungen, der Milz bei juvenilen Blutungen und entzündlichen Adnexerkrankungen, der Nebennieren bei Angina pectoris u. a. m.

3. Dosierung

Die Dosierung ist je nach Applikationsort und Erkrankung recht unterschiedlich. Meistens kommen nicht so hohe Dosen zur Anwendung wie bei der Tumorzerstörung. Morphologische Veränderungen an den Zellen brauchen nicht erreicht zu werden.

So wird z. B. der thorakolumbale Grenzstrang bei Prostatismus oder der lumbosacrale Grenzstrang bei trophoneurotischen Störungen der unteren Extremitäten unter Tiefentherapiebedingungen mit 10×15 cm großen Feldern beiderseits der Wirbelsäule mit 6×100 r in Abständen von 3—4 Tagen bestrahlt.

Die oben angegebenen, durch diencephale Störungen hervorgerufenen Erkrankungen werden am günstigsten durch geringe Dosen von 5—15 r, die unter Tiefentherapiebedingungen über je ein 6×8 cm großes Schläfenfeld 3mal in wöchentlichen Abständen gegeben werden, beeinflußt. Die Serie kann 1- bis 2mal mit Pausen von einigen Monaten wiederholt werden.

Beim malignen Exophthalmus sind größere Dosen notwendig. Hier müssen täglich 100—150 r bis zu einer Gesamtdosis von 2000—3000 r OD mit einer Tiefentherapiestrahlung von 8×10 cm großen Schläfenfeldern auf die Hypophyse und den Retrobulbärraum eingestrahlt werden.

Mit geringsten Dosen, die allmählich eine Steigerung auf 100 r je Feld erfahren, beginnt man die Behandlung des Basedow, indem die Schilddrüse und der Thymus unter Tiefentherapiebedingungen bestrahlt werden. Dabei werden auf zwei seitliche Halsfelder und auf ein Thymusfeld Gesamtdosen von 1400 r verabfolgt. Wichtig sind dabei Grundumsatzkontrollen.

O. Anhang: Schemata für die Aufstellung von Bestrahlungsplänen

Bestrahlungsplan
für die
Konvergenzbestrahlung mit dem Siemens-Konvergenzstrahler

Name _________________________________ *Hb. Nr.* _____________

Diagnose ____

Einstellbedingungen

Feldbezeichnung ____

Herdfeldblende ____

Abstandstubus ____

Dosisberechnung

Ausgangsdosis frei Luft im KP ___________________________ *r/Ablauf*

Konvergenzfaktor   OD _________   HD _________

Korrekturfaktoren   OD _________   HD _________

Dosis bei 200 kV, 20 mA
unter Einstellbedingungen   OD _________ *r/Ablauf*   HD _________ *r/Ablauf*

Bestrahlungsdaten

Röhrenstrom ________ ________ ________   *vorgesehene Gesamtdosis*

Oberflächendosis ________ ________ ________   ________

Herddosis ________ ________ ________   ________

Bemerkungen

Bestrahlungsplan
für die
Rotationsbestrahlung mit dem Siemens-Rotationszusatzgerät

Name ________________________________ *Hb. Nr.* ____________

Diagnose ____

Einstelldaten

Feldbezeichnung ____

Herdfeldgröße ____

Dosisberechnung

Röntgenwert (RW) _________________________ r/min

Mittlere Durchgangsdosisleistung _______________ r/min

Prozentuale Durchgangsdosis ____________________

Herddosis in % des Röntgenwertes _______________

Herddosisleistung _______________________ r/min

Bestrahlungsdaten

Bestrahlungszeit ___________ ___________   *vorgesehene*
                                                 Gesamtdosis

Oberflächendosis (gemessen) ________ ________ ________

Herddosis ________ ________ ________

Bemerkungen

Bestrahlungsplan
für die
Rotationsbestrahlung mit dem Müller TU 1

Name ____________________ *Hb. Nr.* ____________

Diagnose ____________________

Einstelldaten

Feldbezeichnung ____________________

Herdfeldgröße ____________________

Dosisberechnung

Halbwertschicht ____________________

Röntgenwert (RW) ____________________ *r/min*

Dosimetersprünge/min ____________________

Durchgangsdosisleistung ____________________ *r/min*

Herddosisleistung in % des RW ____________________

Korrekturfaktoren ____________________

Herddosisleistung ____________________ *r/min*

Bestrahlungsdaten

Bestrahlungszeit ____________________ ____________________ *vorgesehene Gesamtdosis*

Oberflächendosis (gemessen) ____________________

Herddosis ____________________

Bemerkungen

Bestrahlungsplan[1]
für die
Bewegungsbestrahlung mit dem Pendelgerät nach KOHLER

Name ——————————————————————— *Hb. Nr.* ————————

Diagnose ....

Einstelldaten

Feldbezeichnung ———————————————————

Einstellebene ———————————————————

Achsentiefe ———————————————————

Einstell-Herdtiefe ———————————————————

Pendelradius ———————————————————

Einstell-Hautfeldgröße ———————————————————

Achsenfeldgröße ———————————————————

Pendelwinkel ———————————————————

Neigungswinkel ———————————————————

Verschiebungsstrecke für
den Lagerungstisch ———————————————————

Dosisberechnung

Röntgenwert (RW) ——————————————— *r/min*

Mittlere Herdtiefe ———————————————

Momentan-Achsentiefe
für Oberflächendosisberechnung ———————————————

Dosisfaktor   *OD* ———————   *HD* ———————

Faktor für Konvergenz   *OD* ———————   *HD* ———————

Korrekturfaktoren   *OD* ———————   *HD* ———————

Dosisleistung   *OD* ——————— *r/min*   *HD* ——————— *r/min*

Bestrahlungsdaten

                                           vorgesehene
Bestrahlungszeit ——————— ——————— *Gesamtdosis*

Oberflächendosis ——————— ———————

Herddosis ——————— ———————

Bemerkungen

---

[1] Das Schema sieht sämtliche erforderlichen Angaben für alle mit diesem Gerät durchführbaren Methoden der Bewegungsbestrahlung vor. Eintragungen brauchen daher nur in dem Ausmaß zu erfolgen, als sie für die gewählte Methode erforderlich sind

Bestrahlungsplan[1]
für die
Bewegungsbestrahlung mit dem Müller TU 1

Name _______________________________________ *Hb. Nr.* _______________

Diagnose ____

Einstelldaten

Feldbezeichnung ____

Achsenfeldgröße ____

Achsentiefe vertikal ___________ horizontal ___________

Pendelwinkel ____

Translationswinkel ____

Dosisberechnung

Halbwertschicht ____

Röntgenwert (RW) _________________________________ r/min

Herdtiefe ____

Längster Herdabstand ____

Herdabstandsverhältnis ____

Dosis in % des RW *OD* ___________ *HD* ___________

Faktor für Konvergenz *OD* ___________ *HD* ___________

Korrekturfaktoren *OD* ___________ *HD* ___________

Dosis in % des RW *OD* ___________ *HD* ___________

Dosisleistung *OD* ___________ r/min *HD* ___________ r/min

Bestrahlungszeit für
eine HD von ___________ *r* ____

RW für Pendelkonvergenz
bei einer Bestrahlungszeit
von ___________ *Minuten*

Bestrahlungsdaten

vorgesehene
Röntgenwert ___________ ___________ *Gesamtdosis*

Bestrahlungszeit ___________ ___________

Oberflächendosis ___________ ___________ ___________

Herddosis ___________ ___________ ___________

Bemerkungen

---

[1] Das Schema sieht sämtliche erforderlichen Angaben für alle mit diesem Gerät durchführbaren Methoden der Bewegungsbestrahlung vor. Eintragungen brauchen daher nur in dem Ausmaß zu erfolgen, als sie für die gewählte Methode erforderlich sind.

Literatur

Es werden an dieser Stelle keine Einzelarbeiten aufgeführt, sondern nur die einschlägigen Lehrbücher und zusammenfassenden Darstellungen; im Bedarfsfall ermöglichen deren Literaturverzeichnisse die nähere Orientierung über einzelne Fragen.

CHAOUL, H., u. F. WACHSMANN: Die Nahbestrahlung. Stuttgart: Georg Thieme 1953.

ERNST, W.: Strahlenschutz und sonstiger Arbeitsschutz bei der medizinischen Anwendung von Röntgenstrahlen. Stuttgart: Georg Thieme 1953.

GLAUNER, R.: Die Indikationen zur Röntgen- und Radiumbehandlung. Stuttgart: Georg Thieme 1948.

— Die Entzündungsbestrahlung. Stuttgart: Georg Thieme 1951.

GLOCKER, R.: Röntgen- und Radiumphysik für Mediziner. Stuttgart: Georg Thieme 1949.

GRAF, H., u. A. SCHAAL: Erläuterungen zu den Strahlenschutznormen. Stuttgart: Georg Thieme 1955.

GRAUL, E. H.: Dermopan-Fibel. Erlangen: Siemens-Reiniger-Werke. Jahreszahl nicht aufgedruckt.

—, u. P. HESS: Ergebnisse des VII. Internat. Kongr. für Radiologie in Kopenhagen, 1953. München und Berlin: Urban & Schwarzenberg 1955.

GREBE, L., u. W. WIEBE (früher GREBE-NITZGE): Tabellen zur Dosierung der Röntgenstrahlen, Sonderband 25 zur Strahlentherapie. München und Berlin: Urban & Schwarzenberg 1950.

HAENISCH, F., u. H. HOLTHUSEN: Einführung in die Röntgenologie. Stuttgart: Georg Thieme 1951.

HESS, P.: Röntgen- und Radiumbehandlung. München und Berlin: Urban & Schwarzenberg 1948.

HOLFELDER, H.: Atlas von Körperdurchschnitten für die Anwendung in der Röntgentiefentherapie. Berlin: Springer 1924.

— Die Röntgentherapie bei chirurgischen Erkrankungen. Leipzig: Georg Thieme 1928.

HOLTHUSEN, H., u. R. BRAUN: Grundlagen und Praxis der Röntgenstrahlen-Dosierung. Leipzig: Georg Thieme 1933.

JOLLES, B.: X-Ray sieve therapy in cancer. London: H. K. Lewis & Co., Ltd. 1953.

JÜNGLING, O.: Allgemeine Strahlentherapie. Stuttgart: Ferdinand Enke 1949.

— Karzinom und Karzinombehandlung. Vorträge der Kieler Karzinom-Tagung 1952. München und Berlin: Urban & Schwarzenberg 1953.

KEPP, R.: Gynäkologische Strahlentherapie. Stuttgart: Georg Thieme 1952.

— Grundlagen der Strahlentherapie. Stuttgart: Georg Thieme 1952.

KNIERER, W.: Praktische Strahlentherapie. Stuttgart, Wien, Zürich: Medica Verlag 1957.

LANGENDORFF, H., W. K. LELBACH, R. JANKER u. K. ROSSMANN: Grundlagen und Praxis der Bewegungsbestrahlung. Wuppertal: W. Girardet 1955.

LAUGHLIN, J. S.: Physical aspects of betatron therapy. Springfield, Illinois, USA: Charles C. Thomas Publisher 1954.

LIECHTI, A., u. W. MINDER: Röntgenphysik. Wien: Springer 1955.

DU MESNIL DE ROCHEMONT, R.: Einführung in die Strahlenheilkunde. Berlin-Wien: Urban & Schwarzenberg 1937.

MEYER, H.: Strahlenforschung und Strahlenbehandlung, Sonderband 35 der Strahlentherapie. München und Berlin: Urban & Schwarzenberg 1956.

—, u. K. MATTHES: Die Strahlentherapie. Erlanger Fortbildungskurs 1948. Stuttgart: Georg Thieme 1949.

OESER, H.: Strahlenbehandlung der Geschwülste. München und Berlin: Urban & Schwarzenberg 1954.

RAJEWSKY, B.: Strahlendosis und Strahlenwirkung. Stuttgart: Georg Thieme 1956.

Schinz, H. R., u. A. Zuppinger: Siebzehn Jahre Strahlentherapie der Krebse. Leipzig: Georg Thieme 1937.

Schoen, H.: Indikationen zur Röntgen- und Radiumtherapie. Bad Wörishofen: Dr. Edmund Banaschewski 1948. (2. erweit. Aufl. 1951.)

— Medizinische Röntgentechnik. Stuttgart: Georg Thieme 1952.

— Strahlenphysik, Strahlenbiologie und Strahlentherapie. Vorträge auf der 38. Tagg der DRG in Berlin. München und Berlin: Urban & Schwarzenberg 1957.

Teschendorf, W.: Die Teleröntgentherapie. Stuttgart: Georg Thieme 1953.

Tretter, M.: Röntgenbestrahlung bei Entzündungen. Stuttgart: Wissenschaftliche Verlagsgesellschaft 1952.

Vogt, A.: Diagnostik und Strahlentherapie der Geschwulstkrankheiten. Stuttgart: Georg Thieme 1954.

Wachsmann, F., u. G. Barth: Die Bewegungsbestrahlung. Stuttgart: Georg Thieme 1953.

—, u. A. Dimotsis: Kurven und Tabellen für die Strahlentherapie. Stuttgart: S. Hirzel 1957.

Namen- und Sachverzeichnis